知是派 ｜ 回归常识 重新想象
ZHISHI PAI ｜ COMMON SENSE & IMAGINATION

你是你吃出来的 2

夏萌 著

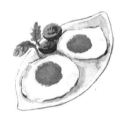

科学技术文献出版社
SCIENTIFIC AND TECHNICAL DOCUMENTATION PRESS
·北京·

图书在版编目 （CIP） 数据

你是你吃出来的：2 / 夏萌著 . — 北京：科学技术文献出版社，2021.1
（2025.4重印）

ISBN 978-7-5189-6961-6

Ⅰ. ①你… Ⅱ. ①夏… Ⅲ. ①临床营养 Ⅳ. ① R459.3

中国版本图书馆 CIP 数据核字（2020）第 136836 号

你是你吃出来的 2

策划编辑：王黛君	责任编辑：王黛君　宋嘉婧
产品经理：齐文静	特约编辑：王经云　李瑶琳

出　版　者	科学技术文献出版社
地　　　址	北京市复兴路 15 号　邮编　100038
编　务　部	（010）58882938，58882087（传真）
发　行　部	（010）58882868，58882870（传真）
邮　购　部	（010）58882873
销　售　部	（010）82069336
官 方 网 址	www.stdp.com.cn
发　行　者	科学技术文献出版社发行　全国各地新华书店经销
印　刷　者	嘉业印刷（天津）有限公司
版　　　次	2021 年 1 月第 1 版　2025 年 4 月第 24 次印刷
开　　　本	700×980　1 / 16
字　　　数	302 千
印　　　张	20
书　　　号	ISBN 978-7-5189-6961-6
定　　　价	49.80 元

科学吃好一日三餐，维护我们的自愈力

随着经济的快速发展，我国国民的生活水平大幅提高，膳食营养和健康状况有了很大的改善。然而，高血压、糖尿病、高脂血症等慢病的发病率却逐年增高，而且病患年轻化的趋势越来越明显，成为威胁国民健康的突出问题。

疾病发生发展的过程遵循由量变到质变的规律，慢病往往是由长年累月的不良生活方式导致的。换句话说，个人的不良生活方式，是所患慢病的源头。点点滴滴错误行为的长年积累，就会导致量变到质变，身体状态从健康走向亚健康再走向疾病。因此，提高健康素养，了解慢病相关知识，养成良好的行为和生活方式，是减少或消除影响健康的危险因素非常重要的一环。

中国居民健康素养监测的结果显示，我国居民健康素养的总体水平已经由 6.48%（2008 年）提升到 17.06%（2018 年），但城乡、地区、人群间的分布不均衡依然存在，农村居民、中西部地区居民、老年人群等的健康素养水平仍相对较低。居民健康素养水平的进一步提升，需从重点人群和重点问题入手。

健康知识和技能的普及需要合理的途径和方法，用贴近大众的话语讲述专业健康知识，使其易于读懂，能够接受，便于操作，才能让健康知识和理念深入人心，让生活方式管理积极有效。

在多年的健康知识普及工作中，我们非常缺乏既懂临床又懂健康管理的医务人员，更缺乏能够把这些健康知识融会贯通、用老百姓能理解的语言来做科普的专家。

夏萌医生写的书《你是你吃出来的》我认真看过，里面讲述的主题是"吃错了会生病"，通过很多案例来解释生病的原因与饮食错误的关系。这是一本把慢病、健康管理和营养知识融会贯通，提高全民健康素养的好教材。

这次夏萌医生书写了《你是你吃出来的2》，主题是"生病了怎么吃"，这正是许多人非常想知道的健康知识。这本书不同于一般临床医生写的高血压、高脂血症、糖尿病、痛风、肿瘤等疾病的诊疗，而是把这些慢病预防、生理变化、病理结果、行为错误纠正、营养治疗等内容有机地结合在一起，有理论有方法，细节科学严谨，相信能切实帮助到广大百姓。

一个医生在临床上能够帮助的人是有限的，而一本有用的书的作用难以估量。夏萌医生这本书让专业有效的医学科普走进千家万户，对当下中国的健康服务是个很好的贡献。我诚意推荐这本书给大家，相信大家能够领略到医学的智慧，祝愿收获从容健康的人生。

中国工程院院士

中华预防医学会名誉会长

王陇德

人人健康，国家富强

2020 年年初的这场疫情，让很多人第一次真正意识到，小到一个人，大到一个国家，乃至整个地球，健康都是如此重要，健康管理势在必行。

从个人层面来说，我们人生的所有财富中，相对而言，健康最容易得到，大多数人一生下来就拥有健康，但也最容易失去。一旦失去，不可再生，所以健康这种财富需要用一生去管理和经营，无法忽视。

那健康管理管理什么？

是管理健康，通过了解你的健康，评估你的健康，找到影响你健康的主要问题，指导你与健康相关的行为方式，帮助你保持最好的健康状态。

影响人健康的因素有外因和内因。

这次全球流行的新型冠状病毒属于外因，采取的措施有三条：根除感染源，切断传播途径，保护易感人群。战争、交通事故等外伤属于外界因素对健康的影响；环境污染也是外界因素；外界条件的贫瘠也属于外界因素，像非洲一些地区，荒漠和灾害造成食物来源短缺。这些外界因素如果得到改善，这个国家或地区的人民健康状态就会得到大幅度的提升。减少这些外因对身体的伤害主要靠国家的政策、法规、经济等宏观因素，还要靠医疗救护措施。

现在致残致死并且花费巨额医疗费用的大多是慢性非传染性疾病，占中国人死因的 86% 以上。慢病的主要原因是内因，是患者日复一日、年复一年不良生活方式积累的结果。

所以重视自己和家人的健康，不光是概念上的重视，更要从一点一滴的生活习惯开始改变来减少慢病的发生。慢病都是终身疾病，不是一次治疗就能好的，要终身管理，从源头上把控，把预防、保健、诊断、治疗、康复有机地结合起来，打持久战，让自己的健康始终掌握在自己手中。很多人平时对健康不在乎，有问题了就把希望全都放在医院和医生身上，这是不对的。

1999 年，当时卫生部公派我到美国学习医院管理，正好赶上美国心脏学会年会，大会主席在开幕式上致辞时说："等得病后再找医生，医生能给予患者的帮助已经很有限了，即使治好了，患者也难以恢复到和得病前完全一样。所以，不能坐等人们发病后再进行治疗，而是要主动找出具有危险因素的高危人群，积极开展一级预防，使他们不发病。"

这些话点醒了我，使我开始思考一个非常严峻的问题：医生与医院最大的价值应该体现在哪里？这个价值不只体现在救死扶伤，还体现在如何让我们的百姓不生病，少生病，晚生病，不得大病。

这就是 21 世纪的今天，社会的发展对医生、对医院提出的新要求。

大数据时代的到来，特别是移动互联网技术的进步和发展，使我们医疗行业为百姓提供疾病和健康相关服务的途径更加丰富，从传统的等人落水以后再救，我们叫救死扶伤；发展到中游的慢性疾病管理，让疾病不恶化、不产生并发症；再提前到上游，不等你得病，只要有高风险致病因素就开始管理，这叫健康管理。这些还不够，医学的发展使得从生命孕育的源头预防疾病，都已经成为可能，实现人类从生到死整个生命周期无缝隙的健康呵护。

所以，我一直倡导医院不光能治病，还能参与防病。

一方面，通过健康体检和健康筛查，找到有重大疾病危险因素的人群，提前干预，我们把这种服务称为院前的"健康管理服务"。另一方面，对出院的患者要更好地管理，不仅开好药物处方，还要进行生活方式的管理，包括个性化的饮食处方、运动处方、心理处方等，这种服务模式叫院后的"疾病管理服务"。

这种院前、院后的健康管理服务非常需要有临床经验并且懂得营养医学的医生。在防病治病过程中，临床营养学的应用是预防疾病、促进健康的重要手段之一，这里面的营养学绝对不是老百姓脑子里的"养生"这么简单，而是基于临床技术，特别是以临床指南和循证医学为基础，因人而异、因病而异的个体化的营养处方。

我和夏萌医师一起工作了很多年，在健康管理和临床营养方面常常沟通交流，可以说她是健康管理和医学营养应用的真正实践者。

夏萌医师的优势在于，她有着多年一线临床实践经验，接触过大量被慢病困扰的患者，有着丰富的营养治疗经验，所以她看待问题的角度更贴近生活，讲述的各种案例总能引发读者共鸣，让面对同样问题的患者感同身受、有所借鉴。

夏萌医师的《你是你吃出来的》主要讲述"吃错了会生病"，讲解营养在人体中的作用，通过举例说明哪些营养方面做错了，会得哪些病。这本书出版后，获得了热烈的反响，读者评价很高，很多人自己看完后又买来给父母、长辈看，或者摘录内容分享到家族群聊里。究其原因，就在于书中深入浅出的讲述总是能一针见血地戳中读者的心，让读者认识到某些沉浸多年而不知的营养误区。

夏萌医师再接再厉，又写了《你是你吃出来的2》，讲解"得病了怎么吃"，包括高血压、高脂血症、糖尿病、慢性肾病、痛风、肿瘤和心脏疾病7种慢病。她从基础生理代谢入手，追本溯源剖析病因，把慢病发生发展的整个过程捋清楚，让患者明白自己到底是怎么生病的。通过贯穿全书的营养诊疗流程，夏萌医师带给读者一种讲科学、讲逻辑的诊疗流程和思路，梳理慢病的上游、中游和下游，从根源解决问题。因此，比起第一本书，本书涉及更多的专业知识，但依然保持了简明扼要、通俗易懂的科普风格。例如，关于内源性和外源性胆固醇的关系，夏萌医师形象生动地将其比作"两个和尚挑水吃"，这种相互配合、相互制约的关系一下子就跃然纸上，让读者全面准确地了解了机体对胆固醇的自身调节机制。

书中讲到疾病发展有上、中、下游，其实就是一种因果理念。有了清晰明了的防病治病思路，再次面对自己的健康问题时，就会从检视自己的生活习惯开始，自我约束，这样健康真的就会永远和你在一起。

从每一天的行为开始，吃要讲究营养，运动要科学，心态讲平和，早睡早起接触大自然。只要大家努力，人人能够健康，国家不仅会富起来，更会强起来！

中国医院协会疾病与健康管理专业委员会主任委员

清华大学医管中心主任

前北京安贞医院院长

周生来

《你是你吃出来的》主要讲的内容是"吃错了会生病",而本书主要写"生病了怎么吃"。

慢性非传染性疾病,简称慢病,属于生活方式病,与饮食关系非常密切。但需要注意的是,饮食方面的错误不是唯一的原因,因为慢病是一因多果、一果多因、多因多果的。

例如,多吃精制的碳水化合物,可以导致糖尿病、肥胖、多囊卵巢综合征、脂肪肝等疾病,这叫作一因多果;而造成高血压的原因有饮食不当、运动减少、情绪激动、过度肥胖、吸烟饮酒等,这叫作一果多因;熬夜、暴饮暴食等生活方式的问题可以引发多种慢性病,这叫作多因多果。

所以影响健康的因素不是只有"饮食"这一项,也不能妄下"吃对了就什么病都没有"的结论。

但饮食确实对健康有着非常重要的作用,这在我多年临床实践中得到了验证。

我从事神经内科临床工作三十年,后来创建了我们安贞医院临床营养科,同时还参与了许多健康管理的工作。这样的跨界工作经历,使我在面对患者时,不拘泥于药物治疗,而是把人作为一个整体去认识疾病,从患者的行为以及他所处的环境因素综合考虑致病原因,找到用营养素治病的切实依据。

其实,如果你把这本书看完,你会发现,我所讲的临床营养和现在国内大医院的临床营养有些不同。我说的临床营养有更多的营养医学的思路,告诉大家如何去分析患者疾病的发生发展过程,理解营养在疾病的发展轨迹中所起的作用。关于临床营养在医院里面如何操作,我这里讲的不多,因为这方面的内容大家可以在其他图书中以及互联网上找到。

什么是营养医学呢?

营养医学是一门比较新的学问,整合了中医学、西医学及临床营养学,研究营养素与疾病预防、治疗的关系。

营养医学的核心理念是:找到伤害自身细胞的原因,去除这种伤害,给人补充机体所需要的营养素,修复细胞,恢复机体的正常功能,达到从源头上治愈疾病的目的。营养医学既有中医学的"不良反应小、整体的辨证理念、注重机体本身的抗病能力"的优势,还有西医的"尊重循证医学,注重微观层面的变化,治疗效果快,针对性强"的优点。

这些年来,我用营养医学的思路给慢病患者或者重症患者治疗,不少人的病情都获得了好转。这种方法解决了很多药物都无法解决的问题,这让我很兴奋。营养医学绝不是大家认为的食方、食补这么简单,而是一套科学的营养诊疗体系。我很愿意把自己摸索出的这些营养治疗经验分享给大家,让更多人受益。

临床营养学所涉及的范围很宽、很深,而我在书中讲的内容是临床营养学中的营养医学的内容,是站在疾病发生发展的角度去说营养的作用,所以在整本书中,我依然用的是"临床营养学"这个词汇。

临床营养学是综合性很强的新兴学科,实践性非常强,可以说,是我门诊中的大量患者,让我理解了营养的作用,让我警醒,也让我提高。在书中我讲了很多患者的故事,都是我所接触的实例,相信可以让正在面对同样问题的患者有所借鉴。

那看完本书之后,你会有什么具体收获呢?

首先,你能学到一种梳理病因的思维方式。

当你面对慢病的时候,不再茫然,不再盲目地用药或者道听途说地乱用营养品，而是冷静地把高血压、糖尿病、冠心病等的产生原因梳理出来，了解这些慢病的上游因素、中游因素和下游因素的关系，从上游因素里找到自己出现健康问题的重要原因，从根源上解决问题。

其次，你会了解到临床营养诊疗流程。

营养治疗的过程有固定的诊疗模式，不管患者病情有多么严重、多么复杂，诊疗流程都是不变的。在每一章中，我都介绍了针对每一种病的诊疗流程和思路，并一次次地加强阐释这个概念，相信你看过后，也能清晰地了解这个流程。

最后，树立正确科学的营养观。

不少人生病后会问我说："夏老师，我看谁谁谁吃了什么营养品后，恢复得特别好，我也可以吃点吗？"看完本书，我相信你不会再有这样的疑问，因为你会明白临床营养与大众营养的区别，也会明白用营养治病非常讲究个体化和精准化，每个人的方案不一样，即便是同一个人，不同时段的营养治疗方案也不一样。

同时，要特别强调，由于疾病在不同发展阶段影响到机体功能程度的不同，所以，要立体地看待患者，从生理代谢和病理代谢的角度去思考病情。慢病的发生发展过程要经历十几年到几十年的时间，而且错误的日常生活方式和不良习惯是造成慢病的上游因素，是自己可以把控的因素，这就给了我们一个可能扭转疾病发展方向的机会，关键是要找到核心错误，认知错误，并愿意改变。

患病的时间越长，可能牵涉的器官和身体代谢情况就越复杂，不同的合并症与并发症都会影响营养方案的设计，所以即便患同一种疾病，不同人的营养治疗方案也可能千差万别。因此，针对每一种疾病，我在每一章的开篇都讲解了与这种病有关的医学基础知识，这样，后面的营养方案的建立才能有依据、有方向。我在书中详细地介绍了我的思路轨迹和大致营养原则，希望你能通过了解我的思路，建立一个属于自己的营养治疗方案。

信息爆炸的年代，知识更迭得飞快，临床营养学方面还有很多内容没有被研究透彻。我不敢说我讲的都对，我只是写出了基于自己大量治疗经验对营养的理解和我现在采用的方法。与你分享本书，愿共同进步、共同受益。

夏萌

2019 年 5 月

目录
Contents

PART 03 **吃对了，降血脂哪有那么难·057**

PART 01

———

你一定要了解的营养诊疗流程

有一次，有个很大的健康体检中心的领导来找我，说："很多人在体检之后发现了一些问题，希望有营养师给出营养指导。之前我们请的一位营养师有其他的事，不能来了，您能不能来帮我们指导一下？"

我在医院工作三十年，近几年参与了医院的健康管理工作，所以对体检中心的工作内容及流程都比较清楚，基本包括抽血化验＋超声＋放射科检查等环节，以及从这些检查结果中找出高危患者和疾病患者。但是，健康管理与体检不是一个概念，健康管理属于流程管理：第一步是体检和问卷调查，第二步是评估健康状况，第三步是健康指导意见，第四步是长期追踪随访。可见，体检是健康管理第一步中的一部分。如果想要给体检者提供具体指导意见，需要的信息不仅仅是抽血化验＋超声＋放射科检查，还需要病史及症状回顾，尤其是生活方式和具体饮食习惯是必须调查的。如果信息不全，就会影响第二步健康状况评估的效果，自然第三步的指导方向也会跑偏。

于是，我问这位体检中心的领导："原来那位营养师是怎么给营养处方的？"

这位领导说："体检报告中有脂肪肝、高血压等问题的，她会根据身高、体重还有体力劳动情况，来给出营养指导意见。"

也就是说，她只要了三个关键信息：身高、体重、体力劳动情况。我不由地问："那如果这个人既有脂肪肝又有高血压还有肾功能不全怎么办？如果还有甲状腺功能低下怎么办？"

这位领导说："那我还真不知道遇到这种情况营养师是怎么做出指导的，但她确实只要这三个要素。"

脱离流程谈营养调理，纯属忽悠

在《你是你吃出来的》中，我讲了大众营养和临床营养的区别：大众营养指的是正常人共性的营养要求；临床营养是衡量一个人具体的营养需求，根据平衡原则提供符合个体需求的营养。很多营养师没有医学基础和临床实践经验，把很复杂的临床问题简单化了。人是世界上最复杂的生物，又是在生病的时候，要想通过营养纠正疾病，除了要知道这个人的身高、体重、疾病诊断、体力劳动以外，还要知道患者目前的症状、用脑程度、吸烟、饮酒、睡眠、情绪、进食情况等等。另外，同一种疾病的不同时段所需要的营养有很大区别，在后面肾病那一章我会特别阐述这一点。

举个例子。

如果一个人问医生："医生，我家孩子发热了，能吃头孢类抗生素吗？"医生肯定会说："我要看看孩子，没看孩子我怎么判断呢？"你可能会说："我就问问能不能用抗生素。"医生仍然会坚决地要求你把孩子带来，因为医生的这一眼"看"非常重要。医生要看孩子的精神头儿，要用听诊器听听肺，还要问很多问题，比如，"发热几天了？多少度？咳嗽吗？有没有腹泻？"等，之后医生还会开一张化验单，让家长带着孩子去验一下血常规，看看白细胞是否升高，必要的话，还要做其他检查。等这些问诊、检查都结束了，医生才会有思路，才能告诉你应该怎么办，是否需要吃头孢类抗生素。

这就是看病的基本流程，不管哪个科室（外科、内科、儿科、妇产科等），遵守的诊疗流程都一样，通过西医的望触叩听、中医的望闻问切过程得出诊断思路，诊断对了，治疗方案自然就出来了。

临床营养指导方案也是一样的，因为你是围绕疾病来问吃什么，而不是普通的一日三餐，不望闻问切，如何科学诊断给方案呢？但显然，很多人没有这个意识。

经常会有人问："夏老师，我妈妈血压高、血脂高，请问该怎样吃饭呢？"

每次我都会说："这个问题我无法回答，因为我不知道您母亲的具体饮食习惯，也不了解她的全部健康信息，比如，是不是肥胖？有没有其他病？尿酸怎么样？运动量多少？睡眠怎样？心理压力如何？等等，所以没法回答您。"

临床营养的诊疗过程很麻烦，要综合考虑各种疾病、各种复杂情况，不可能有统一的营养指导，很像看病，但是比看病要复杂。要说有什么规律的话，就是不管什么情况，诊疗流程都是一样的，这个流程叫作营养诊疗流程（Nutrition Care Process & Model，NCPM）。临床营养师学会了这个诊疗思路，基本上疾病的营养调理就可以及格了。普通人了解了这套思路，有益于真正实现健康管理。

那什么是营养诊疗流程呢？

营养诊疗流程的概念

营养诊疗流程是 2002 年美国营养与饮食学会（Academy of Nutrition and Dietetics，AND）开发的一套流程，适合营养专业人员使用，主要目的是有针对性地管理客户和患者，并且能够快速、顺利地完成营养目标。NCPM 有益于对患者营养状态的判断，并且有利于营养专业人员之间的沟通。它是营养专业人员在提供安全有效的高质量营养诊疗时可以采用的一套系统的解决问题的方法。现在世界上很多国家和地区都在使用这种方法，来给患者进行个体化、精准化的营养诊疗。

这个流程一共包括四个步骤：营养评定、营养诊断、营养干预、营养监测与效果评价。

第一步：20 个不得不说的细节

营养评定也叫营养评价，是营养诊疗流程的第一步，是获得健康信息、核实和解释所需资料的方法，也是营养治疗的基础。要想有针对性地给予营养方案，最起码要了解对方。

必须要了解的内容包括：

自然项目：性别、年龄、身高、体重、病历等。要关注祖籍是哪里，长期居住在哪里，从中可以知道患者的饮食习惯。还要了解患者和谁一起住，是自己做饭还是别人做饭。一般来讲，和儿女一起吃饭的人往往饮食成分要复杂一点，老人的营养状态会好一些，独居老人营养不良的发生率很高。

工作性质：了解患者是体力劳动者还是脑力劳动者。这个内容要问得比较具体。例如，护士职业中有护士长，有干治疗班同时值夜班的护士，有在门诊叫号的护士，这代表了用脑和用体力的不同。

现病史：采集这次住院的全部信息或最困扰患者的健康问题。

既往史：要详细地了解过去患过的各种疾病。

生长发育史：特别是孩子的健康问题，常常与生育过程和出生后的环境有关。

家族史：了解患者的父母和兄弟姐妹所患的疾病。

症状调查：前面已经把疾病的历史调查过了，现在要把症状调查一遍，也就是有什么不舒服的地方。有症状不一定可以诊断疾病。例如，睡眠质量不好，这不等于有抑郁症，但是睡眠质量差的确是个困扰患者的问题。再比如经常头痛，也不见得是患者有肿瘤、高血压。但了解这些症状，对营养诊疗方向有非常大的帮助。

疾病体征：也就是医生查体能够查出来的体征。比如，皮疹、关节畸形、肢体瘫痪等。其中包括营养体征，比如，BMI、腰围、腰臀比、肱三头肌皮脂厚度。

饮食习惯：慢病患者采用半定量频率表，还要注意患者的咀嚼能力、吞咽能力、消化能力。

运动方面：工作中的运动量、家务劳动量，是否有专门的运动项目，以及持续时间、频率，运动时是否出汗。

睡眠：睡眠时间和睡眠质量，是否经常熬夜。

心理状态：心理压力大的人交感神经兴奋，激素释放增多，因而会增加营养需求。如果有焦虑抑郁倾向，还要做相应的心理量表调查。

有没有不良嗜好：吸烟、饮酒、赌博，或者其他嗜好，比如，打麻将，手机从早到晚不离手，总在上网，或者其他特殊嗜好。

营养品：有没有补充一些保健品和营养素？吃了哪几种？多大剂量？是有机的还是无机的？

药物：有没有正在服用的药物？此项要问得非常具体。

各种化验：尤其关注血常规、生化全项，当然有其他检查结果更好。

各种辅助检查结果：心电图、超声心动图、胃镜肠镜检查结果、头颅 CT 或者核磁。

体检报告：这里面的内容尽管不全，但是主要的化验和辅助检查的内容已经包含在内，省时省力。

营养方面的特殊检查：能量代谢检测、人体成分检测、肠道屏障功能检测、毒素检测、有机酸检测、营养素检测等等。

营养上有没有特殊需求：比如，手术后的患者要增加帮助伤口愈合的营养素。引流、发热等，这些都会增加营养需求。

第二步：设目标，找差距

营养诊断是 NCPM 的第二步，通过前面的详细调查，可以得出属于这个患者的营养诊断。特别要注意的是，疾病诊断不能代替营养诊断，比如，糖尿病是疾病诊断，不是营养诊断，有的糖尿病患者很胖，有的糖尿病患者很瘦，营养状态不一样。同样身高、体重的高血压患者的营养状态可能也不一样。一个疾病诊断可以有 N 种营养诊断。

营养诊断是根据营养调查的结果、疾病的状态、想要达到的营养目标来综合判断的。

营养诊断包括以下内容。

能量：总能量是多还是少？三大能量营养素的比例如何？

营养素：蛋白质多还是少？脂肪多还是少？哪种脂肪酸缺乏？磷脂是否缺乏？摄入的胆固醇多还是少？维生素多还是少？是脂溶性的还是水溶性的？矿物质多还是少？可能是哪一种矿物质多了或少了？膳食纤维多还是少？喝水的量是否合适？

胃肠功能：是否有胃肠功能改变？能不能经口进食？有没有吞咽能力问题？咀嚼有没有问题？有没有腹泻的问题？

食物与药物相互作用：某些药物会影响营养素的吸收利用。

是否营养不良？

有没有与营养相关的实验室值改变：例如，贫血、白蛋白减少？现在有的医院可以查到维生素、矿物质等营养素。

是否缺乏食物营养知识？

外界条件限制：比如，这个人行动不便，购物不方便，又没有人能够按时给他送食物；或者由于经济条件限制，很多应该摄入的食物无法购买。

第三步：一人一方

经过调查评估和营养诊断阶段，基本上有了属于这个患者的营养治疗大致方案。首先要确定大致方向和目标，然后再一项一项落实下来。

营养干预包括两个步骤：计划和实施。

首先确定此次要重点解决的问题。一个人身上可能有很多问题，比如，血压高、哮喘、尿蛋白阳性等等，作为营养指导者要给所有的问题排序，把最重要的问题放在第一位。

然后，根据循证医学的原则去指导：针对这个病有没有营养治疗指南，有没有专家共识，有没有文献，如果这些都没有，看看有没有专门的著作。在饮食调理上不要幻想用小偏方治大病，比如，喝榨芹菜汁就能降血压的说法，是没有循证根据的。

对要解决的问题有一个预估：有些问题可以几天见效，例如，腹泻、便秘、发热这类问题；有些要几个月见效，例如，糖化血红蛋白、尿酸、血脂的变化；有的要长期观察，例如，脑卒中、冠心病、肿瘤是否复发问题。要事先与患者和家属沟通，让他们知道可能在什么方面、什么时候有变化。

定的计划不要太长远，可以几天，也可以几个月，要循序渐进。

只有能实现的计划才能出现疗效，所以计划一定要有可实施性。每一次方案出来都要和患者及家属沟通，最后才能确定。再详细的饮食计划，患者若不实施，就只能是废纸一张。

饮食计划要尽量接近患者平时的饮食习惯，如果一定不可以吃某种他平时习惯吃的食物，一定要和他讲清楚，说明原因。还要看患者的咀嚼能力、吞咽能力、作息时间、经济能力等方面，综合考虑，才能确定一个对患者来说可以实施的方案。

沟通好了，还要真正落实到行动中去，只有行动了，才能实现目标。所以要定期与患者沟通执行情况，引导他不断接近营养目标。

第四步：定期复查，习惯养成

给了营养方案，后面要随访，以确定治疗目标或预期结果是否达到。

评价的指标很多，其中核心指标包括体重、血压、血糖、肌酐、尿酸、白蛋白。有些指标要根据具体疾病来确定，如肿瘤指标。对于亚健康的人，评价的指标是症状，比如，睡眠是否好转，头痛频率是否减少。

高血压、糖尿病患者一般 1~3 个月复查一次。重病患者基本上一天看一次。

营养评定、营养诊断、营养干预和营养监测与效果评价是一个闭环，不断循环往复。随访后发现患者哪些问题解决了，还有哪些问题，根据新的状态再重新评估一下患者的营养需求，再进行营养诊断，随着营养治疗的进行，许多营养问题在改变，下一步的营养治疗方案要根据新的营养诊断来设计，然后再随访。这样周而复始，不断循环。随着这个流程循环往复地进行，患者养成了良好的饮食习惯，症状会越来越少，病情保持稳定，乃至痊愈。

化繁为简，5 分钟营养习惯自测法

调查饮食习惯的方法有很多种，如频率法，这种方法适合美国那样的国家，每一份的食物很标准化，里面含的能量及营养素都很清晰，只要知道频率就基本可以算出营养素摄取量。可是咱们中国人吃饭很杂，东一口西一口，一种食材能做出好几种饭菜，而且中国人不习惯分餐制，很难算清楚一顿到底吃了多少。

回顾法是营养调查的方法之一，即回顾前一天的饮食。此方法方便，但是它不能代表一直以来的习惯。比如昨天患者出去喝酒了，不代表他每天喝酒。还有称重法和三天记录法，这些方法在做科研时可能会用上，但是在繁忙的临床工作中，这些方法很难操作。

做临床营养不比做科研，对每个患者都要用几分钟的时间把问题搞定，所以饮食习惯调查方法必须简单、快捷，既能反映出患者的营养状态，还能与疾病的发生有相关性。我经过几年研究，在 2009 年自己设计出一个半定量频率表，至今已经用了 10 年，调查一个患者大概 5 分钟，效果很好。

下面就把这个临床营养医生和普通人都用得上的半定量频率表推荐给大家（表 1）。

表 1 半定量频率表

食物名称	是否食用（1=是，0=否）	进食次数			平均每次食用量/克
		次/日	次/周	次/月	
米饭					
粥（哪种粥）					
干的面食（馒头、花卷、烙饼等）					
面条、米线					
粗粮（谷类、根茎类和豆类）					

表 1（续）

食物名称	是否食用（1=是，0=否）	进食次数			平均每次食用量/克
		次/日	次/周	次/月	
瘦肉（猪、牛、羊、鸡、鸭肉）					
肥肉					
内脏					
水产类（鱼、虾、蟹等）					
蛋类					
牛奶、酸奶					
豆制品					
绿叶蔬菜					
新鲜水果					
坚果					
生活习惯					
饮食方式	次/日	次/周	次/月	基本没有	
在外就餐					
咸菜					
甜食（包括无糖食品）					
加工食品（香肠、方便面等）					
饮料					
油炸食品					
辛辣食品					
盖浇饭					
汤					
海产品（紫菜、海带、海鱼等）					
是否口重	不	适中	较重	非常重	

说明：

1. 该调查表是调查他／她近三个月的习惯。上半部分要填频率和一次的摄入量，下半部分只填频率就可以。

2. 频率和平均一次的摄入量都是估算，不可能十分准确，也不可能每一次吃的饭量都一样。但是要相信习惯的力量，大多数情况下，每一次就餐所盛的饭菜量相差不会太大。

3. 在询问频率时先问每天吃几次；如果不是，立即转问每周吃几次；如果还不是，立即转问每月吃几次；如果一个月平均不到一次，算作 0。把频率与一次平均摄入量相乘，可核算出每天摄入量。

4. 碳水化合物＝粮食类＋水果中碳水化合物；优质蛋白＝肉＋蛋＋奶＋鱼＋内脏中的蛋白质，比如，一个鸡蛋含有 6 克蛋白质，100 毫升牛奶含有 3 克蛋白质，100 克瘦肉含有 20 克蛋白质。这只能是大概，太细的调查患者和医生都会崩溃。

5. 油类不好计算，可以通过以下几个内容推断：肥肉、内脏、坚果、油炸食品。

6. 蔬菜内容填写时一定要强调新鲜蔬菜，水果也是指新鲜水果。

7. 最好用食物模具来演示，让患者有直观的感觉，方便沟通。

超值附赠
夏萌老师原声音频课程
更多内容，扫码即听，获取食物的秘密

什么是营养诊疗流程？

营养诊疗流程是 2002 年美国营养与饮食学会开发的一套流程，适合营养专业人员使用，主要目的是有针对性地管理客户和患者，并且能够快速、顺利地完成营养目标。它有益于对患者营养状态的判断，并且有利于营养专业人员之间的沟通。

营养诊疗流程分为几个步骤？

营养诊疗流程一共包括四个步骤。

第一步：营养评定，是获得健康信息、核实和解释所需资料的方法，也是营养治疗的基础。第二步：营养诊断，是根据营养调查的结果、疾病的状态、想要达到的营养目标来综合判断。第三步：营养干预，是根据患者的个体情况，确定属于这个患者的营养治疗方案并逐项落实下来。第四步：营养监测与效果评价，即给出营养方案后，要对患者进行随访，以确定治疗目标或预期结果是否达到。

营养评定、营养诊断、营养干预和营养监测与效果评价是一个闭环。随着这个流程循环往复地进行，患者逐渐养成了良好的饮食习惯，症状逐渐减少，病情保持稳定，乃至痊愈。

快速看懂营养诊疗

包括患者的自然项目、工作性质、现病史、既往史、生长发育史、家族史、症状调查、疾病体征、饮食习惯、运动方面、睡眠、心理状态、有没有不良嗜好、营养品、药物、各种化验、各种辅助检查结果、体检报告、营养方面的特殊检查、营养上有无特殊需求 20 个细节

对患者的能量、营养素、胃肠功能、食物与药物相互作用，是否有营养不良，有没有与营养相关的实验室值改变，是否缺乏食物营养知识，外界条件限制 8 个方面分析判断

第一步
营养评定

第二步
营养诊断

营养诊疗流程

第三步
营养干预

第四步
营养监测与效果评价

包括计划和实施两个步骤。确定患者本次要重点解决的问题，根据循证医学的原则去指导，预估可能达到的效果和出现的问题；定期与患者沟通，引导他不断接近营养目标

评价的核心指标包括体重、血压、血糖、肌酐、尿酸、白蛋白。有些指标要根据具体疾病来确定

PART 02

高血压害怕我们这样做

一个月从出现并发症到血压恢复正常，我用了这四步

一次，有个 48 岁的男士给我打电话，急着从东北坐飞机来北京找我，让我帮他把血压降一降。他患高血压 10 年了，一直按时服用两种降压药，血压始终控制在 150/90 毫米汞柱左右。最近单位体检发现，除了血压高以外，他的尿酸、肌酐指标也在升高。

尿酸、肌酐指标升高说明什么呢？说明肾脏出现了问题，这是高血压的并发症之一。

这位患者一看这情况急了，就想从我这里讨个方子，把血压、肌酐和尿酸指标都调到正常值。

这世上哪有这么简单的事呢？想要做营养治疗，就像我在第一章讲到的，要先从源头上找线索，看看是哪些错误的生活方式造成了这些病症。

经过询问分析，我发现这个患者血压高的原因主要有以下几点。

一是肥胖问题：他体重有 105 千克，明显超标。

二是烟酒问题：他聪明、人缘好，领导对他委以重任，出差应酬都少不了他，他又特别喜欢喝酒，每周至少有一次会饮酒过量，而且他还喜欢抽烟，一天一包。

三是运动和睡眠问题：他不运动，总熬夜，常常晚上12点以后才睡觉。

我告诉他："看病有上游、中游、下游之说，很像河流治理。肾脏损害是下游问题，高血压是中游问题，生活方式是上游问题。你的问题是上游一直放任自流，不加约束，导致出现了中游问题，你不从根上解决，只想着用药物去掩盖，日积月累，现在下游也遭殃了。我给你一个适合你现在身体状况的营养处方，里面会写最近什么可以吃，什么不能吃，同时还会约束你的行为，告诉你什么时候运动，什么时候睡觉，解决掉肥胖、烟酒、睡眠、运动问题，才是真正的治本。"

这位患者特别有意思，说："夏医生，我这人自觉性差，希望有人监督着我。"

于是，我和我的助手对他进行了线上健康管理。一个月后他的血压正常了，我们把降压药从两种减为一种，血压依然正常。两个月后肌酐数值接近正常，尿酸指标在没有用降尿酸药的前提下有所下降。三个月后测量体重，减了10千克。

大家看到这儿，是不是很想知道我具体是怎么做的？

其实虽然每个人不一样，但是诊疗思路是一样的。就像是看病，每个患者不一样，但是医生看病的思路和流程是一样的。掌握了这个思路和流程，我能为这个患者做到的，你自己做起来也不会太难。

这里，我就把给这个高血压患者使用的四步营养诊疗思路和流程介绍给大家。

营养评定

全面采集患者的健康信息，包括现病史、既往史、用药情况史、家族史，特别关注高血压的合并症和并发症，关注与高血压有关的饮食因素和生活方式。

营养诊断

高血压患者常见的营养诊断包括：能量摄入过多，优质蛋白摄入不足，脂肪摄

入过多或不足，钠摄入过多，维生素、钙、镁、钾或者膳食纤维摄入不足，超重 /
肥胖，缺乏食物和营养相关知识，缺乏锻炼或者精神过度紧张等。

营养干预

营养指导的第一步是目标设定。要参考许多因素来帮助患者进行目标设定：
体重、腰围、营养诊断、化验结果、并发症、合并症等都是重要的参数。

减重对于高血压患者十分重要；戒烟限酒对于高血压患者是绕不过去的木
桩；一周至少 4 次，每次 30~60 分钟的有氧运动是必需的。

在营养素方面，有学者做了大规模的研究，研究显示高血压与以下因素
相关。

呈正相关的有（这种成分增多，血压呈上升趋势）：体重、钠盐、植物蛋白。

成负相关的有（这种成分增多，血压呈下降趋势）：钾、镁、钙、动物蛋白、
ω-3 多不饱和脂肪酸、单不饱和脂肪酸、膳食纤维。

有一些试验是正负结果，即有的试验显示正相关，有的试验显示负相关，这
和做科研调查时采集的样本群体、食物的剂量以及调查的方法有关。例如，酒精
和脂肪的测试结果是：少量饮酒对血压有帮助，而酗酒则呈现相反结果；饱和脂
肪酸摄入少与血压成负相关，摄入多则成正相关。ω-6 多不饱和脂肪酸属于必
需脂肪酸，按理是鼓励摄入，但是过多摄入又会造成体内炎性表达。

做完这些调查和评估后，基本上就能搞清造成高血压的上游因素，也就是生
活方式因素，之后才能明确给这个患者具体的健康建议和营养处方。

效果评价

给予了健康建议和营养处方，要定期复查，看体重是否下降，血压是否达
标，血液化验是否越来越趋于正常。在这个长期管理过程中，医患之间要不断地
沟通，医务人员要了解患者执行医嘱的难点，及时提出改进意见。

慢病大多是一因多果、多因多果。导致高血压的原因有很多，所谓症状、指
标、化验报告等表现，其实背后藏着很多问题，只要把上游因素搞清，一项一项

地加以控制，通常会获得满意的效果。

最常见的高血压的上游因素包括：饮食不平衡、运动缺乏、睡眠不足、情绪压力、烟酒嗜好、肥胖超重。

多数情况下不是单纯一个因素在起作用，要综合考量。

咱们身边很多人都有一个错误观念，一听说吃什么食物能导致高血压，就觉得这是自己生病的原因；一听说吃什么能降血压，就立刻盯着买，盯着吃。科学地说，疾病的发生，原因一般都不会是单一的，所以这种思维方式要不得。

也是因为这种思维，经常有人问我说："夏老师，我家有个亲戚高血压多年。您看吃点什么，能让他把血压降下来？"

此时我很难回答这个问题。没有任何化验指标，没有任何生活方式细节，也不知道是否有合并症和并发症，我根本判断不了这个患者患病是因为吃得不对，还是因为不运动、熬夜或者抽烟酗酒的习惯，等等。在给一个独立个体制定营养处方时，一定要先掌握所有的健康信息，才会有正确的营养诊疗思路。

每个上游问题都需要采取相应的措施加以控制，不是吃饭吃对了，就能把运动、情绪、烟酒等造成的问题给解决掉。

从上面这个病例可以看出，造成这位男士血压高的因素很多：不爱运动，胡吃海喝，烟酒不断，睡眠不好等。

再一细问，我发现他还有心理压力较大的问题。这位男士在单位是个中层干部，凡事追求完美，领导安排的事儿、朋友拜托的事情，统统都答应，明明有些工作自己干有些勉强，还要硬扛着，不求人，怕丢人，压力大到睡不好，吃不下。自己想不通也就罢了，又不愿意和别人聊，长期一个人闷着，紧张压抑，这血压怎么控制得住？所以，不好的心态也是他的血压难以控制的重要诱因。

大家看，想从根本上改善健康状态，是不是要跟自己的不良习惯做斗争？懒惰，追求安逸，享受快乐，是人的本性，与人的本性做斗争是个很痛苦的过程。

俗话说："没有无源之水、无本之木。"总的来讲，这些错误的生活方式才是疾病的源头，而且复杂多样，仅仅指望用降压药硬往下压，那只是治标，而不是治本。

血压四怕：盐多、肉少、宅、情绪差

测过血压的人都知道，测的时候会把袖带绑在上臂的位置，这个位置，医学专业上叫上肢肱动脉处。在这个位置测的血压具体是指什么呢？就是动脉中血液对血管壁的侧压力数值。

血压和心脏功能关联非常紧密，因为形成血压的首要因素是心脏这个"泵"能够泵血，把血液打入大动脉里。这个"推动"的动作，就是心脏这个肌肉发达的中空器官通过心肌收缩完成的。

血液进入主动脉之后，通过主动脉分化成的较小动脉分流给全身各个器官。小动脉再分化成身体中最小的血管——毛细血管，气体交换和营养物质交换就在毛细血管构成的微循环中完成。之后毛细血管把细胞代谢回来的废物送到小静脉，小静脉汇集形成大静脉，最后通过上腔静脉和下腔静脉将血液输送回右心房。这就是心脏每收缩一次，血液在人体全身走过的旅程。

这个过程中，当心脏收缩把血液推入大血管时，会对动脉壁产生侧壁压力，这个压力就是我们测血压时测出的收缩压（高压）；当心肌舒张时大血管中的血液回流，会再次对血管壁产生压力，这个压力叫作舒张压（低压）。

人体有一套管理血压的天然机制：既能让血液在压力下进行全身循环，又能控制好力量，不至于让压力高到对血管造成伤害。

但这套机制常常会受到干扰，导致血压值失常，最常见的影响血压值的有五大因素——血容量、血管壁弹性、周围血管阻力、神经内分泌调节系统和心脏搏动。除了最后一点，我们来聊聊前四点和日常生活方式的关联。

盐摄入过多，会导致血容量值过大

血容量就是指全身血管里的血液量，它和血压的关系十分紧密。

我们可以设想一下，在一个封闭的管道系统里，液体越多，侧壁受到的压力就会越大。同理，血容量过大，我们血管侧壁受到的压力加大，测出的血压值就会变高。

那血容量为什么会过大呢？从上游的饮食方面来说，对血容量影响最大的就是钠。

人血血清钠正常范围为135～145毫摩尔/升，为了保持人体中钠的浓度稳定，人体会在一定范围内调节血容量。

人吃得过咸时，血中的钠含量升高，就会激活人体的饥渴中枢，人感觉口渴就会喝水，目的是让血液中的钠浓度恢复正常。血容量随之增加，对血管壁的侧压力也会加大。

当然，血容量不可能无限增加，血容量增加的同时，肾脏也会努力工作——排钠，排水，这样又加重了肾脏的负担。

所以，如果我们想给血管和肾脏减负，就得控制盐的摄入量。按照《中国居民膳食指南（2016）》中的规定，成年人每天摄入盐的总量不要超过6克。

很多人已经习惯吃得很咸，也就是俗称的"口重"，你告诉他盐吃太多了，他往往不觉得。但是，有一些小办法来判断自己是不是盐吃多了，比如，吃盐多的人有一个特别明显的特点——全身充满肿胀感，用手压一下小腿前面，可能会出现可凹性水肿，或者早上起床的时候眼睛是浮肿的，但是检查肾功能却很正常。

缺少优质蛋白质，血管壁弹性变差

血管壁弹性决定了血管壁吸收压力的能力——血管弹性越好，侧压力被血管壁吸收得越多，测出来的收缩压就会偏低。

相反，如果血管壁没有弹性，就会出现收缩压高、舒张压低的现象，也就是大家常说的脉压增大。

那一个人的血管壁弹性由什么决定呢？

血管壁的弹性主要取决于血管壁中层弹性组织。大动脉的中层有 40～70 层弹性膜。弹性膜呈波浪状，主要成分是弹性蛋白。不仅如此，弹性膜之间还有平滑肌和一些胶原蛋白。由此可知，血管壁的弹性与蛋白质密切相关。

大量的流行病学调查结果显示，血压与动物蛋白质摄入量呈负相关，也就是说，摄入动物蛋白质比较多的人患高血压的概率比较低，而很少吃动物蛋白质的人往往脉压比较大。所以要改善脉压大的问题，首先要明白蛋白质对血管壁弹性所起的作用，要重视优质蛋白的摄入。

除蛋白质外，维生素 C、钙、镁、钾的摄入量对血管壁弹性也有重要影响。

不爱运动，周围血管阻力大

周围血管阻力与血管半径、血液黏度和血管长度有关。影响血管半径的因素很多，比如，神经内分泌系统是否稳定，动脉是否有粥样硬化，血液黏稠度问题，周围组织缺氧程度，等等。有一种情况非常常见——不爱运动。不爱运动会造成组织细胞对氧的需求量减少，毛细血管前小动脉关闭，导致周围血管阻力加大。

情绪不稳定，血压忽高忽低

有一天晚上 10 点多，我的一个老患者给我打电话，说自己血压升到了 180/110 毫米汞柱，心脏像是要跳出来。

她的情况我很了解，老伴几年前去世了，她和儿子一起住。虽说平时爱说爱笑，看着很开朗，实际上每次来看病的时候和我聊起来，提起自己去世多年的老伴，还是会情绪低落。

我问她："白天血压怎么样？"

她嗓门儿很大地和我说："白天血压正常，这几天晚上都有些高，今天特别明显。"

我问她："您儿子在吗？"

她说："儿子出差已经一周了。"

家里只有老太太一个人，到了晚上，面对空空的房间，老太太估计控制不好情绪，有些害怕。

老太太可不这么想，一个劲儿问我："夏主任，你说我的降压药是不是要加点儿量？"我建议老太太可以用一下短效降压药，如卡托普利（开博通），然后去睡觉，睡不着就适量吃点儿安眠药。我安慰她说："您这是紧张造成的。情绪稳定，血压自然就会稳定。"

隔了两天，我打电话问她情况，她说血压正常了，并且高兴地告诉我，儿子回来了，心里踏实了。

所以，遇到血压突然升高，要多考虑几种因素，尤其是晚上血压高，通常与焦虑情绪关系十分密切。

有一类患者是过于较真类型的，我就曾经见过一个对医嘱特别认真的患者。她52岁，患高血压8年，一直服药，来见我的时候已经出现了轻微的脑卒中。我叮嘱她认真吃药，保持血压正常，注意饮食习惯的调整，而且每天坚持走一万步。

她坚决执行不走样，一段时间后身材越来越好，血压管理得也不错，我们都挺高兴的。但是没过多久，她的血压又慢慢上来了。

我仔细地问了饮食和运动情况，发现她做得很好，再一聊，发现她心理压力特别大，给自己定了很多要求，每天脑子里想的都是"一定要这样做""必须那么做"。上班紧张，下班也不放松，这血压能不受影响吗？

当情绪紧张时，肾上腺素分泌会增多，交感神经会兴奋，这样会提高心脏的收缩力，并使外周血管收缩，导致血压高。

我把这些给她讲清楚后，她自己总结出来了："看来我要学会调整自己的精神状态和心理压力，不要天天紧绷着。"

后来她有意缓和自己的情绪，一段时间后血压回到了正轨。

从医学上来说，神经系统（交感神经兴奋）、肾上腺素、肾素 - 血管紧张素等都会对心脏和周围血管产生重要影响（表2），所以千万不要忽略心理因素对血压的影响。

表 2　影响血压值的常见因素

影响血压的直接因素	问题信号	相应的生活方式改变
血容量	眼肿、腿肿、身体发沉、肿胀	少吃盐，减少钠的摄入
血管壁弹性	脉压大	摄入足够的优质蛋白质、维生素 C、钙、镁、钾
周围血管阻力	高压正常，低压高	情绪放松，减肥，戒烟，多运动
激素水平及交感神经兴奋程度	血压突然升高	放松精神，心情乐观，早睡早起

降压药治标不治本

在中国，每 5 个人中就有 1 个是高血压患者，这些患者中只有 10% 的人把血压控制得良好。为什么这种疾病如此高发，又这么难控制呢？一个很重要的原因是，我们的很多认知是错误的。

例如，很多人不明白血压高只是一种现象，总觉得，高血压是病，把血压控制住就好了。其实，血压升高是个信号，是在告诉我们：身体出现问题了，需要找找原因了。

还有很多人认为降压药一旦吃上了，这辈子就别想停药。

事实上，这些想法都是错误的。

血压高的发展分为三个阶段，我通常把这三个阶段比作一条河流的上游、中游和下游。上游也就是源头，是我们的生活方式；中游是高血压现象；下游是各种并发症，比如，冠心病、脑卒中、肾功能衰竭等。

通常大家都是先在上游犯了错，不以为意，甚至认为那是享受生活，于是生活轨迹长期走偏，慢慢地出现中游的高血压现象。如果血压已经偏高，你还是不往上游找原因，不想控制自己的行为，而是拿着降压药当万灵丹，以为吃了药就万事大吉，却不解决真正的病因，长此以往，就会走到河流的下游——出现冠心病、脑卒中等各种并发症。

所以，如果不问缘由，仅仅用降压药把血压压下去，那也就只能骗骗自己，解决不了根本问题。

降压药不是"活到老吃到老"

我学习临床营养和健康管理之前，和其他医生的想法是一样的。以前当患者跟我说"夏医生，我能不能不吃药？听说降压药吃了之后就不能停了"时，我会斩钉截铁地回答："不吃药可不行，要活到老吃到老，因为血压长期高会引起心衰、冠心病、脑卒中等一系列问题。"

为啥我回答得这么干脆呢？

因为这种治疗方式跟西医的治疗理念是分不开的：我们所有西医医生一直以来所受的教育就是对症治疗、救死扶伤。作为一名医生，我知道药物在降低血压的同时肯定会产生不良反应，但是要抓主要矛盾，现在血压高的情况下，控制最重要，如果有不良反应，可以调节其他药物，实在不行就让患者忍一忍。我们西医医生虽然也讲生活方式管理，但是事实上，具体应该怎么管理，医务人员并没有接受过系统的培训。患者的数量太多，大家的精力还是放在立竿见影的治疗效果上，并没有真正从上游解决问题。

2004 年我学习了营养学，2007 年我学习了健康管理学，之后才明白，生活方式错误才是导致原发性高血压的根本原因。所以，帮助患者认知自己的行为错误，从根源上去解决问题，才能将疾病"斩草除根"。

事实也证明，这些改正错误生活方式的患者，无一例外，血压都变得稳定，缓缓地靠近正常数值。

我印象很深的一次经历是在门诊遇到两个不到 30 岁的小伙子，两个人都很胖，都是 100 多千克，一个小伙子来看头晕，另外一个陪同。我给小伙子测了一下血压，吓了一大跳，太高了，血压计已经测不出来了。

我以为是血压计的问题，赶紧拿旁边医生的血压计又给这个患者测了一遍，还是测不出来。

看到我的表情很严肃，旁边站着的小伙子笑了，说："我跟他可能差不多。"我赶紧给这位没挂号的小伙子也测了一下血压，血压是 180/110 毫米汞柱。这可不得了，我觉得这两个孩子的血管马上就要崩裂了。

于是赶紧开了降压药，一部分是快速降压药，另一部分是每天要吃的降压药，让他们俩把药取来，当着我的面吃下去，然后坐在门诊楼道的椅子上不许动。

吃完快速降压药大约 40 分钟后，我再给他俩测了一下血压，头晕的小伙子已经可以测出来了，是 180/110 毫米汞柱，第二个小伙子降到了 160/90 毫米汞柱。

我总算舒了口气。

再一了解，原来他们俩是厨师，每天胡吃乱吃还喝酒，不爱吃菜，就喜欢吃细粮和肉类，口味还很重。

我给他们俩讲了讲饮食原则，让他们把面条、咸菜和汤类去掉，还叮嘱一定要去运动。一个月后他俩来复诊时，体重都明显降低，那个原来测不出血压的小伙子的血压降到 140/90 毫米汞柱。

后来我看他们俩每个月来复查时血压的情况都还不错，便把他俩的降压药从长期服两种改成了服一种，之后，他们的血压也一直平稳在 130~140/80~90 毫米汞柱。

所以，想从根本上改善高血压状况，要从上游做好管理——注意五个方面：控制体重，戒烟限酒，适当运动，心理调节和营养均衡。每一个方面都要一一确认，有几个问题就纠正几个问题。每一次我在给患者开降压药的同时，都会在小本本上写上具体要求，比如，运动量为每天 6000 步（针对不爱运动的人），每天晚上 11 点以前必须睡觉（针对睡觉晚的人），饮食方面的要求更加具体。

降压药使用辩证法

我经常在给患者一次次复诊时，根据他的血压状况，来确定降压药是否要减量。不少患者做得非常好，长期坚持每天运动，饮食平衡，早睡早起，戒掉烟酒，血压保持正常状态，于是我把他们的降压药逐渐减量，甚至彻底停掉所有的降压药。

所以，高血压患者要想真正摆脱高血压，摆脱药物依赖，就一定要从管理自己的行为入手，"健康掌握在自己手中"这句话千真万确，人人都可以做到，只是看你愿不愿意去做。例如，通过合理膳食和适当运动可以控制体重，全面调整上游生活方式，每一项都很重要，不能单抓某一方面而放纵其他不良习惯——这边鼓着劲那边泄着气，没有任何效果。

要辩证地看待降压药。

高血压患者中95%都是原发性高血压，只有5%属于继发性高血压。

继发性高血压的情况比较复杂，我们不做过多探讨，更多聚焦在原发性高血压的相关问题上。

过去，我们把搞不清楚原因的高血压统称为原发性高血压。现在随着科技进步，我们越来越清晰地知道，所谓原发性高血压是一种生活方式病。

得了原发性高血压，有些人第一反应就是吃药，以为这是唯一的治疗方法；有些人不愿意服药，原因通常有几点：或者认为药有不良反应，或者觉得自己还年轻，害怕一旦服药就会一辈子服下去……其实，盲目地抵触吃药和单纯地依赖药物都是不对的。

吃不吃药要以血压控制情况为标准。

降压药有好几类，有扩张周围血管的钙离子阻断剂、有利尿剂、有抑制肾素－血管紧张素系统的，还有抑制心肌收缩及周围血管平滑肌收缩的。现在比较讲究的用药是几类药物各取一点，增强药物的协同性，减少药物的不良反应。

必须承认一个事实：当病症出现而原因不明时，就只能针对症状的表象进行治疗，先把血压控制住。降压药的益处显而易见，但同时一定要配合生活方式管理。事实证明，即便是病情严重者，通过饮食控制和运动，血压也会明显下降。

吃降压药是不得已情况下的做法，不吃药也能使血压正常是每个患者想要达到的目标，然而达到这个目标，必须与自己的惰性进行斗争。

当血压在中、重度升高时还是要吃降压药，这个"治标"很重要。只是一定要知道，艰巨的挑战在后面，你要开始控制饮食了，你要去运动了，你不能再熬夜了，你不能再大量喝酒了，等等。标本兼治，渐渐地，降压药可以减少，甚至可以完全停掉。

如果你看到河流中出现了污染物，这是现象；如果把污染物和另外一种或者几种拮抗剂去对冲，表面上看污染物减少了，但是污染源仍然存在。如果任由其发展下去，污染会越来越重。真正的智慧者会立即想到寻找造成污染的源头，掐掉污染源。治疗高血压同样如此，只有掐掉致病源，血压才会慢慢降下来，降压药也会逐渐减少甚至停掉。

高血压人群饮食黄金七则

在确定营养治疗方案之前，我们先来看一下高血压的分级（表3）。

表 3　高血压分级

高血压分级	血压水平 / 毫米汞柱	
一级高血压	收缩压 140 ~ 160	舒张压 90 ~ 100
二级高血压	收缩压 160 ~ 180	舒张压 100 ~ 110
三级高血压	收缩压 ≥ 180	舒张压 ≥ 110

确认了自己的高血压级别，之后再来判断要不要吃药。一级高血压暂时不用吃降压药，开始严格地管理自己，同时监测自己的血压变化。二级和三级高血压需要马上吃药，让血压降下来，同时在生活方式上努力改变，做到标本兼治。

急则治标，缓则治本，这是基本原则。

一定要在上游找出问题，包括肥胖问题（特别要关注腹型肥胖）、烟酒问题、运动问题、心理问题、是否晚睡或熬夜等，饮食方面的问题要具体调查。每一项问题既自成一体又相互关联，不能互相代替，但又互相影响。

我的原则是：营养治疗必须建立在全方位健康管理的基础上才会有效。有的人既不想戒烟，又不想运动，就想知道怎么吃才是正确的。作为医生，我当然会告诉患者正确的饮食方法，但是，我心里明白，这种患者的预期效果并不好。

大家常常用"知信行"来表示通过学习改变自己行动的过程。"知"是第一步，也就是学习了解的过程；"信"就是相信这个说法或理念；"行"就是开始行动。但在临床上往往不是这样做，我采取的方法是"知行信"：首先要让患者知道自己在生活方式方面有哪些错误与高血压的发生有关，然后盯着患者改正。因为每个人的知识底蕴不同，对同样的知识理解也会不一样，所以我并不指望患者能完全明白这些知识，只要行动就好，用管理出来的结果说话。降压效果出来了，患者感觉舒服了，也就相信你说的话了。

讲个故事：

有个患者因高血压头晕来看神经内科门诊。他 49 岁，很胖，一直吃降压药。我每次在给患者开药的时候总是忍不住做一些健康宣教，告诉患者要运动，少吃面条，少喝汤，别吃咸菜，戒烟限酒别熬夜。患者自信地说："我不吸烟，不喝酒，从来不熬夜，我做得已经很好了。"

他能做到这些真的不容易。我说："男同胞里能做到不吸烟、不饮酒、不熬夜的真的不多，你对自己是有要求的。但是，你忙于工作，每天不运动，精神紧张，另外你的饮食问题非常多。虽然你有做得正确的方面，但是不能抵消不正确的习惯所产生的负面影响。"

患者问我："是不是吃得素一点就可以？"

我回答他："哪有这么简单？你首先要做到多运动，放松精神，然后我再告诉你怎么吃。我先告诉你饮食中哪项是错误的，需要改掉；哪项是你缺乏的营养素，需要通过饮食补足。记住，要把给你开的营养处方当作药方来看待。"

高血压患者该怎么进行饮食管理呢？

很多人可能会马上反射性地回答：低盐低脂嘛！其实没那么简单。在饮食上要做好 7 件事，才是降低高血压的真正王道。

均衡饮食

一说到均衡饮食，很多人觉得是"徒手逮刺猬"，无从下手。到底应该怎么吃才算均衡呢？我们要把握好一个大方向——既种类齐全，不缺乏某种营养素，又配比合理。这样才不会使体内垃圾过多，也能避免出现任何形式的营养不良。

那如何做到种类齐全呢？

我们在《你是你吃出来的》中介绍了五大类食物的主要营养素，具体如表4所示。

表 4　五大类食物及营养素对照

种类	食物	主要营养素
粮食类	米饭、面条、豆类、根茎（薯）类	以碳水化合物为主
蛋白质类	蛋、奶、肉（牛、羊、猪、鱼、虾、蟹、动物内脏）	蛋白质、脂类、矿物质、脂溶性维生素
蔬菜类	叶菜、瓜菜、海藻、紫菜、菌类	维生素、矿物质、膳食纤维
水果类	瓜类、柑橘类、浆果类、仁果类、核果类	碳水化合物（果糖）、维生素、矿物质、膳食纤维
油类	动物油（皮下脂肪）、植物油（烹调油和坚果）、鱼油	脂肪酸、EPA、DHA

很多人因为不喜欢某种口味而拒绝某些食物，或者因为怕肥胖而吃得太少，以致人很瘦，满脸老年斑，走路不稳，腿没劲儿，心慌气短，血压虽然正常，但是显然出现了营养不良的情况。这样的状态是不健康的。患者的生活质量差，可能会出现其他疾病，比如，房颤、肿瘤、肺部感染、骨折等。

控制总能量，减重很重要

肥胖程度与血压升高呈平行关系，减肥和控制血压是相辅相成的。要想控制血压的升高，首先得控制体重的增加。有试验结果显示：体重减少 1 千克，血压会下降 1 毫米汞柱。肥胖型高血压患者要减轻体重，主要是降低每日热量的摄入，辅以适当的运动，让消耗的总能量大于摄入的总能量。如果同时限制钠的摄入，可使降压效果更为明显。减体重的过程中，要充分认识到肥胖的危害，循序渐进，切忌急于求成。体重轻度增加的高血压患者（超过标准体重 30% 以内）保持每月减轻体重 500~1000 克，直到恢复正常标准体重。超过标准体重 30%~50% 的中度肥胖者，应严格限制饮食，尽量摄入低热量食物，还要增加运动量。

减肥可以从每日减少主食 100~150 克开始，食量大者可以从每日减 150~200 克开始，然后再根据体重和身体其他反应进行调整。特别要注意减少米饭、米粥、面条、蛋糕、面包、糖果、饮料等食物的摄入，要多吃蔬菜和水果等低热量食物，这样既可减轻饥饿感，又能供给身体充足的矿物质、维生素和膳食纤维。

碳水化合物过多会引起肥胖，尤其是腹型肥胖。中国以前是农业国家，人们习惯吃很多碳水化合物，比如面条、粥、米饭、馒头等。现在许多年轻人喜欢喝各种饮料，饮料里面含有非常多的蔗糖等碳水化合物。过多的碳水化合物如果没有被消耗掉，便会转化为脂肪储存起来。

减少碳水化合物摄入的同时要适当增加优质蛋白质的摄入，比如肉、蛋、奶。很多人一说要减肥就把油类的摄入量减少，实际上，油类对人体的健康十分重要，不能摄入过低。肥肉、坚果都可以吃，但不要吃油炸食品和存在很多反式脂肪酸的食物。

另外，要养成勤锻炼的习惯，增加热量消耗，提高减重效果。控制饮食要长期坚持，否则体重会很快恢复到原有水平，甚至会变得更加肥胖。

适量控制盐

研究显示，平常食用的盐（钠盐）越多，患高血压的风险就越大。日均钠盐摄入量每增加 2 克，收缩压和舒张压分别会升高 2 毫米汞柱和 1.2 毫米汞柱。而钠盐摄入量减少后，血压水平和与之相伴的冠心病、脑卒中等心脑血管疾病风险也会下降。有研究显示，当氯化钠控制在低于 6 克／日时，血压能下降

2~8 毫米汞柱。

根据流行病学调查，我国大部分地区每天人均盐摄入量为 12~15 克，甚至更多，远远超出了世界卫生组织推荐的盐摄入量应少于每日 6 克的标准。

我有一个朋友，她有高血压，一直服药，但总是控制得不满意。

有一次我去她家，她打开冰箱拿东西，我一看，笑了，她们家冰箱里放着各种各样的咸菜。

我问她为什么要吃咸菜，她说喝粥配咸菜，吃起来舒服。

我又问她，咸菜的主要成分是什么？

她愣了一下，然后不好意思地说："是盐。我也知道高血压要少吃盐，但是咸菜不是好吃嘛。"

我们正常人每天摄入盐的量在 6 克以内。如果血压已经升高，那么每日限盐在 5 克以下才好。

5 克盐是多少？装满一啤酒盖就是了。

中国很多地方的人吃东西都是口味偏咸，这主要是因为我国以前大多数人以务农为生，人们下地干活要出许多汗，能量消耗大，自然要多吃些主食和盐才有力气。干活的时候，主食中的碳水化合物转化为能量被消耗掉，氯化钠随着汗水挥发出去，所以很少有人得高血压、糖尿病。

如今人们的生活方式变了，运动少，用脑多，这就要根据自己的活动量来决定吃什么，吃多少。如果你不是体力劳动者，那就不要再多吃咸菜，也不要吃太多面条，更不要每天都把菜汤倒在饭里一起吃。夏天，如果你在空调房间里，没有出汗，也要少吃咸菜、面条。

我有一个患者，每次家里人吃完饭后留下的剩菜剩汤，她都全部倒在自己的碗里，和米饭一混，再倒点儿开水一泡，觉得又好吃又舒服，就是这个习惯导致她现在同时吃三种降压药。

有人做了一项统计，一碗面条连汤带面吃下去，摄入的盐大约会达到 5.4 克。

农民兄弟下地干活，或者一些人运动量大，挥汗如雨，可以多吃点儿面条，补充些能量，稍微多的盐分正好补充汗水中流失的水和钠。而久坐的上班族和运动量本来就不大的老人，就别拿面条当宝贝来顿顿吃了。

有些人特别喜欢喝汤，说喝汤养人。对于这样的人，我就想问："你是体力劳动者吗？你每天出很多汗吗？即便你居住的地方很热，那你是在外面活动多，还是在房间里待的时间多？在房间里你开空调吗？"

中国版图大，南方和北方温度差距很大。生活在南方非常热的地区的人要经常喝汤，补充水分和盐分，北方人千万不要效仿。

我的患者来自山西、山东、江苏、河北这一带的很多，他们有一个特点就是喜欢吃面条。每当我说"把面条给戒了"时，他们的反应往往是瞪大眼睛惊奇地问："为什么？不吃面条我们吃什么？"

后来我告诉他们，一碗面条里的盐是5~6克，患者才恍然大悟。

面条里的这种盐，我们称为"隐形盐"，这是最常见的隐形杀手。

如果问老百姓每天应该吃几克盐，老百姓会反射性地回答"6克"，但是实际上，按这样的标准操作起来很难。因为盐中影响血压的主要成分是"钠"，但"钠"常常不仅仅以"盐"的形式出现，还有很容易被忽略的其他形式，比如，咸菜、面条、汤、盖浇饭（把菜汁拌到饭里）、火腿肠、一些小食品里都含有钠这种"隐形盐"。超市里的挂面大多是咸味的，如果你注意看一下配料表，就会发现有"钠"的条目，因为这样可以增加面条的韧度，延长储存期。

具体有哪些"隐形盐"呢？给大家下面这张表（表5），参考一下。

表5 常见含钠的食品

常见有咸味含钠的食品	常见不咸但含钠的食品
1. 咸味主食：面条、包子、挂面、切面 2. 调味品：鸡精、味精（谷氨酸钠）、黄豆酱、小苏打（碳酸氢钠）、食物添加剂等 3. 零食：牛肉干、即食紫菜、小食品、罐头食品、速冻食品、熟肉、肉松等 4. 肉类：火腿肠、汉堡包、酱肉、腌制鱼类等	1. 碱发的馒头、饼干、面包 2. 零食：糖果、果干、巧克力、果仁苏打饼干等 3. 饮料：汽水、果蔬汁、茶饮料等 4. 方便食品：麦片、玉米片

购买食物时要学会看食品成分表，看看是否含"钠"，例如，海藻酸钠、抗坏血酸钠、碳酸氢钠（小苏打）、苯甲酸钠、柠檬酸钠、氢氧化钠、糖精钠、亚硫酸钠、磷酸氢二钠、谷氨酸钠（味精）等，同时要注意一下这种食品中具体含有多少"钠"。

除食品外，一些药品中也含有钠，如碳酸氢钠、戊巴比妥钠、溴化钠、谷氨酸钠、乳酸钠等。

都说习惯决定健康，什么叫习惯？习惯就是天长日久养成的生活方式。例如，几乎所有家庭主妇进了厨房第一件事都是盛米，所有人一坐到餐桌前就会去端饭，这些都是不经意间养成的生活习惯。

好的习惯加上时间的积累等于健康，而坏的习惯加上时间的积累等于疾病。

摄入足量蛋白质

许多患者一得了高血压，就不敢吃肉了，鸡蛋的食用量也减少了一半，其实这样做大错特错。

大量流行病学调查结果显示，优质蛋白质的摄入与血压升高成负相关。换句话说，适量补充优质蛋白质有利于降血压。

那优质蛋白质从哪儿获取呢？

优质蛋白质的来源包括牛、羊、猪这些四条腿的动物，鸡、鸭这些两条腿的动物以及鱼类等没有腿的动物。简单地说，优质蛋白质就是动物蛋白质。当然，鸡蛋和奶制品也是优质蛋白很好的来源。

《中国居民膳食指南（2016）》中指出，中国居民每天每千克体重应摄入 1 克蛋白质。一个标准体重为 70 千克的成年男性每日应该摄入 70 克蛋白质，女性约为 60 克。70 克蛋白质中所包含的优质蛋白质——动物蛋白质应占到一半，这样每天应该吃 35 克优质蛋白质，相当于喝一杯牛奶，吃一个鸡蛋或者吃 100~150 克瘦肉。

我有一个患者，男性，49 岁，患高血压 10 年，平时血压达 160/80 毫米汞柱。他是个做事非常严谨的人，容易紧张，而且经常熬夜，因此神经内分泌系统比较活跃，从而引起血压高。按理说他应该好好休息放松，但是，他听到许多人说要低脂低盐低糖多运动，于是每天运动两小时，肉蛋奶吃得很少，还不吃水果。由于"上游因素"一直在起作用，而且动脉缺乏弹性蛋白和胶原蛋白，在一次熬夜赶任务之后，突发了脑出血。住院期间，听到的依然是要低脂低盐低糖多运动，于是，他成了全素者，三年之后再一次发生脑出血。

前面已经讲了蛋白质对于血管弹性的重要性，希望大家引以为戒。

吃对脂肪吃够量

脂肪对人体的组织器官非常重要，通过脂类的摄入，人体能得到能量、磷脂、必需脂肪酸、脂溶性维生素等生命必需的元素。

高血压患者吃脂肪类食物时要注意数量和质量。

脂肪的数量是指摄入的脂肪在一天总能量中所占的比例，我认为一般情况下脂肪提供的能量要占一天所需总能量的30%~40%比较合适。地中海饮食是目前最推崇的健康饮食，长期坚持地中海饮食，可以减少糖尿病、高血压、心血管病、痴呆、肿瘤等慢性疾病。关于地中海饮食的结构，我在《你是你吃出来的》中已经介绍过。地中海饮食中脂肪很多，脂肪的比例占一天总能量的40%左右，这是因为地中海地区鱼类资源丰厚，加上盛产橄榄，因此，鱼油、橄榄油占一天的油脂比例较高。

最近的许多宣传把脂肪丑化得"凶神恶煞"的，总在念叨"少油少盐"，甚至把炒菜改成煮菜或者蒸菜。

其实爆炒蔬菜有很多好处，且不说味道香，从营养学的角度上来说，高温时间短，有利于保留营养素。另外，许多蔬菜在油性的环境下，会产生胡萝卜素、番茄红素等对人体健康有利的营养成分。

还有许多人只吃植物油，不吃动物油、肉和动物内脏，导致脂肪摄入量太少，造成脂溶性维生素不足和必需脂肪酸缺乏。

其实大家不要在脂肪的摄入量上太纠结，而应该把注意力转移到脂肪的质量上，这样会对健康大有帮助。

脂肪有许多不同种类：饱和脂肪酸、单不饱和脂肪酸、多不饱和脂肪酸，还有一种是反式脂肪酸。饱和脂肪酸、单不饱和脂肪酸、多不饱和脂肪酸都可以吃，尽量做到 1∶1∶1 就好了。

有一种脂肪不要吃，那就是反式脂肪酸。现在的年轻人特别喜欢吃甜点，而甜点中有大量反式脂肪酸。长期吃这类食物一方面容易发胖，患高血压、冠心病的可能性明显增加；另一方面会影响大脑的功能，所以一定要远离这些甜蜜炮弹。

多吃富含钾、钙、镁的食物

钾离子与钠离子有拮抗作用，所以多吃含钾高的食物，比如，香蕉、莲子、苹果、柑橘、橙子、大豆、南瓜、香菇等，都有助于降血压。

缺钙和缺镁会引起血管平滑肌痉挛，造成血压高。当人们提到补钙的对象时，首先想到的就是老人和孩子。老年人由于年龄的关系，钙质流失过快，因此需要补钙；而孩子正在长身体，补钙有助于孩子骨骼成长和发育。除此之外，钙跟高血压还有着紧密的联系。

美国科学家调查发现，每日食钙量少于 500 毫克的孕妇与食钙量大于 1000 毫克的孕妇相比，前者妊娠高血压的发病率高于后者 10~20 倍。对常人调查结果显示，每日食钙量少于 500 毫克者，高血压发病率是每日食钙量大于 1200 毫克者的 2~3 倍。我国流行病学也证实，人群平均日钙摄入量多者血压低，少者则反之，所以建议高血压患者每日摄入 1200~2000 毫克的钙。含钙较多的食物有牛奶、小鱼干、虾皮、海带、紫菜、黄豆等。

我在给高血压患者宣教时，总是让他们喝牛奶或者酸奶，一般来讲每天喝 400~500 毫升比较合适。

镁是维持心脏正常运转的重要元素，能够辅助心肌收缩，降低周围血管阻力，促使血液运送到全身组织器官。含镁多的食物有坚果、牛奶、海带、紫菜、鳕鱼、燕麦、糙米等，也就是种子、海产品、奶类和粗粮。每天我们要摄入 300~360 毫克的镁。100 克松子中含镁 567 毫克，100 克西瓜子中含镁 448 毫克，100 克黑芝麻中含镁 290 毫克，可见，每天吃一些坚果对补充镁元素非常有用。

膳食纤维不可少

高血压患者，尤其是比较肥胖的患者一定要注意补充膳食纤维。膳食纤维可以通便，减肥，降低餐后血糖。

讲一个故事。

我有两个患者，是老两口，俩人都 50 多岁，住在北京郊区。俗话说"不是一家人不进一家门"，这老两口不仅长相、神态、体态像，连疾病和化验结果都差不多。

他们俩第一次找我看病时，进到诊室，我一抬头，看到他俩，说了句："你们是两口子吧？"

他们很惊讶，问我是怎么知道的。我说你们神态、体态都很像。

再看化验单，我真的服了，各项指标居然差不多。

夫妻俩都有高血压，吃同一种降压药；体态都是腰围大于臀围的苹果型肥胖。他们都不吸烟，运动量不大，饮食都有个最大的嗜好：特别爱吃面条。

我告诉他们以后要多吃蔬菜，这样有利于减肥。

他们说："我们那里交通不是很方便，天冷的时候基本不吃蔬菜，我们在面条里加点辣椒或者鸡汤，也很好吃。"

我问："你们早餐吃什么？"

他们说："早餐是馒头和咸菜，肉每天能吃一点，鸡蛋每天一个，蔬菜水果吃得很少。"

从饮食调查中可以看出，他们平时摄入盐较多，而摄入的膳食纤维明显不够。腹部肥胖与吃太多的碳水化合物和缺少膳食纤维有关。

膳食纤维主要在粗粮和蔬菜水果中，肉和鸡蛋里没有，米面中也很少。长期缺少膳食纤维，光靠降压药控制血压，怎么可能从根本上解决问题？而缺少膳食纤维不仅容易导致肥胖和高血压，还会引发糖尿病和结肠癌。

含膳食纤维多的食物有蔬菜、粗粮、水果、豆类等。主食尽量选择粗粮，比如，白薯、土豆、玉米、燕麦等。在后文讲述 DASH 饮食计划方面的内容时，我会给出详细的食物清单。

怎么吃？全球都在用的 DASH 饮食清单

有一次我出国旅游，吃自助餐的时候，发现一个六七十岁的台湾老奶奶非常认真地在往自己的盘子里夹凉拌木耳，一边夹一边跟我说："木耳好，可以降血压，能减肥，还能降血糖，要多吃点。"

我问她："您在家里经常吃木耳？"

老太太说："嗯，基本上每天都吃。"

我再问："您血压高吗？"

她端着盘子直起身来，认真地对我说："我血压高好多年了，现在还在吃降压药，所以就应该多吃木耳这样的食物。"

看着她那坚定的目光，我礼貌地点点头，没再说话。

现在网上到处宣传多吃某种食物就能降血压，降血糖，这是一种有失科学精神的科普。

我们想知道一种方法是否有效，一定要靠科学研究提供的临床数据判断，靠科研的方法来证实哪种方法有效。对于高血压患者来讲，有效的指标很简单，就是看能否通过干预的方法使血压平稳下降。如果下降了，再看在多长时间下降了多少。

1997 年，美国国立心肺血管研究所主持了一项为期 8 周的大型多中心试验，主题为大型高血压防治计划，叫作用饮食方法防治高血压（Dietary Approaches to Stop Hypertension，DASH）。

试验结果发现，饮食中如果能摄食足够的蔬菜、水果、低脂（脱脂）奶，以维持足够的钾、镁、钙等离子的摄取，并尽量减少饮食中的油脂量（特别是富含饱和脂肪酸的动物性油脂），可以使血压降低 11.4/5.5 毫米汞柱，高血压患者采用这种饮食方式效果更好。

DASH 饮食已经连续 5 年被评为美国年度最佳综合饮食方式。2015 年 1 月，《美国新闻与世界报道》年度饮食方式评比中，DASH 饮食方式得到全美 22 位医学营养专家的肯定。现在,许多国家都在推广这种方法,以此预防和控制高血压。有不少同行和患者也问我:"夏老师,我们应该采用 DASH 饮食吗?"

一讲数据,二讲原则

我们先来看一下 DASH 饮食防治高血压主要倡导的是什么?

多食用高钾、高镁、高钙、高膳食纤维食物,食用不饱和脂肪酸丰富的食物,节制食用富含饱和脂肪酸的食物,保证食物营养丰富,膳食平衡。这和我前面提到的饮食黄金七则基本一致。

那 DASH 饮食要求具体怎么做呢?

第一步,计算一个人的每日摄入能量。以一名轻体力劳动者为例,用美国的标准体重 ×30 千卡。比如身高 180 厘米的人标准体重是 75 千克,一天应摄入的总能量是 75×30 = 2250 千卡。

大多数美国人每天摄入 3000 多千卡能量,按照现在计算的这个数值,说明 DASH 疗法的第一步是控制总能量。

第二步,进行能量分配和营养素目标值分配(表 6)。

表 6 营养素推荐摄入量

营养素	占总能量百分比
脂肪	27%
蛋白质	18%
碳水化合物	55%
营养素	推荐摄入量
钠	2300 毫克
钾	4700 毫克
钙	1250 毫克
镁	500 毫克
膳食纤维	30 克

为了完成这些目标，DASH 饮食中提出了以下膳食指导原则。

· 选择低钠、高钾（表 7）、高镁（表 8）、高钙（表 9）食物；

· 摄入适量鲜奶及奶制品；

· 多选择蔬菜；

· 甜食以水果为主；

· 肉食以鱼和禽肉为主；

· 摄入适量豆类和坚果；

· 多选择高膳食纤维食物（表 10）。

表 7 高钾食物

单位：毫克 /100 克

食物	含量	食物	含量	食物	含量
鳄梨	540	洋蓟	595	西番莲果	934
哈密瓜	494	甜菜	1309	木瓜	781
番茄	427	芽甘蓝	504	杏	814
蘑菇	390	胡萝卜	354	香蕉	467
牛皮菜	364	大头菜	450	油桃	460
菠菜	839	防风草	573	石榴	678
花椰菜	456	山药	735	枣子	542
芹菜	263	土豆	1081	番石榴	580
长叶莴苣	232	南瓜	564	李子	520
羽衣甘蓝	220	笋瓜	896	柿子	540

表 8 高镁食物

单位：毫克/100 克

食物	含量	食物	含量
松子	567	芝麻（黑）	290
榛子（炒）	502	葵花子仁	287
西瓜子	448	杏仁	275
麻子籽	421	黑豆	243
榛子（干）	420	芝麻酱	238
南瓜子（炒）	376	虾米	236
芥末	321	香海螺	231
山核桃（干）	306	燕麦片	177

表 9 高钙食物

单位：毫克/100 克

食物	含量	食物	含量
芝麻酱	1057	黑豆	224
虾皮	991	黄豆	191
全脂牛奶	676	燕麦片	186
乳酪	659	豆腐	164
芥菜	294	花生仁	284
海参	285	蛋黄	112
桃	435	山楂	144

表 10　高纤维食物

单位：克 /100 克

食物	含量	食物	含量	食物	含量
燕麦片	13.2	杏仁	8	胡萝卜	5.7
羊肚菌	12.9	玉米	8	洋葱	5.7
青豆	12.6	毛樱桃	7.9	秋葵	4.3
酸枣	10.6	苦瓜	16.6	花椰菜	4.2
核桃	9.5	蚕豆	11.4	菠菜	4.1
黑枣（有核）	9.2	紫花豌豆	8.3	土豆	3.2
开心果	8.2	甜菜根	7.8	奇异果	3.1
香蕉	2.4	带皮苹果	2.7	梨	2.4
桃子	2.0	杧果	1.8	新鲜李子	1.5
新鲜菠萝	1.2	葡萄	1.0	石榴	0.6

食物选择精确丰富

DASH 还给出了一些大家可以参考的具体食物选择。

·谷类和根茎类：保持每天适量的谷类食物摄入，成年人每天摄入 250~400 克为宜。在胃肠道功能正常的情况下，注意食物粗细搭配。

·蔬菜和水果：推荐蔬菜摄入量为 300~500 克，建议摄入各种颜色的蔬菜、叶类蔬菜；水果摄入量为 200~350 克。

·动物性食物：一天的瘦肉摄入量控制在 175 克，一顿不超过 85 克。

·奶类、大豆和坚果类：推荐成人每天应摄入相当于 300 克鲜奶的奶类及奶制品,推荐选择低脂牛乳、脱脂牛乳、酸奶、低脂奶酪、豆腐、豆腐皮、豆腐干,大豆和坚果制品每天摄入25~35克。

·烹调油和盐:多摄入不饱和脂肪酸——一部分来自深海鱼类,其他来自橄榄油、茶籽油、核桃油、亚麻籽油等食用油。摄入量每天不超过25克。少摄入饱和脂肪酸——主要存在于动物脂肪中,尤其以畜肉含量最为丰富。

·高钾食物:钾为细胞内含量最高的矿物质,它可以拮抗钠离子。这种离子有改变对盐敏感的作用,在蔬果、奶类中含量丰富。

举个例子来说,表11 DASH饮食计划是基于一天摄入2000千卡热量来制订的。根据热量需求,列表中每天食物的份数应相应改变。使用该表有助于计划自己的菜单,建议在外出时带上它。

表11 2000千卡／日的DASH饮食计划

食物	每天份数（除了需要注意的）	每份的规格	举例和注意事项	每种食物对DASH饮食计划的意义
谷物和谷物制品	7~8份	1片面包 1盎司干麦片 1/2杯米饭、意大利面或面片粥	全麦面包、英式泡芙、比萨饼、百吉饼、谷类食品、粗燕麦粉、燕麦片、咸饼干、椒盐脆饼干和爆米花	能量和纤维素的主要来源
蔬菜	4~5份	1杯生的绿叶蔬菜 1/2杯熟的蔬菜 6盎司蔬菜汁	番茄、土豆、胡萝卜、青豆、南瓜、花椰菜、青萝卜、芥蓝、甘蓝、菠菜、洋蓟、四季豆、青豆、红薯	富含钾、镁和纤维素
水果	4~5份	6盎司水果汁 1个中等大小的水果 1/4杯水果干 1/2杯新鲜、冷冻或罐装水果	杏、香蕉、枣、葡萄、橙子、橙汁、葡萄柚、葡萄柚汁、杧果、甜瓜、桃、菠萝、西梅、葡萄干、草莓、橘子	钾、镁和纤维素的重要来源

表 11（续）

食物	每天份数（除了需要注意的）	每份的规格	举例和注意事项	每种食物对DASH饮食计划的意义
低脂或无脂奶制品	2~3 份	8 盎司牛奶 1 杯酸奶 1.5 盎司奶酪	无脂（脱脂）或低脂（1%）牛奶、无脂或低脂酪乳、无脂或低脂的普通或冷冻酸奶、低脂或无脂奶酪	钙和蛋白质的主要来源
肉类、鱼类	2 份或更少	3 盎司熟肉、猪肉或鱼肉	只选瘦肉；去掉可以看见的脂肪；烤或煮，而不是油炸；去掉家禽肉上的皮	富含蛋白质和镁
坚果、干豆	每周4~5 次	1/3 杯或 1.5 盎司坚果 2 茶匙或 0.5 盎司瓜子 1/2 杯熟的干豆/豌豆	杏仁、榛子、混合坚果、花生、核桃、葵花子、腰果、扁豆	富含能量、镁、钾、蛋白质和膳食纤维
脂肪和油类	2~3 茶匙	1 茶匙软黄油 1 茶匙低脂蛋黄酱 2 茶匙沙拉酱 1 茶匙植物油	松软的人造黄油、低脂蛋黄酱、清淡的沙拉酱、植物油（如橄榄油、玉米油、菜籽油或红花油）	DASH 中有27% 的能量来源是脂肪，包括食物中的脂肪或添加到食物中的脂肪
甜食	每周 5 次	1 茶匙糖 1 茶匙果冻或果酱 0.5 盎司软心豆粒糖 8 盎司柠檬水	枫糖、糖、果冻、果酱、软心豆粒糖、硬糖、混合型果汁、冰冻果子露、沙冰	低脂甜食

（注：一盎司约等于 28.350 克。）

结合国情才能用出最佳效果

既然这个饮食方法有这么好的效果，并且指导得这么具体，我们是不是拿来用就可以了？

不行，我们说的是饮食与高血压的预防，要知道，美国人崇尚的是快餐文化，中国人吃的是中餐。再说，人种不同，身体体质不同，在引用美国的一些健康指导意见的时候，首先，要学习人家的思路；其次，要会借鉴，做到具体问题具体分析，不能千篇一律、照搬照套。

第一点，DASH 饮食疗法的研究对象是美国人，不是中国人，也不是全世界各个国家抽样调查得出的结论。

第二点，美国人的饮食和中国人的饮食差异巨大。例如，中国人吃东西从来不论"份"，美国人生吃蔬菜，中国人多数吃的是炒菜。美国人平时摄入肉类、牛奶很多，摄入蔬菜和水果很少，所以，他们在设计中指出一天的瘦肉量控制在 175 克，一顿不超过 85 克。大家注意一下，他们讲的是控制，说明平时一不留神就会超量。美国的高血压患者的推荐蔬菜摄入量是 300~500 克，水果摄入量是 200~350 克，这在美国已经是比较高的标准了。我们中国人的饮食结构比较复杂，多数人是以粮食为主，食用蔬菜较多，肉类奶类摄入没有美国人多。

我的意见是：针对国人饮食特点和中国人的体质情况，参照《中国居民膳食指南（2016）》，在 DASH 饮食疗法的基础上，做一些指导意见的调整。

第一，在肉类方面：《中国居民膳食指南（2016）》要求国人平均每天摄入鱼、禽、蛋和瘦肉的总量是 100~150 克。由于咱们大多数中国人都没有达到这个数值，因此中国人在制定高血压饮食目标时要注意"保证"每天优质蛋白的摄入，不要用"控制"这个词。

第二，在油脂方面：DASH 提出减少饱和脂肪酸的摄入量，多吃一些鱼类和含不饱和脂肪酸的植物油，植物油的摄入量是每天 25 克。如果你去美国的话，最让中国人不适应的地方就是饮食，到处是麦当劳、肯德基、星巴克，要不就是比萨店。去到当地超市看看，肉类、油炸食品、加工食品充斥着各个货架。肉类食物占很大面积，主要是牛肉、猪肉、鸡肉，鱼类很少，几乎看不到腔骨、内脏、鸭脖子、凤爪之类的食物。如果和美国人一起吃饭，你会觉得胃不舒服，各种各样的烤肉和油炸食品、薯条薯片、甜饮料、酒类、一小盘蔬菜沙拉。美国人平时吃四条腿的畜类食物很多，黄油、奶油、奶酪等是餐桌上必不可少的食物。而在咱们中国，南方人吃鱼很多，高血压发生率比北方低。我国北方是高血压高发地区，经常吃四条腿动物，所以北方的高血压患者应该多吃一些含多不饱和脂肪酸多的鱼类。

第三，牛奶方面：美国人喝牛奶非常普遍，比咱们中国人喝粥还普遍。美国人从小到老，每一天都喝牛奶或者酸奶，为了减少总能量和牛奶的摄入量，DASH饮食提出了尽量喝脱脂牛奶的建议，并规定了每天摄入300克鲜牛奶。中国人牛奶的平均摄入量不到世界的平均值，很多人在儿时停止母乳喂养以后就不再喝奶，所以中国人不要一味地强调是否需要喝脱脂奶。

美国对钙摄入量的要求是1250毫克，对于大多数美国人来说，要符合这个标准一点都不难。中国营养学会《中国居民膳食营养素参考摄入量》的意见是，婴儿每天钙的摄入量应为300毫克左右，5岁之后增加到每天400毫克，7岁之后达到每天800毫克，成年人的需要量也是800毫克，老年人则为1000毫克，孕妇和哺乳期妇女的需要量是每天1200毫克。也就是说，美国普通人的钙参考摄入量比我们中国的孕妇和哺乳期妇女还要高，因此，我在给我的患者牛奶方面的建议时，总是让他们喝全脂牛奶。

第四，关于膳食纤维：美国把膳食纤维的每日摄入量定在了30克，《中国居民膳食指南（2016）》给中国人定的标准是25~35克。流行病学调查结果显示，美国人平均每天的膳食纤维摄入量只有4~6克，中国人的统计数据是13.3克，所以美国人更容易出现结肠癌和肥胖问题。尽管咱们中国人的膳食纤维摄入量比美国平均值高，但是，随着这些年大家细粮摄入增多，蔬菜和水果摄入不足，大家还是要警惕饮食中的膳食纤维不足问题，主食要尽量选择粗粮，每天摄入蔬菜300~500克，水果200~350克。

第五，其他矿物质的摄入量如表12所示。

表 12　钠、钾、镁推荐摄入量

单位：毫克

矿物质	美国推荐量（成人）	中国推荐量（成人）
钠	2300	2200
钾	4700	2000
镁	500	350

特别要说明的是，中国人钠的摄入量普遍高于美国，因此，在中国要更加强调低钠摄入。对高血压患者来说，钾和镁的摄入量应该再增加一些。前面已经介绍了含钾和含镁的食物，大家可以参考。

一份本土化 DASH 饮食典型食谱

在为一个高血压患者提供食谱之前，我们要全面调查他的健康信息，搞清楚有没有合并症和并发症，也就是搞清楚中游有几个现象，下游有几个问题，然后再仔细地对患者的生活习惯和饮食习惯进行调查，确认患者的哪项错误行为与现在的疾病有关系。通过有效沟通，让患者明白自己是自我健康的第一责任人，这个时候再给出属于他个人的健康处方，明确哪件事必须执行，哪件事执行起来可能有困难，以及有没有办法克服这些困难。

下面我通过一个案例来说明该怎么吃饭。

一些患者的问题比较复杂，一个高血压患者可能出现很多问题，比如，肥胖、尿酸高、血脂高等，还有可能肾功能已经受损。而我这里举的例子里的患者只是单纯血压高，其他问题还没有出现。

患者是一位 45 岁的男性，身高 175 厘米，体重 80 千克，每天在电脑前工作，开车回家，运动量较少，每天晚上 12 点睡觉。他不吸烟，偶尔饮酒，但每次喝得也不多，是个很有责任心的人，对人对事都很严谨。3 年前单位组织体检，发现他的血压是 150/100 毫米汞柱，并且有中度脂肪肝。他没有用降压药，这 3 年来血压一直在 140~150/90~100 毫米汞柱。

他的饮食习惯很单调，每天早上吃一个鸡蛋、一碗粥、一个馒头、一点咸菜；中午在公司楼下吃，大多数情况下吃的是牛肉面，或者盖浇饭；晚上全家三口人的晚餐中，有 100 克左右的肉类，但是基本上给孩子吃了。

一天的主食加起来有 300 克左右，肉类大概 50 克（包括中午吃的食物），蔬菜一天大概是 200 克，水果和坚果基本上不吃。大概一个月吃一次鱼。由于吃鱼对他来讲比较麻烦，所以，每次吃时也就吃得不多，大概 50 克。

他的营养诊断：运动量太少，碳水化合物摄入过多，蔬菜、水果、脂类食物、蛋白质和膳食纤维都摄入不足。

营养目标设定：

第一，去掉不良习惯。对这位患者来说，一个脑力劳动者应该减少碳水化合物的摄入，增加蛋白质和脂类的获取，还应该从饮食中获得大量维生素，以供大脑需要。所以他应该停止食用粥和咸菜，中午可以不吃牛肉面和盖浇饭，而寻找蔬菜多、盐少，含有适量蛋白质的食物。

第二，设定营养目标。他的体重属于轻度增加，每日所需能量可以按照标准体重计算。

每日所需能量：（175－105）×27=1890 千卡。

三大营养素比例：我的经验是蛋白质占 15%~20%，碳水化合物占 40%~50%，脂肪占 30%~40%。如果患者已经出现肾功能损害，则蛋白质的摄入量要相应减少。

每日所需蛋白质：1890×20%÷4=94.5 克，其中动物蛋白占一半，约 47 克。

每日所需碳水化合物：1890×40%÷4=189 克。

每日所需脂肪：1890×40%÷9=84 克。

第三，制定落实细节。

·蛋白质：优质蛋白 47 克，相当于 1 个鸡蛋，400 毫升牛奶，或 150 克肉类（畜禽类和鱼类）。

·碳水化合物：一天共 189 克碳水化合物，相当于细粮 50 克，水果 400 克，根茎类 356 克。

·脂肪：84 克，其中一半（42 克）来自肉类、奶类食物，另外一半来自炒菜的油和坚果。建议每天食用坚果 25 克，炒菜的油量是 30 克。

· 蔬菜：新鲜蔬菜 500 克。

两类特殊类型高血压人群的饮食提醒

脉压大的高血压患者，请把肉吃够

一位 71 岁的女患者，经常在突然站起时头晕，走起路来头重脚轻。她患高血压多年，一直按时服降压药，收缩压正常，舒张压比较低，一般情况下，血压是 135/60 毫米汞柱，有时血压会降到 130/50 毫米汞柱。如果降压药减少，血压会升到 150/70 毫米汞柱。为了缓解头晕问题，她让医生帮助换了很多种降压药，效果都不好。

其实，这个患者的主要原因是脉压太大，并且血容量不足。脉压等于高压减去低压，这个患者的脉压为 135-60=75 毫米汞柱。而脉压与血管的弹性关系密切。

当人站立或者行走时，颈动脉窦会发出反射信息，用以调整进入大脑血管及身体中小动脉的血液量，以保证脑供血的正常。但是这个患者脉压太大，血管管壁僵硬，导致这种反射能力很差。另外这个患者一味地减肥，也造成了血容量不足和轻度贫血。

人们在测量血压时通常只注意血压的高低，很少关心脉压的大小，殊不知脉压过大是心脑血管疾病的另一个危险因素。

中国正常人的脉压标准一般是 30~40 毫米汞柱，欧洲的标准是不超过 65 毫米汞柱，美国的标准是不超过 70 毫米汞柱——脉压 65~70 毫米汞柱是极限。

前文我们说了，一个人血管壁弹性的大小主要取决于血管壁中层的弹性组织。这个弹性组织是由弹性纤维形成的 40~70 层的弹性网，它很像小孩玩的蹦蹦床。弹性网的厚度和质量决定了血管壁这张"蹦蹦床"的弹性。动脉壁中层的弹性纤维和胶原纤维的主要成分是蛋白质，所以要想增加血管弹性，必须保证每天有充足的蛋白质摄入。

脉压大的患者，建议多吃一些瘦肉、牛奶、鸡蛋，各种瘦肉都可以吃。先保证蛋白质的总量，再考虑吃四条腿、两条腿、没有腿的动物肉的问题。

保证每天吃到两个手掌心这么大块的瘦肉（鱼肉、鸡肉、羊肉、猪肉、牛肉都行），再加上一个鸡蛋、一袋牛奶。

还要注意维生素的补充，多吃新鲜水果和蔬菜。

只要坚持科学饮食，旧的血管就会慢慢改善，变成弹性好的新血管。

H 型高血压患者，要改变青菜烹饪方式

H 是同型半胱氨酸英文 homocysteine 的首字母。homocysteine 的英文简称是 HCY，表示在血压升高的同时，血液化验显示同型半胱氨酸增高。

我国原发性高血压患者中大约三分之二是 H 型高血压。H 型高血压患者的中风发生率比没有同型半胱氨酸增高的高血压患者高 5 倍，比正常人高 25~30 倍。所以近年来，人们越来越重视同型半胱氨酸对健康的影响。

H 型高血压怎么诊断呢？

同型半胱氨酸是人体细胞代谢过程中的中间产物，在血液中的浓度一般为 5~15 微摩尔／升。同型半胱氨酸高于 15 微摩尔／升，我们称之为高同型半胱氨酸血症，这主要与身体中缺乏叶酸、维生素 B_6 和维生素 B_{12} 有关。

如果我们平时在饮食中注意补充这些营养素，H 型高血压问题就会迎刃而解。现在一些医生意识到叶酸的重要性，会给患者开叶酸片。但这种药片对有的人有效，对有的人却无效，主要原因是叶酸在人体中必须与其他维生素同时存在才能发挥作用。这就类似于一个足球队，只有一个中锋没法打比赛，只有前锋、后卫、守门员都不缺，整个队伍相互配合，才有可能发挥出高水平。

HCY 增高，也有可能是这个患者不缺叶酸，而是缺乏维生素 B_6 或者维生素 B_{12}。

所以大家要做到食物多样化，从食物中全面获得各种维生素，让维生素 B_1、维生素 B_2、维生素 B_6、叶酸、泛酸等协同发挥作用。

含叶酸的食物有新鲜的绿色蔬菜和新鲜水果。蔬菜中叶酸含量较高的有莴苣、花椰菜、油菜、小白菜、青菜、扁豆、豆荚、西红柿、胡萝卜、蘑菇等；新鲜水果叶酸含量较高的有橘子、草莓、樱桃、香蕉、柠檬、桃子、李子、杏、杨梅、海棠、酸枣等。另外动物的肝脏、肾脏中都含有叶酸。

中国人为什么容易出现叶酸缺乏？

一方面，是由我们的烹饪习惯导致的。中国人习惯炒菜，吃热的食物，而叶酸对热、酸性溶液敏感，烹调加工会损失 50%~90% 的叶酸。

另一方面，许多地区的居民很少吃新鲜的蔬菜和水果，经常以不是蔬菜的食物代替菜，比如，咸味的汤汤水水、腌制的菜类、土豆、豆制品等。例如，山西、河南地区的人沿袭了传统的饮食习惯，天天吃面条，吃得很香也很饱，但是仔细看看，面条里只有很少的蔬菜，而且热汤面的温度都非常高，还有一些人几乎一年不吃一次水果。这样的饮食习惯，很容易导致叶酸不足。

维生素 B_6 广泛存在于动植物性食品当中，其中豆类、畜类及动物肝脏、鱼类中的含量丰富，在花生和酵母菌中的含量也较高。然而维生素 B_6 与叶酸一样怕高温，所以我们也应该学习一下欧美国家，吃生的蔬菜。

维生素 B_{12} 是人体中参与新陈代谢的重要辅酶，尤其在神经系统中发挥重要的作用。维生素 B_{12} 主要存在于动物性食品里，比如，瘦肉、动物的内脏、鱼、禽贝壳类及蛋类，而植物性食品中基本不含维生素 B_{12}。

相比叶酸和维生素 B_6，维生素 B_{12} 在耐高温方面有优势，日常烹饪中损失较少。

常见误区解答

临床工作中，我确实遇到过很多对高血压治疗存在误区的患者。

这个误区应该分成两个方面：一个是认识方面的误区，另一个是治疗方面的误区。下面我们主要谈谈高血压认识方面的误区。

吃某种食物能够降血压？

总有人问我说："夏医生，听说吃芹菜能降血压，是真的吗？"

觉得吃某一种"神奇"的食物就能降血压，这种想法是错误的。

高血压的非药物治疗，是一个全面而系统的过程。例如，我们前面已经提到的减少钠盐、营养均衡、控制体重、适量运动等，这些全都要做到，才有可能起到降压效果。而芹菜绝不是人们心中的降压"特效药"，吃芹菜只能起到锦上添花的作用。

所以大家在饮食调理的时候，别一根筋地只盯着某些"神效"食物，一定要记得均衡、适量两个原则。

吃盐越少越好？

前面我们说到了要控制盐的摄入量，但凡事都不能走极端，限盐也是如此，限制在规定范围内就可以了，并不是说高血压患者吃盐越少越好，甚至一点盐都不能吃。过度限盐有可能造成低钠血症，患者会全身无力、嗜睡，严重的还会出现恶心、呕吐、心跳加快、精神恍惚、抽搐，甚至昏迷的状况。

讲一个故事吧。

我去年 9 月份到福州讲课，在讲课中我提到，关于平衡膳食要做到因时因人因地，限盐这件事要看他是不是出汗，出汗多的人可以不限制盐。

北京的 9 月份已经开始凉爽，但是福州还是酷热的天气，当地人出汗比较多。当地医院的护士告诉我说："怪不得我们急诊室来的许多老同志都是低钠血症，原来他们限制盐与北方人一样。"

国外有研究人员对 1900 名高血压患者进行了长达 4 年的观察，定期分析他们尿液中的钠含量，发现尿中钠盐含量最低的患者，其心肌梗死发病率比含量正常的人高 4 倍。

在吃盐这个问题上，要因人而异，因环境而异，还要根据出汗程度来调整。体力劳动者或者周围环境温度较高的时候，可以吃得稍咸一些，而不是食用盐越少越好。

喝酒降血压？

民间有一种比较流行的说法，认为酒能扩充血管，所以喝酒可以降血压。还有其他说法，比如，红酒可以软化血管，因此能起到一定的缓解血压升高的作用。

喝酒降压到底靠不靠谱呢？

关于饮酒与高血压的关系，国内外有许多专家做了研究。

我国统计的结果显示：男性持续饮酒者比不饮酒者 4 年内高血压发生危险率增加 40%。另一项研究显示：每日饮酒 30 毫升，收缩压可升高 4 毫米汞柱，舒张压升高 2 毫米汞柱，患高血压的概率为 50%。每日饮酒 60 毫升，收缩压可升高 6 毫米汞柱，舒张压升高 2~4 毫米汞柱，患高血压的概率为 100%。

由此可见，饮酒能够导致高血压。

国际上有个规定，对于高血压患者，如果饮酒的话，每日酒精摄入量男性不应超过 25 克，女性不应超过 15 克。如果按照 25 克酒精计算，白酒、葡萄酒（或米酒）与啤酒的量大概相当于 50 毫升、100 毫升、300 毫升。

少量喝酒可以暂时降低血压，还能令人身心愉悦，但是，比起饮酒所带来的弊端，这些有利之处显得微不足道。

我们都知道，酒精有一个很大的问题，就是它的成瘾性——逐渐耐受，越喝越多。

高血压患者不能吃动物油？

有不少高血压患者认为血压高与吃肉、吃鸡蛋有关，于是把所有的肉、蛋、奶停掉，改成吃素，其实这样做是很不科学的。

很多患者刚开始吃素可能没什么感觉，时间一长就发现自己身体出现了许多不适，如全身无力，容易生病，甚至会出现贫血现象。更重要的是，有相当一部分人发现这样吃了一段时间后，血压并没有下降。

蛋白质是维持人体健康非常重要的营养元素，如果一个人蛋白质摄取不足，就会造成免疫球蛋白减少，淋巴细胞比例下降，对病毒的抵抗力也减弱。如果肌肉中的蛋白质不足，就会造成肌肉无力。

蛋白质还是脑细胞重要的组成成分。如果长期蛋白质摄入不足，会出现精力不集中，记忆力下降，甚至睡眠障碍，心情焦虑等症状。

所以，人离不开蛋白质，高血压患者也离不开蛋白质，完全素食是不可取的。

但是摄入过多的蛋白质会增加肾脏负担，对伴有肾功能减退的高血压患者尤为不利。

动物性脂肪可以吃，不过不要过量。鱼类的脂肪多为不饱和脂肪酸，建议多吃一些海鱼。另外，烹调方式对食物脂肪含量的影响也很大，不要吃油炸、油煎、腌制的肉类食品。

吃鸡蛋升血压？

有很多人都认为高血压患者不能吃鸡蛋，或者只能吃蛋清而不能吃蛋黄，因为蛋黄里含有的胆固醇会使血压升高，这是一个非常普遍的认知误区。

美国科学家曾经用 10000 名高血压患者做实验，让其中 5000 人每天吃 3~5 个鸡蛋，另外 5000 人 1 个鸡蛋都不吃。5 年观察下来发现，吃鸡蛋的患者比不吃鸡蛋的患者血压平均低了 20~30 毫米汞柱。

实验证明吃鸡蛋对高血压有好处。

这是为什么呢？

因为鸡蛋的蛋黄里含有的卵磷脂是高密度脂蛋白合成的重要材料，另外血液中的低密度脂蛋白胆固醇不是吃进去的，而是肝脏合成的。如果你吃鸡蛋黄多了，也就是外源性胆固醇摄入增多，会抑制肝脏合成内源性胆固醇。

胆固醇对人体非常重要，它是人体细胞的组成成分之一，是肾上腺皮质激素、性激素的前体，还可以转化为维生素 D。如果体内胆固醇过低，会影响细胞膜的功能，同时会导致骨质疏松，一些重要激素水平低下。

扫描二维码
回复"夏萌"

了解更多
高血压患者
饮食方案

如何认识高血压？

　　高血压的发展分为三个阶段，上游是我们的生活方式，中游是高血压现象，下游是各种并发症，比如，冠心病、脑卒中、肾功能衰竭等。想从根本上改善高血压状况，就要从上游做好管理，全面调整生活方式，同时监测血压，必要时吃一些降压药，这样才能标本兼治。

高血压的三个发展阶段

生活方式出现问题

饮食不平衡、运动缺乏、睡眠不足、情绪压力、烟酒嗜好、肥胖超重

高血压现象

血压升高

并发症

冠心病、脑卒中、肾功能衰竭等

引起高血压的常见因素有哪些？

　　最常见的影响血压值的五大因素分别是血容量、血管壁弹性、周围血管阻力、神经内分泌调节系统和心脏搏动。这些因素和我们的日常生活方式息息相关，比如，盐摄入过多，缺少优质蛋白质，不爱运动，情绪不稳定，都会造成血压不同程度的升高。

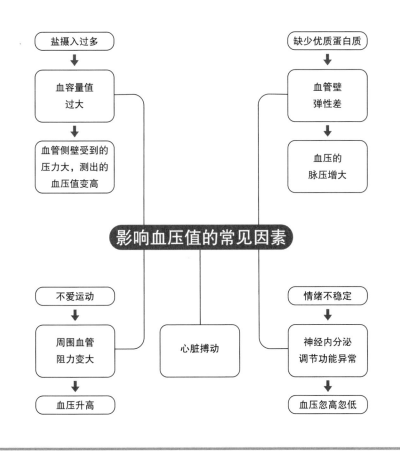

高血压患者如何进行营养诊疗？

高血压患者可参照以下思路和流程进行营养诊疗。

营养评定：全面采集患者的健康信息，特别关注高血压的合并症和并发症，以及与高血压有关的饮食因素和生活方式。营养诊断：根据营养评估结果，对患者的能量、营养素、体重等情况做出综合判断。营养干预：参照体重、腰围等重要指数，设定目标，给出明确的营养建议。效果评价：定期复查，了解目标实现情况，同时，医患之间要不断沟通和及时改进。

第一步：营养评定

全面采集患者的健康信息，包括现病史、既往史、用药情况史、家族史，特别关注高血压的合并症和并发症，关注与高血压有关的饮食因素和生活方式

第二步：营养诊断

包括能量摄入过多，优质蛋白摄入不足，脂肪摄入过多或不足，钠摄入过多，维生素、钙、纤维素、钾或镁摄入不足，超重/肥胖，食物和营养相关知识缺乏，缺乏锻炼或者精神过度紧张等

高血压患者的营养诊疗思路和流程

第三步：营养干预

根据体重、腰围、营养诊断、化验结果、并发症、合并症等参数，设定饮食、运动、减重等目标，给出明确的营养建议

第四步：效果评价

定期复查，看体重是否下降，血压是否达标，血液化验是否越来越趋于正常。同时，医患之间要不断沟通和及时改进

快速看懂高血压

高血压人群应该如何饮食？

高血压人群需要先确认自己的高血压级别。如果是二级和三级高血压，应先遵医嘱服药，让血压降下来，同时要非常努力地寻找病因，去上游找解决方法，进行全方位的健康管理。

作为健康管理的一个方面，在饮食上要做好以下 7 件事，才是降低高血压的真正王道。

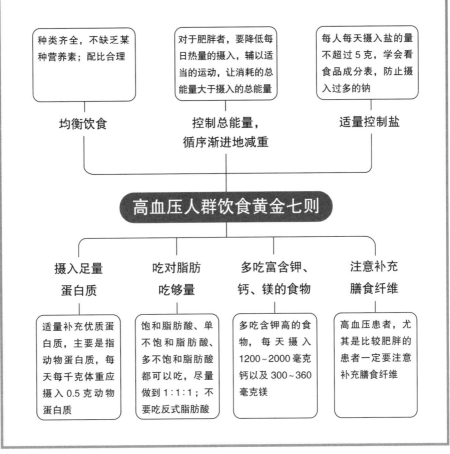

种类齐全，不缺乏某种营养素；配比合理

均衡饮食

对于肥胖者，要降低每日热量的摄入，辅以适当的运动，让消耗的总能量大于摄入的总能量

控制总能量，循序渐进地减重

每人每天摄入盐的量不超过 5 克，学会看食品成分表，防止摄入过多的钠

适量控制盐

高血压人群饮食黄金七则

摄入足量蛋白质

适量补充优质蛋白质，主要是指动物蛋白质，每天每千克体重应摄入 0.5 克动物蛋白质

吃对脂肪吃够量

饱和脂肪酸、单不饱和脂肪酸、多不饱和脂肪酸都可以吃，尽量做到 1:1:1；不要吃反式脂肪酸

多吃富含钾、钙、镁的食物

多吃含钾高的食物，每天摄入 1200～2000 毫克钙以及 300～360 毫克镁

注意补充膳食纤维

高血压患者，尤其是比较肥胖的患者一定要注意补充膳食纤维

快速看懂高血压

常见误区解答

✗ 吃某种食物能够降血压　　某些所谓的"神效"食物，不是降压"特效药"。饮食调理一定要记得均衡、适量两个原则。

✗ 吃盐越少越好　　高血压患者不是吃盐越少越好，盐的摄入量要根据自己的出汗程度有所调整，过度限盐反而可能造成低钠血症。

✗ 喝酒降血压　　持续饮酒能够导致高血压，所以高血压患者一定要严格控制酒精的摄入，每日酒精摄入量男性不应超过 25 克，女性不应超过 15 克。

✗ 高血压患者不能吃动物油　　对高血压患者来说，完全素食，不吃动物油是不可取的。要适量摄入蛋白质和动物性脂肪，不要吃油炸、油煎、腌制的肉类食品。

✗ 吃鸡蛋升血压　　吃鸡蛋不会引起血压升高，反而对高血压有好处，所以，高血压患者可以适量吃鸡蛋，包括蛋黄。

PART 03

吃对了，降血脂哪有那么难

饮食改变让他的颈动脉斑块化基本消失

当看到一张化验单上血脂四项后面向上向下的箭头时，你会怎么想呢？还能吃肉，吃鸡蛋，吃内脏吗？

可能想：自己搞不明白，去问医生就是了。

关于高脂血症患者该怎么吃这个问题，绝大多数医生的回答是"低脂、低盐、低糖，多运动"，再加上一句"少吃含胆固醇高的食物，鸡蛋、内脏要少吃"。发现了吧，其实他和你知道的差不多。为什么会这样？因为我们的医学教育中没有关于疾病营养学的内容。

讲一个故事。

有个男患者，59岁，在一次单位组织的体检中，发现自己的颈动脉有粥样硬化斑块，并且狭窄程度为30%，于是来我的神经内科门诊看病。他身材适中，不胖不瘦，每天运动一小时，不吸烟、不饮酒，按时睡觉，从不熬夜，所有大家认为的恶习在他身上一点都没有。在饮食上，他也是非常克制，一直坚持低脂、低糖、低盐。他的化验结果除了血脂以外，其他几项都正常——血脂四项显示总胆固醇和低密度脂蛋白胆固醇增高。

他不明白，自己在生活方式上如此注意，为什么还没有到 60 岁就动脉粥样硬化了。

这个患者的生活方式表面看上去没有什么问题。对于大多数人来讲，生活方式的内容其实就是五项：是否吸烟饮酒，是否按时睡觉，是否适量运动，心态好不好，是否做到合理膳食。

这位患者前四项都做得很好，只有一项没做到位，那就是饮食。

我给他做了营养调查，结果是这样的：每天喝粗粮粥一次，其余两次主食也是以粗粮为主，一天吃 50 克肉，一周吃 3 个鸡蛋，不吃内脏，不吃油炸食物，蔬菜一天能吃 500 克，水果每天 200 克。

导致他出现动脉粥样硬化症状的因素，显然是蛋白质、脂肪和胆固醇摄入量不足。一方面摄入油脂太少，内脏和坚果摄入都不足；另一方面，他的运动量很大，造成了出入不平衡，摄入的营养素低于身体的需求。

我告诉他，以后要注意均衡饮食，各种食物都要吃一点，要做到出入平衡，量出为入。这个患者是个做事非常认真的人，他说："夏主任，我记不住，您写下来好吗？"我给他写了一个平衡饮食的基本要求，要求他每天吃 1~2 个鸡蛋、300 毫升牛奶、150 克肉类、30 克坚果，每周吃 200 克肝脏。他平时做得对的地方我也会指出来，让他保持不变。

他后来告诉我，拿着我开的饮食处方一出诊室，心里就犯了嘀咕："都说要少吃鸡蛋少吃内脏，我都血脂高了，而且超声显示有动脉粥样硬化，夏医生还让我多吃这些含胆固醇高的食物，这行吗？"他想来想去，决定再找个医生问问，于是又挂了一个专家号。

这位老专家看看他的化验单和颈动脉超声结果，说："高脂血症和动脉粥样硬化诊断没有问题，吃点他汀药吧，把血脂降一降。少吃胆固醇的食物，鸡蛋、内脏都要少吃。"这位患者一听，这和自己想的差不多，于是，他回家后更加努力地坚持低脂、低盐、低糖饮食，并且增加运动量。半年后，他复查了颈动脉超声，发现动脉粥样硬化斑块范围增大了，狭窄程度由原来的 30% 变成了 50%。这可不得了，他立即挂了我的号，问我怎么办。

我看他面色不对，有些贫血，问他："你这段时间的饮食，是按照我说的做的吗？"

他愣了一下，赶紧把看病的病历小本拿过去，翻到半年前的那一页，上面贴着我写的那张小条，他难为情地说："不好意思，我没有这样做。"

然后他把半年前从我们门诊去找另外一位医生的事情讲了出来。

讲完了，他说："有个问题我不明白，为什么您的饮食建议与别的医生不一样？"

这样的问话在我的门诊经常出现，我一点都不奇怪。我说："因为我们大多数医生没有学过营养学，我是后来自学的。"

在这之后的五年，这位患者一直在我这里看病，他用我给的饮食处方指导日常饮食，现在复查的结果是，颈动脉超声结果显示动脉斑块基本消失。

我的治疗思路很简单，就是按照我们第一章讲到的，严格按照营养诊疗的流程去做：全面采集信息，营养诊断，营养建议，追踪随访。

有一次，我在一个医院给医务人员讲课，讲到一个高脂血症的案例。我先让大家开动脑筋分析，有两个医生和一个护士发言，三个人都说不清楚，最后都说："这个人是脂代谢紊乱，可能是基因问题。"我说："现在那么多高脂血症的人，都是基因问题吗？近年来'脂代谢紊乱'这个词像个纸篓，搞不明白的都往里扔。患者搞不明白，指望我们医务人员搞明白，结果大家还是一团乱麻。要想说清楚脂代谢，先要搞明白脂类的分类、各自的功能、吸收利用途径，还要搞明白与糖代谢的关系、食物与化验之间的关系、机体的需求与营养供应之间的平衡，等等。"

所以，在高脂血症患者的饮食调查中，我调查的内容很细，而且会特别注意他的碳水化合物的摄入量、胆固醇的摄入量、运动消耗量等，把这些因素综合起来分析。

血脂、体脂和食物脂肪，一一分清楚

我在神经内科工作 20 多年，每天都会面对大量三高人群和脑卒中患者，以前我和很多医生一样，认为"高血压、高血糖、高血脂、冠心病、脑卒中是大鱼大肉吃多了的结果"。因此，我总是提醒患者要"低脂、低糖、多运动"，但是，一次支边行动，大大改变了我的认知。

2009 年春节刚过，我和另外两名医生接到支边任务，要到内蒙古边界的一个小城市，和当地医务人员共同工作一个月。

内蒙古人非常好客，我们常常被拉去做客吃饭。

他们的餐桌上满是牛肉、羊肉、奶制品，还有很多油炸食物，只有一点凉拌蔬菜，没有米饭，没有米粥。早餐是奶茶、奶皮子、鸡蛋，午餐是手把羊肉和酸奶，晚餐是涮羊肉、红烧鸡块等等。当然，还少不了酒——热情好客的主人会一边高举酒杯，一边大声歌唱。

在内蒙古的一个月，我觉得每次吃饭都是一种享受，可是心里也会嘀咕："这些高脂肪、高热量的东西吃下去，会不会让人血脂升高、身体肥胖呢？"

但我仔细观察当地的医生、护士后，发现他们绝大多数都很瘦。我问他们体检结果如何，他们告诉我没问题！

我觉得奇怪，吃了那么多高脂肪和高热量的食物，身体怎么会没有问题呢？于是在病房查房的时候，我特别关注患者的血脂四项数值，令我吃惊的是，90%以上的患者这四项数值都正常，这和我在北京看到的情况不一样。

这真是令我困惑不已。

一个月后，带着对内蒙古风土人情的眷恋，也带着重重疑虑，我回到北京安贞医院神经内科门诊——看到很多大腹便便的人，手上的化验单也常常清清楚楚地显示他们有"高脂血症"。

强烈的对比，让我更为好奇：食物与血脂到底是什么关系？

通过对高血脂患者饮食的大量调查研究，我发现高脂血症患者不是大鱼大肉吃多了，而是吃少了。很多患者不吃鸡蛋，也不吃肉，更不吃油炸食品，而且还有一种颠覆我们常态认知的现象：胖人血脂不一定高，瘦人血脂也可能很高。

那这竟然是怎么回事呢？

为了搞清楚这个问题，我翻阅了大量文献，终于把血脂、体脂、食物中的脂类之间的关系搞明白了。现在我把自己梳理出来的内容一点一点解释给大家听，这些内容有点难，大家要有耐心，可以反复多看几遍。

人体中的脂类有两种存在形式：固定形式和游动形式。

体脂包括皮下脂肪和内脏脂肪，属于固定形式。而我们常说的血脂是在血液中呈现为移动状态的脂类，主要包括胆固醇（TC）、胆固醇酯、甘油三酯（TG）、磷脂和游离脂肪酸等。

血脂是血液中的"小船"

由于脂类属于油性化合物，难溶于水，如果单独在血液中移动，很快就会贴在血管壁上。为了解决这个难题，人体设计了一个特殊的方式，用载脂蛋白把脂类物质包裹在里面，这样它就可以在血液中流动了。

若把血管比喻成一条大河，血液就是河里的水，血脂就是装载着货物的小船。这些小船大小不同、颜色不同、型号不同，每天忙忙碌碌，从这个码头出发驶向另外一个码头，把货物放下，立即返回。

包裹在脂类外面的一层蛋白质我们称为载脂蛋白，载脂蛋白＋磷脂＋胆固醇＋甘油三酯叫作脂蛋白，比如，高密度脂蛋白（HDL）、低密度脂蛋白（LDL）都是这样的复合体。低密度脂蛋白从肝脏出发，驶向周围组织；而高密度脂蛋白从周围组织驶向肝脏。

检测血脂通常是在清晨空腹抽血，最常见的血脂检测包括四项内容：甘油三酯、总胆固醇、高密度脂蛋白胆固醇（HDL-C）、低密度脂蛋白胆固醇（LDL-C）。每一项都有自己的参考值。

其中，高密度脂蛋白胆固醇指的是高密度脂蛋白中的胆固醇，低密度脂蛋白胆固醇指的是低密度脂蛋白中的胆固醇。

总胆固醇是这两种胆固醇以及游离胆固醇相加的结果。

脂蛋白是装满货物的小船，脂肪、磷脂和胆固醇都是船上的货物。空腹抽血化验查出来的是甘油三酯、高密度脂蛋白胆固醇和低密度脂蛋白胆固醇，实际上是在检验高密度脂蛋白和低密度脂蛋白这两种船上的货物数量。近几十年研究发现，在血液中移动的脂蛋白上的某种成分过高或者过低，与人体某些疾病有关，特别是冠心病、脑卒中、动脉粥样硬化，因此，血脂检测就成了医务人员非常重视的一项化验项目。

血脂四项检查结果中不同指向的箭头背后学问很大，有些血脂数值的后面还增加了附注，说明是什么情况，正常值应该在什么范围之内。

有些人看到化验单上血脂四项的数值后有向上的箭头，就以为自己有高脂血症，其实不一定。

有一天，一个女患者神色慌张地拿着化验单来找我，她指着高密度脂蛋白胆固醇那行字对我说："夏医生，您看我血脂高，怎么办？"我一看，笑了："这是好事，高密度脂蛋白胆固醇低是高脂血症的一种，您的这项检查结果高，说明您的血脂很正常。"

临床上把高脂血症分为四类（表13）：高胆固醇血症、高甘油三酯血症、混合型高脂血症、低高密度脂蛋白血症。

表13 血脂异常的临床分类

高脂血症分类	总胆固醇（TC）	甘油三酯（TG）	高密度脂蛋白胆固醇（HDL-C）	相当于世界卫生组织（WHO）表型
高胆固醇血症	增高	—	—	IIa
高 TG 血症	—	增高	—	IV、V
混合型高脂血症	增高	增高	—	IIb、III、IV、V
低 HDL-C 血症	—	—	降低	—

（资料来源：《中国成人血脂异常防治指南（2016年修订版）》）

根据病因，高脂血症可分为以下两类。

原发性高脂血症：病因不是很清晰，与遗传及环境因素有关，特别是与后天的生活方式关系密切。这是最常见的类型。

继发性高脂血症：此类病症的发生与控制不良的糖尿病、甲状腺功能减退症、肾病综合征、肾透析、肾移植、胆道阻塞、口服避孕药等有关。

对于原发性高脂血症患者的致病原因，细致的调查特别重要。要特别关注患者饮食中碳水化合物、脂肪摄入的总量和种类，胆固醇的每日摄入量，蔬菜和水果的摄入量，还要知道患者每天的运动量、疾病史以及是否吸烟饮酒，这样才有可能判断出该患者高脂血症的原因、危险程度，也才有可能给出最合适的处理方法。

所以，给高脂血症患者提供营养建议的时候，一定要先搞清楚血脂四项指的是什么，千万不要一开口就说"少吃鸡蛋，少吃内脏"。

甘油三酯、胆固醇、磷脂是船上的"货物"

脂蛋白是复合体，包括船和船上的货物，其中船是载脂蛋白，船上的货物是甘油三酯、胆固醇、磷脂。载脂蛋白像小船一样把脂类物质运送到各个码头（细胞）。

脂蛋白为了能在血液中流动，表面一定要具有亲水性，因此，脂蛋白最外层是蛋白质，中间层是磷脂和胆固醇，被包在颗粒最里面的是甘油三酯。

常见的血浆脂蛋白有六种，它们具有类似的结构，呈球状，按照体积从大到小排列分别是：乳糜微粒（CM）、极低密度脂蛋白（VLDL）、中间密度脂蛋白（IDL）、低密度脂蛋白、高密度脂蛋白、脂蛋白A。

表 14 四种常见脂蛋白对比

特性	乳糜微粒 （CM）	极低密度脂蛋白 （VLDL）	低密度脂蛋白 （LDL）	高密度脂蛋白 （HDL）
颗粒大小 /nm	80~500	25~80	20~25	8~10
特点	密度低、比重轻，可使血浆混浊	密度低、比重轻，可使血浆混浊	比重增加，不使血浆混浊	密度大，比重大，不使血浆混浊
主要成分	甘油三酯、胆固醇、磷脂、蛋白质（载脂蛋白为 ApoA、B、C）	甘油三酯、胆固醇、磷脂、蛋白质（载脂蛋白为 ApoB、C）	甘油三酯、胆固醇、磷脂、蛋白质（载脂蛋白主要为 ApoB）	甘油三酯、胆固醇、磷脂、蛋白质（载脂蛋白主要为 ApoA）
来源	食物中的甘油三酯、胆固醇、磷脂	肝脏合成	VLDL 的降解产物	主要由肝脏合成，其次是小肠
功能	将食物中的脂类从小肠转运至肝脏和肝脏外组织器官	运输内源性甘油三酯至肝外组织	转运肝合成的胆固醇至肝外组织	将胆固醇从肝外组织转运至肝脏代谢

从表 14 中可以看出，低密度脂蛋白主要与载脂蛋白 B 有关，高密度脂蛋白与载脂蛋白 A 有关。很多医院的化验单中有载脂蛋白这个项目，如果你在化验单上看到了载脂蛋白 B，就与低密度脂蛋白联想；如果是载脂蛋白 A，就与高密度脂蛋白联想。

现在我来详细说说船上的货物。

船上的货物是脂类物质，包括甘油三酯、磷脂、胆固醇。我把小船上的货物的种类和含量以列表的形式呈现出来，同时把小船（载脂蛋白，即表中的蛋白质）的含量也展示出来。

表 15　血浆脂蛋白的化学组成

单位：%

血浆脂蛋白分类	甘油三酯	胆固醇	磷脂	蛋白质
乳糜微粒	80~85	3~8	3~6	1~2
极低密度脂蛋白	50~70	13~18	15~20	10
低密度脂蛋白	8~10	40~50	22	25
高密度脂蛋白	3	15~25	25~32	50

表 15 对理解血脂代谢非常重要，为了让大家弄明白，我来做个总结。

乳糜微粒：代表着摄入的脂类，其中甘油三酯、胆固醇、蛋白质来自食物，磷脂是在小肠壁合成的。甘油三酯比例比较高，这是真正食物中的脂肪。如果正常人在吃完饭后立即抽血化验，可以查到明显的乳糜血，这里面包含的甘油三酯代表刚刚吃进去的脂肪，比如，肉类中的油、炒菜时的油、坚果或奶制品中的油等等。乳糜微粒的胆固醇代表你吃进去的胆固醇。

极低密度脂蛋白：是由肝脏合成，运输肝脏合成的内源性甘油三酯、胆固醇和磷脂，其中甘油三酯的比例很大。来到血液中之后，极低密度脂蛋白中的甘油三酯很快被细胞接受利用，极低密度脂蛋白的体积开始变小，成了低密度脂蛋白。

低密度脂蛋白：由极低密度脂蛋白转化而来，船还是载脂蛋白 B，货物中的甘油三酯减少，胆固醇比例相对增高。

高密度脂蛋白：合成有两个来源，主要由肝脏合成，其次是小肠合成，因此，与进食和肝脏合成能力均有关系。其中胆固醇占 15%~20%，磷脂占 25%~32%，蛋白质占 50%。这里面蛋白质占了一半，这点特别重要。

吃进去的脂类去哪儿了？

脂类包括甘油三酯、胆固醇、磷脂，鸡蛋、肉、内脏等动物性食品富含这些脂类物质，那么，当我们吃了鸡蛋、肉之后，这些营养素是如何进入消化系统，如何被吸收，被运输，最后被细胞利用的呢？

首先，鸡蛋或者红烧肉中的脂类会经过口腔、食道，进到胃里。

胃是个储存器官，没有脂肪酶，这些脂类无法被分解，但是鸡蛋和红烧肉里的蛋白质被胃蛋白酶分解了，加上胃酸和胃蠕动的作用，食物在胃里成了食糜。然后，脂类通过幽门来到十二指肠，在这里终于遇到了克星，就是胆囊收缩挤出来的胆汁和胰腺分泌的胰脂肪酶。

胆汁起乳化作用，把大的脂类分子团分离成小的脂肪颗粒，然后脂肪酶会把这些脂肪颗粒分解成甘油二酸酯、甘油一酸酯、脂肪酸、胆固醇。

这些分子状态的物质被吸收入肠壁，在肠壁上与载脂蛋白重新组合形成的脂蛋白，叫作乳糜微粒。

随后，乳糜微粒进入肠壁下面的淋巴管，流入胸导管，之后从左侧颈静脉和锁骨下静脉的交汇处进入血液。

每天经胸导管流入静脉系统的乳糜流量及性状随饮食而变，通常每小时60~100毫升，日总量1.5~2.5升。走这条通路的甘油三酯是长链脂肪酸，低于12个碳原子的短链和中链脂肪酸直接被小肠黏膜内壁吸收，走门静脉。不过，一般情况下，食物中的脂肪绝大多数都是长链脂肪酸。

在上面描述的内容中有两个关键点：

第一，食物中的脂类首先要被胆汁和胰脂肪酶分解，然后在肠壁再合成，成为乳糜微粒；

第二，乳糜微粒进入的途径不是门静脉，而是淋巴管，原因是食物中的脂肪酸是长链脂肪酸。

血液中流动的脂蛋白除了前面提到的高密度脂蛋白、低密度脂蛋白，还有乳糜微粒、极低密度脂蛋白、中间密度脂蛋白。但是我们检验血脂的时候，大多是早晨空腹抽血，化验出来的结果中后三种脂蛋白基本上显示不出数值。因为它们的存在时间很短，所以空腹12小时之后就测不出来了。

不过，即便是测不出来也要介绍一下，因为它们和高密度脂蛋白、低密度脂蛋白有"亲戚"关系。

乳糜微粒里面有食物中的脂肪，可以给各个细胞供应脂肪酸；有食物中的胆固醇，可以为人体提供外源性胆固醇；还有食物中的磷脂，可以帮助我们的细胞变得更健康。

一顿饭过后，形成的乳糜微粒在血液中移动三四个小时，到它们应该去的"码头"。所以第二天清晨，人体经过 12 小时的空腹之后，抽血检测血脂的时候，是查不到乳糜微粒的。

也有个别情况比较例外，比如，某些人吃夜宵太晚，或者一些天连续吃肉吃鱼太多，吃进去的油脂还没有被彻底消耗，空腹抽出来的血中会有乳糜微粒。正常人验血，管子下面是红色的，上面应该是清亮的淡黄色血浆，而这种乳糜血人的验血管子上面会有一层白色油脂。不要紧张，这种血液是不会被拿去做化验的。护士会说："您有乳糜血，先清淡饮食几天，然后再来空腹抽血检查。"所以，平时空腹抽血检查出来的化验单上没有乳糜微粒这一项。

极低密度脂蛋白由肝脏合成，小船是载脂蛋白 B，货物是甘油三酯、胆固醇、磷脂，这些货物都是由肝脏合成的，不是吃进去的成分。当极低密度脂蛋白进入到血液中之后，里面的甘油三酯很快被细胞接受利用，极低密度脂蛋白的体积变小，成为低密度脂蛋白。

中间密度脂蛋白主要是极低密度脂蛋白异化的中间代谢产物，也可直接由肝脏分泌。它在血液中保持的时间很短，而且量非常微小，所以平时化验里没有它的身影。

由于极低密度脂蛋白和中间密度脂蛋白在血液中停留的时间很短，而低密度脂蛋白和高密度脂蛋白比较稳定，所以，这两种脂蛋白随时可以被查到。

看到这些介绍，我们应该对血脂和食物中脂肪的关系有个比较清晰的认识了。

体脂和血脂是两回事

接下来，我们回答一下开篇提出的问题：为什么胖人血脂可能正常？瘦人也有可能血脂异常？

大多数人都认为，胖人一定血脂高，而瘦人血脂就会正常。抱有这种想法的人很多，其实是因为不清楚我们前面讲到的概念：皮下脂肪是固定脂类，血脂是血液中流动的脂类，这是两码事。

十多年前我还没有学习临床营养学的时候，也是这样认为的。

当时，我的一位好朋友来我们医院做体检。她非常胖，有 100 千克，我想她的血脂一定很高，可是当我看到她的化验单时大跌眼镜：她的甘油三酯正常，高密度脂蛋白胆固醇和低密度脂蛋白胆固醇都正常。她从来没有吃过降脂药。

因为我当时对血脂知识的理解还不深入，心想这结果会不会是抽血化验的误差造成的？于是拉着这位胖朋友再次去抽血化验，结果与上次差不多。

我当时特别困惑，她整天无肉不欢，餐餐大肉、内脏、鸡蛋一样都不少，怎么会血脂正常？

后来她要减肥，肉、鸡蛋、内脏的摄入量都明显减少，由于吃的油脂量减少，很容易饿，她就去吃面包、饼干等食物，结果，化验中的血脂四项有了翻天覆地的变化，甘油三酯到了 4.5 毫摩尔／升，低密度脂蛋白胆固醇大于正常值，就连血糖也升高了。

为了搞清楚血脂、食物中的脂类、胆固醇的平衡关系，还有冠心病、脑卒中与血脂的关系，这些年我不断深入地学习和复习临床营养学、生理学、生化学、组织细胞学等知识，终于明白了其中的关联性。

我们在化验单里看到的甘油三酯是高密度脂蛋白里面的甘油三酯和低密度脂蛋白里面的甘油三酯的总和。

有人可能会想：会不会吃进去的油也在这里？不会的，因为油不溶于水，不可能在血液中单独流动，除非以脂蛋白的形式出现。乳糜微粒里的甘油三酯的确是你吃进去的，前面说过，空腹 12 小时之后，吃进去的油脂（也就是乳糜微粒里的甘油三酯）已经被细胞吸收利用，所以，空腹抽血化验报告中的甘油三酯是夜里肝脏合成的，与你吃的油脂没有任何关系。

看到这里，你的脑海中要有三个脂肪的概念：食物中的脂肪、肚子上的脂肪、血液中的脂肪。肚子上的脂肪代表储存的固定脂肪，血脂代表血液中移动的脂类，吃进去的脂肪代表食物中的脂肪。很多人都认为吃进去的脂肪多，血液中移动的脂肪就会多，肚子上的脂肪自然也多。实际上，这个想法是错误的。

我是一名神经内科医生，过去和很多医生一样，认为"高血压、高血糖、高血脂、肥胖是大鱼大肉吃多了的结果"，因此，我总是向患者宣教"低脂、低盐、低糖，多运动"。当我把血脂搞明白之后，才发现脂类代谢非常复杂。如果你血脂高，千万不要用"少吃油、少吃鸡蛋、少吃内脏"作为你饮食的宗旨，事情没有那么简单。

前面我讲了食物中的脂类物质是由肠道淋巴管吸收，经过胸导管，到达颈部，注入静脉里。然后，这些食物中的脂类物质以乳糜微粒为载体，随着血液流遍全身，给身体每个细胞送去食物中的脂肪酸、甘油、胆固醇、磷脂，身体细胞也会开心地全部接纳。空腹抽血检查血脂四项的时候，没有乳糜微粒这一项，也就是说，空腹查到的血液中流动的脂类物质，并不是食物中的脂类。

那么肚子上的脂肪是从哪里来的？难道不是吃进去的脂肪吗？

肚子上的脂肪主要是碳水化合物摄入过多造成的。当然，有的人是喝酒过多造成的。人体把这些过多的能量转化成白色脂肪，储存起来，等到你很饿的时候，这些脂肪就会转化成身体所需的能量。但是，你到点就吃饭，还吃很多主食或者经常喝酒，总是不饿，肚子上的脂肪就会越堆越多。

吃进去的淀粉在消化道里被分解成葡萄糖，葡萄糖经过门静脉来到了肝脏，一部分葡萄糖进入血液成为血糖；一部分成为肝糖原；还有一部分成为脂肪，留在肝脏里。所以，爱吃米、面的人很容易出现脂肪肝。肝脏不能一直把脂肪留在自己脏器之内，肝脏通过合成极低密度脂蛋白，把多余的能量送出体外。由肝脏合成的极低密度脂蛋白中含有大量甘油三酯，它不断地把甘油三酯送到脂肪细胞，之后剩下的比较稳定的成分就是低密度脂蛋白。

血脂中的甘油三酯代表什么？

甘油三酯是肝脏合成的、脂蛋白小船上的货物之一，是移动的能量。它不是吃进去的脂肪，是肝脏把多余的碳水化合物及酒精的能量转化为脂肪，然后转移出去，成为储存的固定脂肪。

而血脂化验中的其他三项（总胆固醇、高密度脂蛋白胆固醇、低密度脂蛋白胆固醇）说的都是胆固醇的事。胆固醇不是能量，它是细胞的结构成分，也是类固醇激素的合成原料。

千万不要把甘油三酯和胆固醇搞混。

胆固醇系统运行法则：两个和尚挑水吃

这些年胆固醇承担的骂名可不少，它和冠心病一直捆绑在一起。就连鸡蛋这种营养学上的"明星"食物，也因为胆固醇的问题被很多人冷落。但是在 2015 年，美国的膳食指南去除了每天摄入胆固醇不超过 300 毫克的限制。听到这个消息，很多人的内心是崩溃的，因为根深蒂固的健康观念顷刻间被颠覆了。

即便是美国膳食指南已经为胆固醇平反，可大家还是心有余悸。几年后的今天，许多人吃鸡蛋和内脏时还是会嘀咕："多吃这些含胆固醇的食物，血脂不会增高吗？"

没有胆固醇就没有生命

实际上，胆固醇对于正常的人体生理结构和功能都是必不可少的，毫不夸张地说，没有胆固醇就没有生命。

人体内胆固醇的总量为 100~200 克，它是我们身体中的一部分。每天组织细胞新陈代谢需要很多胆固醇，一般来讲，一个健康人一天需要 1300~1500 毫克，如果运动量大，生长发育快，1500 毫克还不够。所以大家可以看到，那些坚持健身的人每天要吃好几个鸡蛋（全蛋），目的是满足身体对胆固醇的需求。

胆固醇有非常重要的生理功能。

首先，大脑里面有大约 30% 的成分是胆固醇，如果不吃含胆固醇的食物，大脑会萎缩，记忆力会衰退，甚至智力也会减退。

其次，胆固醇是人体生物膜的主要成分，如果把人体生物膜统一在一起称重量的话，胆固醇占生物膜重量的 20%~30%。

再次，胆固醇是很多类固醇激素的合成原料，比如，肾上腺皮质激素、性激素（雄激素、雌激素和孕激素）。肾上腺皮质激素是抗压激素。性激素与人的繁衍生息有关。这两类激素可以帮助人们工作、学习和奋斗，还能帮助人们传宗接代。

最后，胆固醇还是维生素 D 的前体，可以在人体内转化为维生素 D。维生素 D 可以促进钙的吸收和在骨骼上的沉积。

胆固醇合成：白天靠吃，夜晚靠肝

胆固醇如此重要，因此人体为了每天能不断地获得胆固醇，搞出了两个供应系统：一是外源性胆固醇，就是从食物中获取的；二是内源性胆固醇，是由肝脏合成的。两者相互配合，白天主要靠吃，而晚上在睡眠中肝脏努力制造内源性胆固醇。一个人一天一般需要 1300~1500 毫克胆固醇，吃进来的胆固醇一天有300~500 毫克，剩下的都是靠肝脏合成的，要合成 1000 毫克左右，而且主要在晚上合成。

通过饮食摄入的胆固醇主要来自动物性食物，包括鸡蛋、内脏、脑和肉类。一个中等大小的鸡蛋中胆固醇的含量大约有 250 毫克，100 克畜禽类瘦肉中胆固醇的含量约为 70 毫克。

大家之所以认为血脂化验中的胆固醇增高是吃出来的，是受到"盐吃多了血压高，糖吃多了血糖高"这种思路的影响。因为大家不知道人体获得胆固醇有两个来源，吃进去的是外源性胆固醇，肝脏合成的是内源性胆固醇，吃进去的胆固醇比肝脏合成的胆固醇少得多。大家更不知道的是：空腹抽血时，只能查到肝脏合成的那部分内源性胆固醇，查不到从食物中获取的外源性胆固醇。

胆固醇没有好坏之分

内源性胆固醇由肝脏合成，外源性胆固醇来自食物。不管是吃进去的还是肝脏制造的胆固醇，化学分子式和功能都是一样的。

检测血脂时，如果刚刚吃完饭去抽血，血液中流动的脂蛋白中会有大量的乳糜微粒，这其中就包含了从食物中摄入的胆固醇；如果空腹抽血，一般情况下只能测到由肝脏合成的那部分胆固醇。

肝脏是人体的化工厂。人的生活规律是白天吃饭，晚上睡觉，但肝脏在你入睡后仍然非常忙碌。白天，肝脏分解、代谢从肠道吸收的一些有用或有害的物质；晚上人不再进食的时候，肝脏转换成合成模式，继续"上夜班"，合成各种人体必需的物质。经过一夜的辛勤工作，肝脏把储存在肝脏里面的能量转化为甘油三酯、磷脂和胆固醇，以极低密度脂蛋白和低密度脂蛋白的形式移出肝脏，送到周围组织细胞中。

胆固醇要想进入细胞中，需要借助脂蛋白受体。

什么是脂蛋白受体？

简单地说，脂蛋白受体是位于细胞膜上、能与脂蛋白结合的蛋白质。低密度脂蛋白和高密度脂蛋白的受体不同，也就是说，当低密度脂蛋白和高密度脂蛋白这些小船在血液中流动时，不是在哪个码头都能停靠卸货的，要先和码头（细胞膜上的受体）进行身份识别，就像现在的指纹识别、人脸识别，对上密码之后，小船上的货物才能卸载到码头上。

低密度脂蛋白小船是从肝脏出发，载脂蛋白 B 带着船上的货物（肝脏合成的甘油三酯、胆固醇、磷脂）在血液中流动，遇到了血管内皮细胞、动脉壁平滑肌细胞、肾上腺皮质细胞、免疫细胞的细胞膜上低密度脂蛋白特异受体，相互识别认可后，把货物卸载下来供细胞使用，然后低密度脂蛋白解体。

高密度脂蛋白的载体是载脂蛋白 A，它们的受体在肝脏。高密度脂蛋白小船从周围组织出发，在血液里游荡到肝脏，肝脏上的高密度脂蛋白受体与载脂蛋白 A 对接上，高密度脂蛋白就能把血液中获得的胆固醇卸载在肝脏里了。

由于脂蛋白中的载脂蛋白不同，以及载脂蛋白受体的位置不同，因此脂蛋白的走向就会不同。载脂蛋白 B 把低密度脂蛋白从肝脏带到周围组织，载脂蛋白 A 把高密度脂蛋白从周围组织带回到肝脏。

高密度脂蛋白和低密度脂蛋白每天进进出出，完成磷脂、胆固醇和甘油三酯的运送任务，它们没有好坏之分。有的人吃降脂药，恨不得把低密度脂蛋白中的胆固醇降到 0，这种做法绝对是错误的。

大家可以看到，低密度脂蛋白中的胆固醇、高密度脂蛋白中的胆固醇和食物中的胆固醇分子式都一样，并且功能都是到细胞中发挥胆固醇本身的作用。由于细胞膜上的受体不同，脂蛋白上的载脂蛋白不同，使得它们行走的方向不同，进入细胞的种类区别很大。

脂蛋白之间有非常复杂、巧妙的信息传递，这样在完成人体代谢过程中，才能相互配合、相互制约。吃进去的鸡蛋黄多了，也就是摄入的外源性胆固醇多了，对于肝细胞来讲是件好事儿，这是非常节能的方法。

那么食物中的胆固醇是怎样影响肝脏合成内源性胆固醇的呢？

肝脏合成内源性胆固醇需要 30 步酶促反应，其中有一个特别关键的限速酶，叫作 HMG CoA 还原酶，它的活性高，则肝脏合成胆固醇就多；反之，则减少。

当食物中的胆固醇通过乳糜微粒进入血液后，肝脏上的载脂蛋白 C 受体接收到了外源性胆固醇摄入的信号，此信号对肝脏合成酶有明显的负反馈作用，也就是说，从食物中摄入的胆固醇对 HMG CoA 还原酶有明显的抑制作用，从食物中摄入的胆固醇越多，这个酶活性就越低，肝脏合成的胆固醇就越少。

常用于降血脂的他汀药就是通过药物结合这个关键酶，抑制了肝脏合成内源性胆固醇。

肝脏到底要合成多少低密度脂蛋白呢？

第一，看一天需要的总量。正常人一天需要 1300~1500 毫克，但对于正在生长发育的孩子、疾病康复期的患者、孕妇、产妇和一些运动量很大的人，这个数量肯定不够，他们需要比正常人摄入更多的胆固醇。这也是产妇、运动员会吃很多鸡蛋的原因。

第二，看白天从食物中摄入胆固醇的量。白天摄入多，晚上肝脏自我合成的就少；白天摄入少，晚上肝脏合成的就多。因此，吃素的人或者不敢吃胆固醇的人低密度脂蛋白胆固醇往往很高，而每天吃很多鸡蛋的人，低密度脂蛋白胆固醇反而正常。

总之，要完成一天的总量，外源性和内源性胆固醇要配合，它们之间的关系就是"两个和尚挑水吃"，肝脏合成的部分是食物摄入部分的余额。

肠道智慧：择优、限量"录取"

有人这时要问了，不是要求每人一天只能吃一个鸡蛋吗？如果吃多了鸡蛋，是不是摄入的胆固醇就太多了？很多人以为，吃一个鸡蛋就吸收一个鸡蛋的全部营养，吃三个鸡蛋就吸收三个鸡蛋的全部营养，其实，大家想错了。

还是那句话，人体是很精密的，除了有"能干"的肝脏外，人体还有一个"聪明"的器官——肠道。

前面我们讲过，食物进入小肠后，小肠负责把对身体有用的营养素吸收进肠黏膜，之后大部分营养物质进入门静脉，到肝脏，只有乳糜微粒进入黏膜下的淋巴管。而那些没有用的残渣则继续往下走，到达大肠，最后通过直肠排出体外。

小肠很智能，它能分辨出哪些是可以吸收的营养素，哪些是身体不要的东西。而且，它还会控制摄入量。比如你摄入 1 克胆固醇，肠道对胆固醇的吸收率是 60%；如果你摄入 3 克胆固醇，肠道对胆固醇的吸收率是 40%；如果你摄入 6 克胆固醇，肠道对胆固醇的吸收率是 30%。也就是说你吃得越多，它吸收得越少，会按比例来吸收。

如果不吃或者很少吃肉类、蛋类食物，身体会有什么反应呢？

首先，肠道黏膜细胞一旦遇到胆固醇就会强力吸收；其次，肝脏合成胆固醇的能力增加，所以大家可以看到很多不敢吃鸡蛋不敢吃内脏的人血脂指标反而很高。

所以，不要再为一天到底吃一个鸡蛋还是吃三个鸡蛋纠结了，我们的身体会说话，要问问自己能不能吃得下去。能吃下去说明消化能力好，也说明自己身体正需要很多这样的营养素。

降低胆固醇，想 3 步做 3 步

前面介绍了分类、功能、受体、方向等概念，后面教给大家怎么去思考理解血脂化验单发出的信号，怎样去行动。在此之前，我带大家把前面介绍的这些概念复习一下。

问大家几个问题。

第一个问题：低密度脂蛋白与高密度脂蛋白有什么不同？

简单地说：低密度脂蛋白是一种脂蛋白，是装满货物的小船，它从肝脏出发，到周围组织，把肝脏合成的胆固醇、磷脂、甘油三酯送出去。高密度脂蛋白是脂蛋白的另一种，它从周围血液出发到肝脏，里面的货物与低密度脂蛋白一样，只是比例不同。

第二个问题：化验单上显示 LDL-C 和 HDL-C，是什么意思？

LDL-C 代表低密度脂蛋白上的胆固醇，HDL-C 代表高密度脂蛋白上的胆固醇。

第三个问题：总胆固醇和甘油三酯分别表示什么意思？

总胆固醇是低密度脂蛋白上的胆固醇 + 高密度脂蛋白上的胆固醇 + 游离的胆固醇，由于低密度脂蛋白上胆固醇占的比例很大（40%~50%），它对总胆固醇的影响自然要大一些，因此看到了总胆固醇就要多考虑一下低密度脂蛋白胆固醇的影响。

空腹抽血化验到的甘油三酯是肝脏合成的脂肪，在运送到周围组织途中被抽查出来。

读懂低密度脂蛋白胆固醇增高释放的 3 个信号

由于低密度脂蛋白上的胆固醇的比例高，近 40 年来它一直与冠心病、动脉粥样硬化捆绑在一起，骂名不断，被称为"坏胆固醇"。的确，大量科学研究显示，低密度脂蛋白胆固醇每增加一单位（1 毫摩尔 / 升），心血管疾病死亡危险概率就增加 35%，和血管有关的中风概率也会增加 25%。

但是，问题的关键是，看到低密度脂蛋白胆固醇高了，一定要限制摄入的胆固醇吗？

前面我已经介绍过了，空腹抽血测出来的胆固醇，不是吃进去的，它是由肝脏合成的。极低密度脂蛋白进入血液循环后，其甘油三酯被脂蛋白脂酶水解，释放出游离脂肪酸，颗粒逐渐缩小，最后成为低密度脂蛋白。

低密度脂蛋白在血液中游走，携带着肝脏合成的脂肪、磷脂和胆固醇，寻找低密度脂蛋白的受体。低密度脂蛋白的受体遍布于血管内皮细胞、动脉壁平滑肌细胞、肝细胞、肾上腺皮质细胞、淋巴细胞、单核细胞、巨噬细胞。当低密度脂蛋白找到载脂蛋白 B 的受体后，互相识别一下，信号对上，然后顺利登陆，把货物卸下来。甘油三酯成为能量，供细胞应用；磷脂和胆固醇成为细胞的结构成分或者激素的合成原料。

综上，当看到化验单上低密度脂蛋白胆固醇旁边有个向上的箭头时，我们最好采用这样的思路，至少我们要知道三点。

第一，来源于肝脏的胆固醇合成比较多，说明肝脏的功能还不错。

第二，低密度脂蛋白胆固醇的接收点在血管内皮、动脉壁平滑肌、肾上腺、免疫细胞等周围组织，这些组织需要肝脏合成的胆固醇。如果增高，很有可能是这些组织需求增高。

第三，白天吃进去的胆固醇可能不够，肝脏才会加紧工作。

想预估一下吃多少胆固醇合适，首先要估算一下身体需求。临床营养学研究的内容就是如何满足身体的营养需求，以达到预防疾病、治疗疾病、促进康复的目的，所以，你先要搞明白身体在发出什么样的信号是表示身体需要胆固醇。

紧接着，要看身体具体哪方面有需求。比如，运动量大，或者用脑太多，或者身体有炎症，细胞有损伤，需要更多的修复原料，因此对胆固醇需求比一般人多。这种情况下，如果饮食摄入的胆固醇不足，就得向"大管家"肝脏要，肝脏就会多派"小厮"送，因此低密度脂蛋白胆固醇就会高。

有时低密度脂蛋白胆固醇也反映不出来人体需求，原因是肝脏本身有问题，没有能力合成。或者，这个人是能量不足的营养不良，肝脏没有多余的能量去合成胆固醇。

对一个正常人的机体运行来说，低密度脂蛋白把原料送到了，卸了货就走，帮助上皮细胞修复，即使低密度脂蛋白高，也不会造成动脉粥样硬化。

例如，当体内出现炎性反应时，细胞损伤加重，尤其是内皮细胞很容易受伤害。血管损伤在即，人体自然会有自救措施来修复，修复的原料是蛋白质、磷脂、胆固醇，这些修复原料在破损处形成脂质斑块，不让内皮下的胶原纤维暴露，阻止形成内源性凝血。这是个临时补救措施。也就是说，动脉血管的破坏在前，才会需要更多的胆固醇去修复那些破损的地方。

还有一种情况，有可能是体内需要更多的类固醇激素。人体的类固醇激素包括肾上腺皮质激素和性激素。当人的压力较大时，肾上腺分泌肾上腺皮质激素增多；怀孕和哺乳期人体需要更多的雌激素，大家都知道，坐月子的时候，产妇每天要吃4个鸡蛋，坐月子的这段时间营养跟上了，身体恢复得快。

千万不要见到低密度脂蛋白胆固醇或总胆固醇增高，就马上用降脂药，要透过现象看本质，看懂身体的表达方式，是没吃够，还是身体确实有需求。如果一味用药压制身体的反应，其结果只能是适得其反，健康状况会越来越差。

也不要着急决定吃什么，而要回想一下自己的情况，自我反省一下，最近这段时间的饮食搭配中，是否胆固醇摄入量不足？

那如何来计算这个量呢？

第一步，该吃多少管够

前面介绍了一个人一天通过食物应该摄入300~500毫克胆固醇，加上肝脏合成的1000毫克胆固醇，才达到平衡。

这里说的是胆固醇平衡，一是强调胆固醇供应总量要与人体需求相平衡。一般正常人需要胆固醇1300~1500毫克／日，但是运动量大的人、生病的人、孕产妇、孩子，则需要更多。二是内源性与外源性之间的平衡。人体所需总胆固醇量一方面来源于食物，另一方面来源于肝脏，就像两个和尚挑水，工作量是一定的，一个多干点，另一个就少干点。通过抽血化验检查血液中流动的脂类，我们可以知道肝脏合成的那部分的多与少，可以推测出这个人的胆固醇供应量是否能满足人体需求。

对于一个正常人来讲，如何去计算经口摄入的 300~500 毫克胆固醇呢？

一般来讲，一个中等大小的鸡蛋（整蛋）重 50 克左右，里面大约有 250 毫克的胆固醇；100 克瘦肉里面含胆固醇 70 毫克左右（别太较真，鸡鸭牛羊猪的胆固醇含量肯定有差异，不同的部位含量也不同）；100 克内脏里含胆固醇 200 毫克左右。

给自己算一算：每天吃一个鸡蛋、100 克瘦肉、50 克内脏，会含多少胆固醇呢？ 250 毫克、70 毫克、100 毫克，加起来是 420 毫克，正好在 300~500 毫克。

很多人总是怕吃多了吃过量，咱们前面已经讲了，吃多了肠道会降低吸收率，肝脏会降低合成率，所以，不要整天琢磨吃一个鸡蛋好还是两个鸡蛋好，吃两个鸡蛋是不是浪费了的问题。

我没法说出一天吃几个鸡蛋是上限，就交给身体自身调节吧，多吃一些，让肠道和肝脏自己去调节，总比摄入量不足要好。再说，让你一天吃十个八个鸡蛋，能吃下吗？即便今天勉强吃进去了，明天还能行吗？不用较真。

以一位男士为例，42 岁，轻体力劳动者，常用电脑和手机，工作压力比较大，开车上班，很少运动。体检发现他胆固醇高，他该怎样吃含胆固醇的食物呢？

看需求：他没有特殊的运动量，但是压力较大，因此肾上腺皮质激素应该分泌较多，需要更多的胆固醇。

饮食调查：他一周吃 5 个鸡蛋，每天平均吃 100 克瘦肉，不吃内脏。

计算一下：一个鸡蛋平均含 250 毫克胆固醇，一周吃 5 个，两者相乘除 7 天，平均每天从鸡蛋里摄入胆固醇 179 毫克，加上瘦肉 100 克里含 70 毫克左右的胆固醇，总共吃进去 249 毫克胆固醇。

我们一般人每天应该摄入 300~500 毫克胆固醇，看来这位男士摄入的量还不够，要加油。而且他是脑力劳动者，工作压力比较大，更应该增加胆固醇的摄入量。

我给他的方案是：每天吃 2 个鸡蛋；瘦肉食用量不变，还是每天 100 克；每周吃内脏 100 克。这样的结果是平均每天摄入胆固醇 500+70+200/7 ≈ 599 毫克，比正常人稍微多一些。

第二步，用抗氧化环境改变"坏孩子"

医学界发现冠心病、动脉粥样硬化与患者的低密度脂蛋白胆固醇增高关系密切，因此认为低密度脂蛋白是"坏的"，更是把血管堵塞的责任都算在了它头上。

但事实上，低密度脂蛋白本身并不坏，它只是变坏后才做了坏事。

低密度脂蛋白从肝脏出来时，奔向血管内皮细胞、肌肉、皮肤组织，完成每一天的装卸任务。低密度脂蛋白是自家孩子，各个组织细胞也都认识它，大家都熟悉它的模样。但是，一旦低密度脂蛋白这个"漂亮"的孩子被氧化了，变丑了，全家人就都不认识它了，成为让人讨厌的孩子。在血管壁上，脂质斑块被氧化，产生炎性物质，会刺激免疫系统，人体的清道夫巨噬细胞看着被氧化的脂质斑块不顺眼，就会把它吞噬，形成"空泡细胞"。时间长了，血管壁上的空泡细胞越来越多，血管管腔变窄，就造成了血管堵塞。

所以，动脉粥样硬化的罪魁祸首一方面是血管内皮细胞的损伤，低密度脂蛋白加大马力送去血管内皮修复的原料；另一方面是低密度脂蛋白被氧化。

那么，低密度脂蛋白为什么会被氧化呢？

原因主要是体内自由基太多，而抗氧化能力不足。

身体内的自由基一部分来源于身体代谢，另外一部分来源于食物和接触的环境。

其中，外源性自由基主要有以下四个来源。

·加工食品：含有大量添加剂，摄入后在肝脏解毒，解毒过程中出现大量自由基，攻击肝脏，造成肝功能障碍。食物储存时间过长，水源被污染，变质的食物再加工等，都是食物引发自由基增多的原因。

·酒精：酒精进入肝脏被解毒的过程中会产生大量自由基。

·香烟：烟草中含有大量自由基——过氧化氢。另外香烟中的焦油进入肺部，免疫系统启动清理模式，在清理过程中也会产生自由基。

·环境污染：汽车尾气和工业生产废气的增加，紫外线照射，电离辐射，大气污染，放射线等都会造成自由基增加。

与此同时，生命是离不开自由基活动的。我们的身体每时每刻都在运转，每一瞬间都在燃烧着能量，而负责传递能量的搬运工就是自由基。受控的自由基对人体是有益的，它们既可以帮助传递维持生命活力的能量，也可以被用来杀灭细菌和寄生虫，还能参与排出毒素。但当人体中的自由基超过一定的量时，便会失去控制，给我们的生命带来伤害。

哪些因素会导致自由基过量呢？

·生理代谢：新陈代谢紊乱会产生自由基。

·心理因素：压力过大、紧张或兴奋时，去甲肾上腺素、肾上腺素等激素分泌量增加，这些过程中会产生大量自由基。

·运动：运动会产生比平常多的自由基，因为我们的身体在大量利用氧气，会产生大量单电子氧自由基，运动过多也会导致自由基产生过量。

·睡眠：熬夜、失眠会使自由基产生过多。

·生病：例如，长期呼吸道炎症造成身体缺氧，发热、用药物都会促进自由基的产生。

不管是外界因素还是内部因素，体内过量的自由基会产生强大的破坏力，主要表现为加速衰老，引发癌症和心脑血管病、阿尔茨海默病、帕金森病、糖尿病等慢性疾病。

那如果出现自由基过量，怎么办呢？

大自然中既然有氧自由基，肯定会同时存在与之对抗的元素，否则这个世界上的人类如何生存？

抗氧化物质，就是这个对抗元素，我们可以通过饮食摄入与自由基对抗，保护细胞不受伤害。

抗氧化营养素主要有两大类。

第一类，基础营养素：维生素 C、维生素 A 和维生素 E。它们是抗氧化三剑客，必须协同作战。也就是说，多吃了一种，其他两种没有吃，照样达不到抗氧化效果。另外，说到这儿还得提一句，维生素 A 和维生素 E 都是脂溶性的维生素，必须溶解在油脂中才能被人体吸收，如胡萝卜，只有用油炒着吃或者和肉类一起炖着吃才能成为可以吸收的胡萝卜素。

第二类，植物营养素：黄酮类、白藜芦醇、虾青素、多酚类、番茄红素等。这些都是抗氧化物质。

表 16 中罗列了一些具有抗氧化作用物质的食物来源，大家可以参考。

表 16　含有抗氧化物质的食物

抗氧化剂名称	食物来源
胡萝卜素 （可以在体内转化成维生素 A）	橙子等黄色水果、胡萝卜、南瓜、鱼等
维生素 C	水果（尤其是柑橘类及草莓、蓝莓等浆果）、绿叶菜、西蓝花、马铃薯等
维生素 E	干果、鳄梨、植物油、鱼油等
硒	巴西果、金枪鱼、卷心菜等
锌	南瓜、葵花子、鱼、杏仁等
黄酮类	水果、蔬菜、谷物、根茎、树皮、花卉、茶叶和红葡萄酒（到目前，已经确认有 4000 多种不同的类黄酮）
白藜芦醇	红葡萄酒、虎杖、花生、桑葚等植物
虾青素	鱼类、贝类、虾类、藻类、蟹类
多酚类	植物的皮、根、叶、果（含茶多酚、葡萄多酚、苹果多酚等）
番茄红素	番茄、番石榴、木瓜、西瓜、木鳖果、柑橘、葡萄柚、胡萝卜等
其他抗氧化剂	茶叶、黑巧克力、咖啡等

有一位 62 岁的男性患者，很瘦，因为头晕来找我看病。经过问诊发现，他血压高，一直服用降压药；没有糖尿病；每天抽烟 20 支；每天走路 10 000 步；头颅 CT 和 MRI 都正常。但是，颈动脉超声检查显示他的双侧颈内动脉起始部有软斑形成，管腔直径狭窄程度为 50%。

问题是他的血脂化验结果显示正常。

看到他的血脂化验结果，我第一反应是：他是不是吃降脂药了？

他坚决否定，说自己一直血脂正常。他也很不理解，自己平时坚持锻炼，鸡蛋一周也就吃 3 个，从来不吃内脏，为什么还会得动脉粥样硬化？

我们来分析一下，第一，这位男性身上储存的能量太少，每天吃的食物不多，运动却不少，出大于入，肝脏里面没有储存的能量，自然造不出足够的胆固醇；第二，他平时从食物中摄入的胆固醇太少；第三，他体内氧自由基比较多，一方面是他吸烟，另一方面是运动量比较大，所以自由基会更多。

我告诉他："由于自由基的增多，造成了你的动脉粥样硬化。其实食物中有很多抗氧化营养素，要经常补，才能不被自由基侵害，例如，多吃食物中抗氧化剂多的水果、肝脏、坚果等。"

这位患者马上摇头："这几样食物我从来不吃，我们家水果烂了我也不去碰，坚果吃起来很麻烦。肝脏我不敢吃，人家都说吃了以后会让胆固醇增高，我更要躲着走了。"

很显然，这位患者的错误在于太看重胆固醇的数值，而没有关注低密度脂蛋白是不是被氧化了。

前面介绍了，低密度脂蛋白本来不是"坏孩子"，是因为被氧化变成了危害心血管的"坏分子"。所以，对于血脂高的人来说，抗氧化，不让低密度脂蛋白变坏，对于防治动脉粥样硬化是非常重要的。

抽烟会让身体细胞处于缺氧的状态，进而产生很多氧化自由基，同时，烟里面的尼古丁等污染物会增加体内自由基的产生。低密度脂蛋白"变坏"是被氧化的结果，这会造成沉积在动脉内膜下的低密度脂蛋白被巨噬细胞吞噬形成粥样斑块，造成动脉硬化、血管狭窄。

另外，由于身体处于炎症状态，会加重对胆固醇的需求，如果你胆固醇摄入不足，肝脏会制造更多的胆固醇。

我还有个患者，男性，57 岁，在单位里是领导。一次体检中，化验结果显示他的总胆固醇和低密度脂蛋白胆固醇很高，不仅如此，他的冠状动脉已经堵了60%。如果堵到 70%，可能就该放支架了。但他一吃他汀药就出现肌肉疼痛且肝功能异常的现象，于是来临床营养科问问有没有饮食调理的方法。

这位患者的面色较黑，人也比较瘦，身高 175 厘米，体重 60 千克，血压和血糖都不高。经过询问发现，他每天吸烟 30 支，一周饮酒一次，每一次要喝掉半斤白酒。此外，他还经常熬夜加班。饮食上问题很多，挑食，很多食物都是他的禁忌，说鸡蛋腥，不吃；肉类腻，不吃；每天就吃点米饭和青菜。

这个患者体重正常，血压不高，血糖不高，但是总胆固醇和低密度脂蛋白胆固醇很高。他在单位经常加班熬夜，显然需要更多的胆固醇。但是，他摄入的胆固醇很少，因此，肝脏只好努力工作，以生产更多的低密度脂蛋白。

由于他每天吸烟很多，经常饮酒、熬夜，会产生更多的自由基，而自由基增多会氧化低密度脂蛋白，使这个辛辛苦苦做事的"好孩子"变成了"坏孩子"，于是产生了动脉粥样硬化斑块。

顺着这个思路，这个人的治疗管理计划就出来了：戒烟戒酒，按时睡觉，适量运动，放松精神；饮食上要保证食物多样化，特别要增加抗氧化能力。

第三步，让"巧妇难为无米之炊"

低密度脂蛋白这个"好孩子"在被氧化的时候容易变成"坏孩子"。另外，它还有一个特点，就是有着不同的尺寸，有的颗粒小而密集，有的颗粒又大又圆，蓬松得像棉花一样。颗粒小而密的低密度脂蛋白一旦被氧化，很容易进入血管内皮细胞下层。最近至少已有 10 篇文章指出，减少摄入碳水化合物，能使低密度脂蛋白从小而密转化为大而膨松。也就是说，吃碳水化合物过多会加重小而密的低密度脂蛋白形成。而且很多研究显示，过多摄入碳水化合物可使低密度脂蛋白胆固醇水平升高。

　　所以，除了抗氧化，碳水化合物也是不可忽略的致病因素。巧妇难为无米之炊，肝脏要想制造低密度脂蛋白，手里必须得有原料。如果一个人使劲吃主食、甜食、饮酒，那就是使劲给肝脏送原料，这样肝脏就能制造出很多低密度脂蛋白。

　　有一位 79 岁的老干部，平时对养生保健非常重视。他身高 160 厘米，体重 51 千克，BMI=19.9，身材够标准吧，他还每天坚持运动 1.5 小时。

　　有人说"有钱难买老来瘦"，这位老先生也一直为此而骄傲。但是，最近单位组织体检时却发现问题了：颈动脉超声结果显示右侧颈动脉血管壁上有软的斑块（这是一种不稳定的斑块，很容易形成血栓）；血压 140/70 毫米汞柱；总胆固醇和低密度脂蛋白都高，甘油三酯和血糖正常。

　　老先生挂了神经内科专家门诊来问问该怎么办。

　　我对老人的饮食做了仔细调查，结果是这样的：

　　主食：米饭每天 75 克，大米粥每周 300 克，馒头每周 100 克，面条每周 75 克，粗粮每周 225 克，点心每天 75 克。

　　蛋白质和脂肪类：四条腿和两条腿的动物瘦肉每周 100 克，鱼每周 300 克，鸡蛋每周 1~2 个，牛奶每天 200 毫升，豆制品每周 350 克。从不吃内脏和肥肉，不吃油炸食品。

　　其他：水果每周 400 克，坚果每天 50 克。

　　平均算下来，一天的碳水化合物约等于 220 克，优质蛋白大概每天 18 克，胆固醇从口中摄入的约 53 毫克。

　　这位 79 岁的老先生每天运动 1.5 小时，从饮食种类和数量上看，明显的蛋白质、胆固醇摄入不足，这种情况下，细胞修复如何能完成呢？另外，他每周吃水果 400 克，平均一天吃水果 57 克，再加上不吃内脏，很少吃油性食物，身体的抗氧化问题就很难解决。还有一个特殊的地方，老人特别爱吃点心，这就增加了反式脂肪酸的摄入量。

　　由于过于控制胆固醇和动物蛋白的摄入造成营养不良，才使这位不胖、不喝甜饮料、不吃油炸食品、不吃动物内脏、注重养生的老干部患上了高脂血症和动脉粥样硬化。

所以在高脂血症问题上，抗氧化和减少碳水化合物摄入非常重要。最好不要吃糖果、蛋糕、饼干、点心和含糖饮料，大家喜欢的米粥、米饭、面条、馒头的食用量一定要控制。比较好的碳水化合物来源是新鲜水果、土豆、南瓜、玉米、山药等粗粮。

高脂血症人群饮食建议

高脂血症的治疗方案主要包括非药物治疗和药物治疗两种，用降脂药的方法属于药物治疗，但国际上越来越强调，生活方式的干预对血脂的调节非常重要。一些轻度或低危的血脂异常患者，经有效生活方式干预可将其血脂参数控制在理想范围；即便必须应用药物治疗者，积极有效的生活方式管理，也有助于减少用药剂量和缓解疾病的发展。

生活方式干预包括营养治疗、体力运动和体重控制，三者之间联系密切，不可孤立存在。根据运动和体重控制的需求，要不断地调整营养。所以，生活方式干预高脂血症牵涉的范围很广，不是低脂、低盐、低糖，多运动这么简单，更不可能有一个专门的治疗高脂血症的固定食谱。

在营养治疗上，我有一些建议提供给大家。

营养治疗的八项注意

第一，总热量。

热量摄入量应与体力活动消耗量相一致。

第二，脂肪。

每日脂肪摄入量应占总热量的 30% 左右，多增加一些多不饱和脂肪酸，尤其是鱼油类的脂肪，对调节血脂有帮助。对于饱和脂肪酸的摄入，只要是天然的来源，没有必要特别控制，而必须控制的是反式脂肪酸。

反式脂肪酸主要存在于咖啡伴侣、奶茶、饼干、甜点等加工类食品当中。

第三，胆固醇。

关于胆固醇的摄入量到底应该控制在多少，这些年有个天翻地覆的改变，以前要求一天不要超过 200 毫克，现在美国已经解除此禁令。那到底应该吃多少呢？我的经验是掌握好平衡关系，只要满足人体的需求即可。一般来讲每天摄入 300~500 毫克，一个普通大小的鸡蛋里面大概有 250 毫克胆固醇，100 克瘦肉里面大概有 70 毫克胆固醇。也就是说，一天吃 1~2 个鸡蛋，再加上一些肉类比较合适。如果运动量大或者正在长身体的孩子，或者身体虚弱需要增补营养的人可以多摄入一些含胆固醇高的食物。

第四，碳水化合物。

膳食碳水化合物摄入量占总热量的 40% 比较合适，但是这也要看运动量，运动少的人可以比这个数值低一些。建议大家平时尽量吃天然的食物，少吃精米、精面和各种甜食。

第五，蛋白质。

蛋白质摄入量应占总热量的 15%~20%，这点也与正常人一致。

第六，酒精摄入。

过多饮酒可使能量摄入超标，酒精还可促进内源性胆固醇及甘油三酯的合成，因此应限制饮酒，酒精摄入量男性＜ 25 克／日，女性＜ 15 克／日。

到底该怎么计算呢？举个例子，五粮液度数有很多种，有 38 度、39 度、45 度、48 度、49 度、50 度、52 度、56 度、68 度。这里的度数表示酒中含乙醇的体积百分比，比如，50 度的酒，表示在 100 毫升的酒中，含有乙醇 50 毫升（温度是 20 摄氏度）。教大家一个计算公式：规定的酒精克数 ÷ 度数的百分比，比如，规定不能超过 25 克，你要喝的酒是 38 度白酒，那么，用 25÷0.38=66 毫升。如果你喝的五粮液是 50 度的，男士是 25÷0.5=50 毫升，女士是 15÷0.5=30 毫升。大家现在都有手机，以后在喝酒之前最好给自己算一下。

第七，膳食纤维。

增加膳食纤维的摄入，鼓励多吃蔬菜、水果和粗粮。

第八，维生素和矿物质。

增加维生素和矿物质的摄入量，不仅从植物类食物中，还要从动物类食物中尽量多地摄取营养素，要保证餐桌上的食物种类多样，还要保证不挑食。

甘油三酯高？先控制碳水化合物

甘油三酯是移动的脂肪，它在血液"移动"中被抽出来检验。很多人想当然地认为这个脂肪就是食物中的脂肪，体检后见到甘油三酯增高，就先把含有脂肪的食物戒掉或只吃很少一点。

这样做大错特错。

血脂中的甘油三酯是肝脏合成的，与吃进去的脂肪不是一回事。肝脏可以把摄入的碳水化合物快速地转化为脂肪，比如，吃主食、水果、高果糖浆、酒精，都可以转化为肝脏脂肪，肝脏储存脂肪多了，就形成了脂肪肝。

如果饭后抽血，可以化验出食物中的油脂，但是，禁食 12 小时之后，一般来讲，乳糜微粒已经被细胞吸收，空腹抽血查不到摄入的脂肪，只能查到肝脏合成的脂肪。

所以，甘油三酯到底是吃进去的还是肝脏转化出来的，要看抽血时间。

如果你的化验单上显示甘油三酯高，至少提醒你有些习惯需要调整了，比如，不爱运动，摄入的碳水化合物太多或者喝酒太多，而不是总在吃不吃肥肉上纠结。

因此，甘油三酯高的患者，重点要注意的是限制热量的摄入，尤其是含碳水化合物类和酒精类的食物，严格控制体重，并增加运动量。

在饮食方面，主要把握以下几点：

第一，控制碳水化合物的摄入特别重要，包括含蔗糖的饮料和含高果糖、玉米果糖浆的各种加工食品的摄入。

米面类精细粮食最有可能是罪魁祸首，一定要注意控制。

把米面类换成玉米、莜面、燕麦、白薯、土豆、南瓜等粗粮是个很好的办法。

第二，要注意补充蛋白质，防止脂肪肝的形成。

第三，在脂肪方面，主要是控制反式脂肪酸的摄入量。

第四，多吃新鲜蔬菜及瓜果类食物，保证每天摄入蔬菜 400～500 克，水果 300 克。

特别要提醒的是，吃哪些食物降脂这类说法，实际上目前还没有真正被医学研究所证明。甘油三酯与胆固醇没有直接关系。

吃脂肪，记住这三点就好

很多人一看自己血脂高了，还没有弄清是哪项高，就不管三七二十一先把脂肪类食物给戒了。肥肉一口不沾，远离油炸食品，就连吃个蔬菜都改成清蒸的了。

近些年来，我们总是被灌输预防心脑血管病必须少吃油、清淡饮食、远离饱和脂肪酸的观念，美国心脏协会（AHA）和中国的心脑血管病专家都建议用单不饱和脂肪酸和多不饱和脂肪酸代替饱和脂肪酸。但是几十年来，心脑血管病患者不但没有减少，反而越来越多，越来越年轻化。更打脸的是，AHA 主席 John Warner 52 岁就因冠心病植入了支架。2017 年，52 岁的他在 AHA 年会上发表了《关于如何防止老年人心脏病发作》。他说，他们家几乎没有老人，所有的人都在 60 岁左右患上了心脏病，他的父亲和祖父在 60 多岁时因心脏病去世，其他祖辈也都因心脏病去世。发言几小时后，John Warner 突然心脏病发作，被送到了附近的一家当地医院，在那里他的心脏被植入了一个支架。

这件事引起医疗界一片哗然，大家开始质疑，心脑血管病预防指南是不是有问题？

其实，油脂不仅仅是一个健康问题，它还牵涉到许多经济链条。即便是一些所谓的"研究"，也可能因为各种约束条件而得出迥然不同的研究结论。

那么血脂高的人到底应该怎样吃呢？

我个人的观点是：寻找人类进化的脚步，看老祖宗怎么吃。

人类食用动物油的历史有几百万年了，尤其是从二十万年前到一万年前这段时间是人类历史上的狩猎时代，为了生存，人类的祖先每天在荒野中奔跑着追逐动物。如果打到一只猎物，大家就围成一圈，点上火，把猎物烤熟，一边吃一边唱歌跳舞。那时，人类能够从食物身上获取大量的饱和脂肪酸，大脑也得到了快速发展。

一万年前，畜牧业开始发展，人类学会了蓄养动物。五千年前，农业兴旺起来，人类开始种植各种植物。直到二百年前的工业革命，促使植物油得到大量生产。现在大家炒菜用的都是植物油，这些从植物中压榨出来的油大多是多不饱和脂肪酸、单不饱和脂肪酸，比如，花生油、菜籽油、亚麻籽油、橄榄油。

这些年来，我们的饮食已经发生了巨大的改变，但如果今天让我在动物油和植物油中选一种，我仍然首选人类从狩猎时代就一直吃的动物油。为什么呢？因为近些年来外部环境变化得非常快，但我们的基因与一万年前相比却基本上是一样的。环境的快速变化与基因的稳定形成了强烈的反差，从而也造成了慢病的流行。

现在家庭常用的花生油、菜籽油、豆油、玉米油、香油、葵花子油等都是食用植物油，这些植物油中的 ω-6 亚油酸含量很高，它属于必需脂肪酸，但是什么都不能过量。人类从早期食用以饱和脂肪酸和 ω-3 为主的动物油，突然变成现在以 ω-6 为主的植物油，比例失衡，会使体内产生更多的炎症因子，更容易导致血管损伤。

一般来说，植物油中大多 ω-6 含量高一些，深海鱼中 ω-3 含量高一些。而植物油中含单不饱和脂肪酸比较多的是橄榄油和茶籽油，动物油中含有 ω-3 脂肪酸较多的有鲑鱼、鲭鱼等深海鱼，另外某些植物油（芝麻油、亚麻籽油）也含有 ω-3 脂肪酸，这些都是不错的选择。

其实，脂肪对我们的健康非常重要，尤其是老年人，更提倡他们要多吃一些动物性食品。不管饱和、单不饱和、多不饱和，只要把握一条准则：适量就好。而且今天吃这种，明天吃那种，轮换着吃最好。

在脂肪的选择上，我总结了以下三点：

首先，天然的脂肪基本上对身体都是有益的。饱和脂肪就是天然脂肪，大家不用避开它；橄榄油和茶籽油含单不饱和脂肪酸，可以在烹调中使用；市面上大多数植物油（除了橄榄油、茶籽油、椰子油）含多不饱和脂肪酸的 ω–6 比较多，大家要适量食用。

其次，多吃一些富含 ω–3 的深海鱼对调节血脂有帮助。

最后，一定不要吃含反式脂肪酸的食物。含反式脂肪酸的食物有奶油蛋糕、咖啡伴侣、起酥面包、冰淇淋、雪糕、棒冰、巧克力、带酥皮的点心或零食、薯条、薯片、蛋黄派或草莓派、大部分饼干、奶茶、泡芙、薄脆饼等等。

吃素降脂？心安理不得

中国人相信食疗，愿意通过饮食调理来养生保健，比如，民间有木耳降血脂、芹菜降血脂等说法。还有人认为不吃脂肪就能控制好血脂，于是肉也不吃了，炒菜也不放油了，甚至有人干脆吃起了"全素"。

其实这些说法缺乏科学依据，过于相信某种食物的功效，会危害健康。

其实腹部多出来的脂肪不一定是食物中的脂肪，抽血验出来的甘油三酯和胆固醇也不是你吃进去的甘油三酯和胆固醇。你会发现，吃得很素的人，反而会出现总胆固醇和低密度脂蛋白更高的现象。为什么？前面我们已经解释过了胆固醇指标和碳水化合物的关系，这里不赘述了。

服用他汀药，一定要吃够这些营养素

血脂高，尤其是低密度脂蛋白胆固醇高的时候，医生往往会给患者开他汀类药物。原理我们在前面讲过了，他汀药影响的是肝脏合成的胆固醇限速酶（HMG CoA 还原酶），达到降低低密度脂蛋白胆固醇的效果。这类药都是在睡前服用，在服用期间要经常查肝功能和肌酸磷酸激酶，如果这两种酶增高明显，就要暂停服用。

很多人觉得，吃药比控制生活方式简单，减肥和运动好麻烦，饮食控制好痛苦，还不如吃片药，这样可以依然我行我素。

其实，我们选择一种治疗方法最重要的是考虑这样的治疗到底是治标还是治本。有的时候治标很重要，比如，高热的时候，用点退热药，把体温降下来；正在大出血的人要立即止血。

但是，对于慢病来讲，还是力求治本，根除疾病产生的原因，让自己身体彻底康复，不发展成严重疾患。

目前美国和我们国家的心血管病专家，仍然在用他汀药防治动脉粥样硬化性心脏病（ASCVD），还规定了用药期间低密度脂蛋白胆固醇控制的目标值。

其实这些指南都在不断地改进，以前说对的，以后不一定对；以前说错的，以后可能会拨乱反正。

关于他汀药该不该用，什么时候用，我的观点是：他汀药控制肝脏合成的胆固醇，而动脉粥样硬化主要与内皮细胞损伤及低密度脂蛋白被氧化关系密切。胆固醇是生命活动的基本元素，你控制内源性胆固醇的时候，不应该再限制外源性胆固醇的摄入，否则，身体内的细胞会因为缺乏胆固醇而出现细胞膜被破损以及人体类固醇激素不足的现象。

我的做法是：假如患者正在吃他汀药，我不干预，努力从饮食上帮助他调整，让外源性胆固醇摄入量增多，同时保证蛋白质以及好的脂肪酸摄入量增多，最为关键的是把患者在生活方式中犯的主要错误找出来，并加以纠正，在饮食上做到平衡和营养丰富。

肝脏之所以拼命制造胆固醇，恰恰是因为身体细胞结构受到损伤，修复细胞时需要大量结构营养素，同时，心理压力大的人也需要更多的胆固醇成为肾上腺皮质激素的原料。如果此时经食物摄入的胆固醇不够，肝脏的 HMG CoA 还原酶的活性增高，产生的低密度脂蛋白自然会增多，药物会把身体表达需求的窗口关上。

前面讲了，吃素解决不了高血脂的问题，其实吃药只是在表面上把低密度脂蛋白胆固醇降低。从营养学角度来说，找到细胞损伤的原因，去除伤害因素，增加细胞修复的营养物质，才能真正达到降低血脂、预防动脉粥样硬化的目的。

其实，理解生命本身要比吃药难多了。

扫描二维码
回复"夏萌"　　　　　了解更多
　　　　　　　　　　高脂血症患者
　　　　　　　　　　饮食方案

如何认识高脂血症？

高脂血症又叫高脂蛋白血症，通俗点说，是指血液中流动的脂类出现了异常。

人体中的脂类有两种存在形式：固定形式和游动形式。皮下脂肪属于固定形式，而我们常说的血脂是在血液中移动的脂类。

脂类属于油性化合物，难溶于水，如果单独在血液中移动，很快就会贴在血管壁上。于是人体设计了一个特殊的方式，用载脂蛋白把脂类物质包裹在里面，这样它就可以在血液中流动了，这样的复合体我们叫作脂蛋白。脂蛋白 = 载脂蛋白 + 磷脂 + 胆固醇 + 甘油三酯，比如，高密度脂蛋白、低密度脂蛋白，都是这样的复合体。临床上把高脂血症分为四类：高胆固醇血症、高甘油三酯血症、混合型高脂血症、低高密度脂蛋白血症。

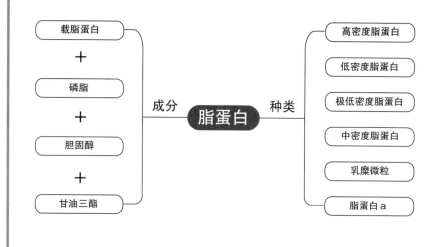

高脂血症的病因有哪些？

高脂血症的病因分为以下两类：

• 原发性高脂血症：病因不是很清晰，与遗传及环境因素有关，特别是与后天的生活方式关系密切。这是最常见的类型。

• 继发性高脂血症：此类病症的发生与控制不良的糖尿病、甲状腺功能减退症、肾病综合征、肾透析、肾移植、胆道阻塞、口服避孕药等有关。

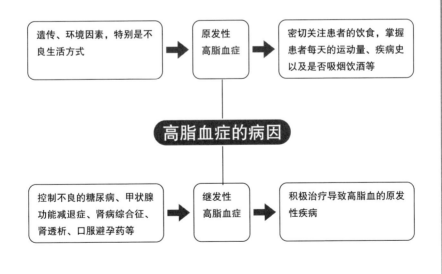

胆固醇高是吃出来的吗?

常用的血脂检测一般有四项内容,包括:总胆固醇(TC)、甘油三酯(TG)、高密度脂蛋白胆固醇(HDL-C)、低密度脂蛋白胆固醇(LDL-C)。

很多人认为胆固醇高了就是吃出来的,肉、内脏都不敢吃,就连鸡蛋这种营养学上的"明星"食物,也因为胆固醇的问题被很多人冷落。

其实,人体的胆固醇有两个来源:一是外源性胆固醇,是从食物中获取的;二是内源性胆固醇,是肝脏合成的。空腹抽血时,只能查到肝脏合成的那部分内源性胆固醇,查不到从食物中获取的外源性胆固醇。

所以,不要再为一天到底吃一个鸡蛋还是吃三个鸡蛋纠结,我们的身体会说话,要问问自己能不能吃得下去,能吃下去说明消化能力好,也说明自己身体正需要。

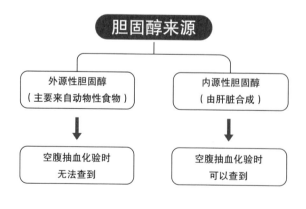

如何理解低密度脂蛋白胆固醇增高？

　　影响总胆固醇数值的因素很多，其中低密度脂蛋白胆固醇中所含的胆固醇比较高，因此对总胆固醇的影响大。当看到化验单上总胆固醇高时，我们要去看低密度脂蛋白胆固醇。如果低密度脂蛋白胆固醇旁边有个向上的箭头时，我们至少要知道三点：第一，来源于肝脏的胆固醇合成比较多，说明肝脏功能还不错；第二，身体对于胆固醇的需求没有得到满足，尤其是对血管内皮、动脉壁平滑肌、肌肉组织、肾上腺素等组织器官要多关注；第三，吃进去的胆固醇可能不够。

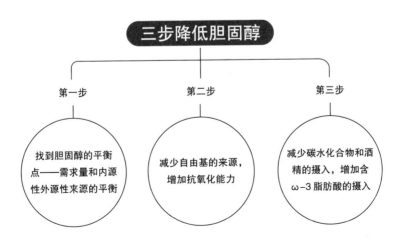

三步降低胆固醇

第一步	第二步	第三步
找到胆固醇的平衡点——需求量和内源性外源性来源的平衡	减少自由基的来源，增加抗氧化能力	减少碳水化合物和酒精的摄入，增加含ω-3脂肪酸的摄入

常见误区解答

✗ 胖人一定血脂高

　　大多数人都认为，胖人一定血脂高，而瘦人血脂就会正常，其实胖瘦和血脂没有直接关系。皮下脂肪是固定脂类，而血脂是血液中流动的脂类，这是两码事。

✗ 甘油三酯是食物中的脂肪

　　很多人想当然地认为甘油三酯是食物中的脂肪，体检后发现甘油三酯增高，就先把含有脂肪的食物戒掉或只吃很少一点。这是错误的认知。空腹抽血查到的甘油三酯不是吃进去的脂肪，它是由肝脏合成的，是肝脏把多余的碳水化合物及酒精的能量转化为脂肪，然后转移出去，成为储存的固定脂肪。

✗ 吃素可以降血脂

　　有人认为不吃脂肪不吃胆固醇就能控制好血脂，于是肉不吃了，鸡蛋也不吃了，炒菜也不放油了，甚至有人干脆吃起了"全素"。其实缺乏脂肪会造成细胞功能障碍，而且，空腹抽血化验出来的胆固醇不是吃进去的胆固醇，是肝脏合成的胆固醇，吃进去的胆固醇越少，肝脏合成的胆固醇就越多。

PART 04

血糖稳定，一日三餐有讲究

每天散步 1 小时，不沾荤腥，为什么会得糖尿病？

我在神经内科工作 30 年，神经内科患者中有很多糖尿病患者。学习了营养学之后，我就会有意识地对这类人群先做一下饮食习惯调查，由此总结出一套糖尿病饮食调理的经验。

糖尿病患者大多有一些共同的饮食误区，若讲起来，你会特别熟悉：这不是我身边的那个谁吗？

其中一个 53 岁的王女士，让我印象很深刻。

她来就诊前一直居住在农村，患糖尿病快 10 年了，不间断服药，间断地查血糖。据她自己讲，血糖控制得还不错，后来来北京打算帮助女儿看孩子。女儿知道母亲身体不是很好，就带母亲到医院做了个全身体检，想请医生根据结果给她全面调节一下。

结果出来后，发现问题很多：空腹血糖 9 毫摩尔 / 升，糖化血红蛋白 8.6%，血压 140/80 毫米汞柱，尿酸高，还诊断出冠心病和腔隙性脑梗死。

王女士非常困惑，问我："我一直非常努力地控制血糖，专家们都说'管住嘴，勤动腿'是控制血糖的最好方式，我就是按照这个方法做的，很多食物都不敢吃，每天还出去散步一小时，怎么情况会这么糟？除了增加药量，我还能怎么办？"

我问她："您的运动量我知道了，那您是怎么管住嘴的呀？"

"我不敢吃任何糖，水果都不敢吃，炒菜从来不放糖。"

"那您吃米饭、面条、馒头吗？"

"当然吃了，早上喝粥，中午吃一点米饭，晚上吃一碗面条。"

我一听，就明白问题在哪儿了，告诉她说："您吃的这些食物都含糖类，表面上不甜，但是，升起血糖来，比水果还快，以后别吃了。"

王女士一听愣住了："那我吃什么？不吃主食怎么行？"

"除了米和面，苹果、西瓜这些水果都可以当主食。"

这回她更惊奇了："水果不是甜的吗？甜的食物升血糖会很快。"

像王女士这样对"糖"有误解的人不在少数，所以我准备好好地把这个问题梳理一下。

我们为什么容易得糖尿病？

目前全球范围内糖尿病发病率及患病率在逐年上升。数据显示，全世界糖尿病患者约 4.25 亿，全球每 11 个成人中就有 1 个患糖尿病，至 2030 年或超 5.5 亿，2045 年，这一数字将增至 6.29 亿。

其中，3/4 的糖尿病患者生活在低、中收入国家；2.79 亿的糖尿病患者居住在城市地区；3.265 亿的糖尿病患者在工作年龄（20～64 岁）患病。就国家而言，2017 年中国糖尿病患者人数（1.144 亿）位居全球第一，印度（7290 万）和美国（3020 万）分别位居第二、第三。

为什么我们国家糖尿病患者数量位于世界第一呢？

饥饿的遗传基因

大家是否发现身边有的人怎么吃都不胖，有的人吃一点食物就发胖？两个人年龄、身高、劳动量都一样，饭量也差不多，一个人很瘦，另外一个人却很胖？这其实和基因相关——遗传基因。

一般认为，一个人生病是先天基因和后天环境影响共同作用的结果。近些年的研究显示，生命早期的营养状况会对基因表达产生影响。1992 年，英国的 David Barker 教授对饥荒时期的 24 114 名孕妇的营养状况进行研究时发现，孕期营养缺乏的孕妇所生育的后代，心血管疾病、糖代谢异常、高血压病、中心性肥胖和血脂异常等一系列代谢性疾病的发生率明显高于其他人群。由此他创建了健康与疾病发展的起源学说，又叫作多哈理论（Developmental Origins of Health & Disease，DOHaD），主要研究内容就是人类成年期一些疾病的发生原因，结果发现肥胖、高血压、2 型糖尿病、心血管疾病等代谢综合征和青春期行为问题、精神疾患、多囊卵巢综合征、不孕、不育等问题，与胎儿时期营养及发育不良有关。

一个人 3 岁以前，包括在妈妈肚子里的那段时间，如果一直处于饥饿状态，饥饿基因就会充分表达。而这种表达并不会因为饥饿状态改善就消失，它会跟随你一辈子。当生活条件好了，吃了很多食物之后，人体的代谢状态受到饥饿基因影响，依然保持在食物匮乏的状态来维持人体平衡——摄入的能量大多拿来储存，而很少消耗，久而久之，血糖高、肥胖就找上了身。就像一个人小的时候很穷，后来长大了，生活条件得到了改善，有钱了，他也不愿意花，因为穷惯了，穷怕了，有点钱就存起来。

所以，越是儿时饥饿而长大后富足的人，如果不加控制，就越容易患上糖尿病。

老龄人口增多和检测手段提高

人随着年龄的增大，胰岛素分泌能力降低，而且运动量也比年轻人减少很多，因此糖尿病是老年人的常见病和多发病。我国人口老龄化严重，这也是我国糖尿病高发的原因之一。

同时，过去人们都忙于"生计"，忙着"填饱肚子"，健康意识不够。近年来，人们的生活水平提高了，对健康的重视程度增加了，很多人会定期体检，而且测血糖也很方便，血糖高一点马上就会被发现，客观上也提高了糖尿病的患病率。

崇尚静养，活动量偏少

现在人们出行很方便，交通工具多种多样，生活也便利了很多，上楼有电梯，吃饭可以叫外卖。因此，很多人宁可坐着打牌，看电视，聊天，也不主动去运动，这也增加了患病风险。

当然，这不仅仅是人的惰性问题，也与咱们国家的传统习惯有关。

中国传统观念比较赞成静养，提倡安静读书，静心养神，别把身上的一点精气神消耗掉。中医说"动能生阳，也能耗阳"，就是说运动可以加强血液流通，但是也消耗人体的阳气，适合于阳气尚足但气血不畅之人，或饮食厚腻、久坐不动、思虑过度的这类人群，但是对于气血亏损严重、阳气不足的人，运动后阳气耗散致阳气更虚，所以并不适合。

由于中国老百姓几千年来一直在贫困中度过，所以以前人们收敛静养，更能适应当时的生存环境，没有问题。但是如今大家生活条件好了，食物丰富，就要与时俱进，养成运动的习惯。

好吃而不会吃

中国是饮食文化大国，中国人办什么事似乎都离不开吃，亲朋好友聚会的时候吃，升职加薪的时候吃，红白事还要吃。

有一次我去农村，那里的人们听说我是搞营养学的，立即拉来一位 34 岁的年轻人，让我给他讲讲。原来一个月前，这位年轻人去参加朋友家孩子的百日宴，在宴会上大吃大喝，导致被送到医院抢救，被诊断为胰腺炎。我听完不禁为他担心，因为胰腺炎发病时会损伤很多胰腺细胞，如果以后不注意，他会很容易患糖尿病。大吃大喝会带来很多问题，大家一定要重视。

除了这个习惯要改掉外，还有一个我在《你是你吃出来的》中强调了很多次的问题：主食太多。

中国人喜欢吃，重视口味，然而饮食结构却不尽合理。因为中国是农耕国家，人们日出而作，日落而息，种地十分辛苦，所以要吃很多主食来补充能量，由此形成了一种根深蒂固的观念：主食一定要吃，不吃主食没有劲儿。而如今很多人已经不在地里干活，住在大楼里，躺在沙发上，坐在电脑前，其实已经不需要那么多能量，但是依然大量吃主食，甚至拿菜汤去拌米饭，这怎么能行呢？

以前人们吃的粮食基本上都是粗粮，细粮很少，现在吃的食物精细得不能再精细了，如吃面包。面包分为全麦面包和白面包，全麦面包颜色黑，很硬，口感差，所以现在的超市里差不多都是白面包，软软的、香香的，口感好，但是这种面包里的淀粉含量很高很纯，升血糖的能力特别强。

还有粥，糖尿病患者十有八九喜欢喝粥，因为咱们中国的传统观念中认为粥是养人的、养胃的。过去咱们中国人普遍比较穷，家里有点杂粮，全家好几口人，熬上一锅粥，每人都能吃上一点。那时吃的杂粮粥很难消化，所以熬煮的时间要很长。如果能喝上小米粥那更是幸福，小米粥很好熬煮，烧开后十分钟基本上米粒开花。很多人都说小米粥养胃，那是因为小米好消化，消化能力差的人喝小米粥胃里舒服。说实在的，旧社会家里有粥喝已经算是不错了，许多人经常挨饿，有的人甚至饿死。如今我们的生活富裕了，每天有那么多食物等着我们挑选，如果敞开来喝粥，粥里的糊精迅速地分解为葡萄糖，在肠道里被快速地吸收，造成血糖剧烈波动，胰腺的 β 细胞过度疲劳。

另外，很多人经常把咸味的碳水化合物食物当作菜，比如，我的一个糖尿病患者告诉我，她经常是一碗米饭和一份尖椒土豆丝搞定一餐。米饭已经有大量淀粉了，炒的菜再含有部分淀粉，就会造成摄入碳水化合物过量。土豆是蔬菜中含淀粉较多的食物，国际上很多国家都是把土豆当作主食。东北人喜欢吃乱炖，一大锅乱炖里面有肉，有菜，有主食（老玉米和土豆），但是大家总觉得这些是咸味的，需要再加上一碗粥或者一碗米饭，殊不知当你感觉到吃得好舒服的时候，血糖正在呼呼地升高。

我国糖尿病患者数量多，是很多综合因素导致的，具体到我们每个人身上，要具体问题具体分析。

我们要知道血糖到底从哪里来，到哪里去。

血糖到底从哪儿来，到哪儿去

血糖是人生命保障的最基础元素，是身体细胞的主要能量来源。

血糖七大功能

葡萄糖在人体中最重要的功能是供应能量——心跳需要能量，体温维持需要能量，细胞工作需要能量，没有能量就没有生命。

和脂肪、蛋白质产生能量的方式相比，葡萄糖在细胞中代谢产生能量（ATP）、二氧化碳（CO_2）、水（H_2O），且不产生代谢废物。CO_2 通过呼吸释放到空气中，水还可以被身体再利用。

除了为人体供应能量外，葡萄糖还有其他六大功效。

第一，是构成组织的重要生命物质。

细胞中有 2%~10% 的碳水化合物以糖脂、糖蛋白和蛋白多糖的形式存在，分布在细胞膜、细胞器膜、细胞质以及细胞间质中。

第二，节约蛋白质。

如果摄取的食物中碳水化合物不足，人体就不得不动用体内蛋白质来满足机体活动所需的能量，这会导致肌肉和其他组织中的蛋白质被分解，影响组织细胞的更新。

第三，抗生酮。

当葡萄糖不足时，人体还会利用脂肪产能。脂肪被分解利用时会产生酮体，如果酮体生成过多，就会引起酮症酸中毒，严重时会破坏机体的酸碱平衡，导致生命危险。而摄入足够的碳水化合物可预防体内酮体生成过多，起到抗生酮作用。

第四，维持脑细胞的正常功能。

大脑内不能储存葡萄糖，但大脑又依赖葡萄糖供能，当人体血糖浓度低于正常时，脑组织可因缺乏能源而出现头晕、心悸、出冷汗甚至昏迷的现象。

第五，解毒功能。

葡萄糖代谢过程中会产生葡萄糖醛酸，葡萄糖醛酸与人体内的毒素结合，转化为其他无害物质，具有解毒效果。

第六，可以协助合成生物大分子物质的前体，如嘌呤、嘧啶、胆固醇等。

血糖这么重要，它的来源大致有三个：一是随食物摄入的糖类，二是肝脏分解出的肝糖原，三是通过糖异生转化而来。

首先我们来说一下，从食物中摄入的部分。

血糖来源 1：食物

从营养学的角度讲，糖类食物也被称作"碳水化合物"。它含有三种元素：碳、氢、氧。其中氢、氧的比例为 2∶1，很像水分子的比例，所以这类物质被统称为碳水化合物。

严格地说，碳水化合物包括糖类和膳食纤维，其不同在于糖类是供应人体能量的，而膳食纤维是供应细菌能量或者仅仅是从肠道通过，帮助我们通便，减肥，降低餐后血糖。膳食纤维从肠道通过，不转化为血液中的血糖，但对肠道菌群的繁殖和促进人体的肠道蠕动起到关键作用，近些年逐渐受到人们的重视，被独立出来，成为一大类营养素，又被称为第七营养素。

现在大家一说碳水化合物，大多是指糖类，它跟"碳水化合物"基本上就是一回事，只是叫法不同。

那日常食物中究竟哪些属于碳水化合物呢？

营养学上根据碳水化合物的分子数的多少，将糖类分为单糖、双糖、寡糖和多糖。我们一一来了解一下。

◆ **单糖**

单糖有三种：葡萄糖、果糖和半乳糖。它们的分子式都是 $C_6H_{12}O_6$。

第一，葡萄糖。

它可以被细胞直接利用，当它在血液里流动的时候，我们就称为血糖。一般情况下，很少有人直接吃葡萄糖或者喝葡萄糖水，只有在医院输液时才会用到葡萄糖。另外，在给糖尿病或者疑似糖尿病的患者做葡萄糖耐量试验（OGTT）时，会让患者喝葡萄糖粉。葡萄糖进入肝脏后走了三条通路：一部分直接进入血液成为血糖；一部分成为肝糖原；还有一部分成为脂肪被肝脏储存起来。

第二，果糖。

果糖比葡萄糖甜很多，主要存在于水果当中。

第三，半乳糖。

食物中的半乳糖主要来自奶类中的乳糖。

所有的单糖都要通过空肠的黏膜吸收，通过门静脉到达肝脏，之后再到血液循环中去，成为血糖。

空腹抽血化验，只能验出葡萄糖，那么果糖和半乳糖到哪里去了？

果糖和半乳糖不是葡萄糖，而是葡萄糖的同分异构体，被空肠吸收后，通过门静脉到了肝脏，要么被肝脏转化为葡萄糖，进入血液，要么直接成为肝糖原或肝脏的脂肪组织。

由于果糖真正以葡萄糖形式从肝脏释放出去的并不多，所以苹果、猕猴桃等水果的升糖指数（GI 值）并不高。

半乳糖跟果糖一样，也需要经过肝脏转化为葡萄糖，所以也不容易升血糖。人体肝脏将半乳糖转化为葡萄糖的能力很强，摄入半乳糖后，在半小时内即有50% 被转化为葡萄糖。

◆ **双糖**

双糖是两个单糖组成的糖类，常见的有三种：麦芽糖、蔗糖和乳糖。

第一，麦芽糖。

一个麦芽糖分子由两个葡萄糖分子组成，在小肠里遇到麦芽糖酶，分解成两个葡萄糖分子，所以麦芽糖的甜度只有蔗糖的1/3，但是它的升血糖能力巨强，甚至超过了直接口服葡萄糖升血糖的效果。

在自然界中，麦芽糖主要存在于发芽的谷粒中，特别是麦芽中，有些民间传统饮食中经常可以见到它的身影。在这里提醒一下，麦芽糖很容易升血糖，尝一尝可以，但一次不要吃多。

第二，蔗糖。

蔗糖指的是咱们平时做糕点或者炒菜放的糖，由一个葡萄糖分子和一个果糖分子组合而成。蔗糖在胃、肠道中，被分解为一半葡萄糖和一半果糖。由于它有一半分子是果糖，所以口感会很甜，但是也因为这一半果糖，它的升血糖能力减弱很多。

第三，乳糖。

乳糖进入小肠后，在乳糖酶作用下会被水解成半乳糖和葡萄糖，在空肠黏膜被吸收，经过门静脉到达肝脏。如果小肠黏膜上缺乏乳糖酶，这个分解过程不能完成，就会出现腹胀腹泻的现象，在医学上，这个现象被称作乳糖不耐受。对于幼儿，半乳糖在肝脏代谢的时候有一部分以原形的方式释放到血液中，在血液中可以查出很少的半乳糖，这对幼儿大脑的发育非常重要。乳糖主要在乳制品中存在。

◆ 寡糖

寡糖指3~9个分子聚合成的碳水化合物，多指麦芽糊精，它是淀粉分解的中间产物，主要存在于米粥和面糊糊中。这类寡糖已经接近双糖和单糖，吃进去后基本上不需要多少消化过程，所以感觉消化道很舒服，升血糖的速度也会很快。因此我们在对糖尿病患者进行宣传教育的时候总是讲"不能喝粥，不要吃烂面条"。

◆ 多糖

多糖，顾名思义，就是由很多葡萄糖组成的大分子糖类，又叫大分子碳水化合物，包括淀粉和糖原。

第一，淀粉。

淀粉是指10个分子以上的葡萄糖聚集在一起的大分子碳水化合物，在很多粮食类、根茎类食物中存在，例如，大米、小麦、土豆、藕等。它在淀粉酶的作用下逐渐分解，在肠道中最终分解成葡萄糖。食物中淀粉含量越高，升血糖的可能性就越大。

第二，糖原。

糖原在动物肝脏和肌肉里面有少量存在，比如，100克瘦牛肉中有1.2克的碳水化合物，100克猪肝里有5克碳水化合物。

下面，我用一张表来总结一下碳水化合物吸收过程的相关要点（表17）。

表17 碳水化合物吸收过程

碳水化合物形式	细分	结构	主要来源	升糖指数（GI）	吸收转化过程
单糖	葡萄糖	$C_6H_{12}O_6$	1. 输液、耐糖试验 2. 其他糖类转化而来	100	1. 食物进入小肠空肠后，分解成单糖 2. 在空肠黏膜吸收 3. 经过门静脉进入肝脏 4. 一部分直接进入血液成为血糖 5. 一部分留在肝脏和肌肉，转变成糖原，或成为肝脏的脂肪组织
单糖	果糖	同上	水果	23	
单糖	半乳糖	同上	奶类中的乳糖	27.6（牛奶）	
双糖	麦芽糖	2个葡萄糖分子	麦芽糖制成的食物	105	
双糖	蔗糖	1个葡萄糖分子+1个果糖分子	糕点和炒菜用糖	65	
双糖	乳糖	1个葡萄糖分子+1个半乳糖分子	乳制品	27.6（牛奶）	
寡糖		3~9个分子的葡萄糖	米粥和面糊	69.4（大米粥）	
多糖	淀粉	10个分子以上的葡萄糖	大米、小麦等粮食类和土豆、藕等根茎类食物	88.1（富强粉馒头）62（马铃薯）	
多糖	糖原	10个分子以上的葡萄糖	动物肝脏和肌肉		

大家关注一下表 17 中的升糖指数，它代表了食物对血糖的影响。用左边的食物与右边的升糖指数去对照，你会发现，不是甜的食物升血糖就快。升血糖的食物有多种来源。不甜的食物说不定升血糖很快，比如，米饭、馒头；而原味牛奶的 GI 值是很低的；还有果糖，尽管很甜很甜，但是 GI 值却非常低。[1]

血糖来源 2：肝糖原

除了食物转化之外，人体还有两个葡萄糖的储存库，一个是肌糖原，一个是肝糖原。糖原作为葡萄糖储备的生物学意义在于，当机体需要葡萄糖的时候，它可以迅速被转化为葡萄糖。

血糖的调节主要靠肝糖原，而肌糖原主要供应肌肉收缩的能量，与血糖调节关系不大。

肝糖原怎么调节呢？举个具体例子：假如一个人中午没有吃饭，到下午血糖平稳靠什么维持呢？

答案是：靠肝糖原释放的血糖。

血糖来源 3：糖异生

如果这一天一直没有吃东西，第二天血糖依然在正常范围，这是怎么回事呢？正常成年人每小时可以由肝脏释放出葡萄糖 210 克 / 千克，如果没有及时从食物中补充一些进来，十几小时左右肝糖原就会被耗尽，之后人体会通过糖异生途径获得葡萄糖。

糖异生，就是把非碳水化合物类的物质转化为葡萄糖的过程，这种转化主要靠肝脏完成。肝是进行糖异生的主要器官，正常情况下，肾的糖异生能力只有肝的 1/10，长期饥饿时肾脏的糖异生能力则大为增强。

当身体中葡萄糖不足时，胰高血糖素分泌增加，它会一方面促进脂肪组织分解脂肪，另一方面促进肌肉组织分解蛋白质（氨基酸），同时促进肝脏将脂肪、

---

[1] 参见《中国食物成分表》（第 2 版），中国疾病预防控制中心营养与食品安全所编著，主编杨月欣、王光亚、潘兴昌。

氨基酸转化为能量。所以我们会看到长期饥饿的人皮下脂肪慢慢地减少，肌肉变薄，神志还清醒，血糖依然正常。这时肌肉里面的肌糖原被分解产生乳酸，乳酸进入血液进入肝脏，然后肝脏把乳酸转化为葡萄糖。

总体来说，大家可以看出，血糖的主要来源还是通过进食获得碳水化合物，后两条途径（肝脏释放糖原、糖异生）都是"权宜之计"，是身体调节血糖水平的暂时性手段。

血糖的三个出口

血糖的消耗大致也有三条途径，我们前面讲过了，这里再总结一下。

第一，进入细胞内供应能量；第二，转变为肝糖原；第三，转化为脂肪。

第一点不多解释，重点来说一下后两点。肝脏储存的糖原是用于调节血糖的，因为人不可能时时在吃东西，当不吃食物时，肝脏就会分解储存的糖原来补充血糖。所以当肝脏功能下降时，比如，出现肝炎、肝硬化、重度脂肪肝等情况，肝脏调节血糖的能力受限，患者就很容易出现低血糖现象。

葡萄糖转化为脂肪储存起来，也是为了人体在"大饥荒"时使用。人不能时时刻刻进食，肝脏和肌肉储存糖原的能力也有限，所以人需要一个大的储存能量的空间，那就是脂肪（皮下脂肪和内脏脂肪）。这个过程涉及葡萄糖和脂肪的转化问题。现在患脂肪肝的人很多，很多人非常疑惑：自己很少吃肉，也很少吃油，怎么还会有脂肪肝？而且腹部的游泳圈总也消除不了，其实这主要是因为饮食上摄入过多碳水化合物或者大量饮酒所致，又不注意运动，体内消耗不掉的糖类就会转化为脂类，一部分储存在肝细胞中导致脂肪肝，另一部分附着在内脏周围，引起腹型肥胖。

通过血糖的消耗路径可以看出，只有第一条葡萄糖是彻底被消耗掉了，后两条途径只不过是血糖改头换面了而已，其实仍存留在我们的身体里。

胰岛素以一敌五，做错了等于釜底抽薪

血糖对于维持生命活动是必不可少的，而且它的数值必须维持在一个相对稳定的水平，所以人体就派出了很多激素来调节血糖值平衡。

孤胆英雄胰岛素

在这些负责调节血糖值平衡的激素中，负责升高血糖的分别是胰高血糖素、肾上腺素、去甲肾上腺素、肾上腺皮质激素和生长激素，而负责降低血糖值的只有胰岛素一个。

看起来我们的身体有点"偏心"，似乎更看重升血糖的功能，其实，它这么"安排"是有道理的。

虽然现在糖尿病的问题时常困扰我们，但糖尿病患者即便出现血糖高的现象，也可以活几十年。而人一旦出现低血糖现象，很可能马上有生命危险，所以机体不得不这么偏心，弄出多个升血糖的激素来调节管理，而且每种激素都有切实用途。

比如说，考试的时候，大脑需要很多葡萄糖来维持它的高速运转，这个时候，人的情绪非常紧张，就会导致肾上腺素加速分泌，告诉机体多动员些糖出来，送到大脑供它使用，体内的血糖水平就相应升高。等考完试了，我们一下子放松下来，肾上腺素分泌开始减少，血糖值慢慢回到正常水平。

很多患者身上出现的"奇怪"的血糖波动现象，往往都与升糖激素有关。

我有一个 71 岁的男患者，常常出现晚餐后血糖值还可以，空腹血糖值高的现象，这是怎么回事呢？我仔细问了他的饮食和睡眠，他每天晚上 7 点吃晚饭，饮食结构也很不错，不吃夜宵，出现早晨空腹血糖值高的问题，显然和饮食的关系不大。

我是神经内科医生，自然对患者的睡眠、情绪比较关注。仔细一了解，发现他经常失眠，凌晨三四点钟醒了之后就睡不着了，越想睡越睡不着，而且近来心情总是烦躁，精神疲惫不堪，记忆力也在下降。

我用焦虑抑郁量表测了一下他的焦虑程度，结果显示他属于中度焦虑症患者。

人在焦虑的状态下，肾上腺素、去甲肾上腺素、肾上腺皮质激素分泌都会增多，血糖值也会随之升高。因此，我给他开了一些抗焦虑的药，他的情绪明显好转，血糖值也变得平稳了。

人体内有五种升高血糖的激素，只有一种降低血糖的激素即胰岛素，所以胰岛素以一敌五，真够累的，因此，我们平时一定要注意保护好我们的胰岛细胞。那么怎么保护呢？知己知彼，百战不殆，咱们首先要了解胰岛素。

胰岛素是人体代谢中不可缺少的物质，影响范围广，生命维系缺它不可，而且它在体内既不能太多，也不能不足，更不能缺乏。要维持胰岛素的平衡状态，就要了解一下影响胰岛素分泌的因素有哪些。

· 血糖浓度。

血糖浓度高会自然刺激胰腺产生更多的胰岛素，进食碳水化合物后胰岛素的分泌量可增加 3~5 倍。

· 血液中氨基酸浓度。

进食含蛋白质较多的食物后，胰岛素分泌也会增加。精氨酸、赖氨酸、亮氨酸和苯丙氨酸均有较强的刺激胰岛素分泌的作用。

· 进餐。

胃肠道激素增加，可促进胰岛素分泌，如胃泌素、胰泌素、胃抑肽、肠血管活性肽都刺激胰岛素分泌。

· 自主神经功能状态。

迷走神经兴奋时促进胰岛素分泌，交感神经兴奋时则抑制胰岛素分泌。

· 药物调节。

磺酰脲药物可以刺激 β 细胞释放更多的胰岛素。

磺酰脲类药物是降糖药中常用的一类，我举几个常见的药物：格列吡嗪、格列齐特、格列苯脲、格列美脲、格列喹酮、格列波脲、甲苯磺丁脲和氯磺丙脲。

　　磺酰脲类药物的作用机制有两个：第一，磺酰脲类与胰岛 β 细胞表面磺酰脲受体结合，使 ATP 敏感的 K^+ 通道受阻滞，引起去极化，使电压敏感性的 Ca^{2+} 通道开放，Ca^{2+} 流入，引起胰岛素释放，所以胰岛中至少有 30% 正常细胞是其产生作用的必要条件；第二，还有可能与抑制胰高血糖素的分泌，提高靶细胞对胰岛素的敏感性有关。

　　药物的作用机制里面的第一个是肯定的，我们在临床上给患者用药时都要考虑这个人的胰岛细胞是否还有功能，还有多少储备。

　　从降血糖这个角度来说，磺酰脲类药物是有效的，但是，有个先决条件，胰腺的 β 细胞至少还要有 30% 以上的正常细胞在发挥作用，把这些细胞的潜力调动出来，达到降血糖的效果。所以，很多患者用了一段时间磺酰脲类药物之后，效果越来越差，最后，潜力挖完了，改用胰岛素注射。

　　可以用一个很形象的比喻来解释：假如你有一匹瘦马，这马已经瘦得没有力气了，但还要让它多干活，你用鞭子狠狠抽它，它还是会硬撑着努力工作的。

　　但这显然不行啊，那应该怎么办呢？

　　你肯定会说，应该让马多休息并且多吃点草才行。血糖升高的信号告诉你，分泌胰岛素的 β 细胞，现在已经筋疲力尽，分泌量减少，这时，你吃的碳水化合物越多，胰腺的 β 细胞越努力工作，直至把自己累死为止。

　　所以对于血糖高的 2 型糖尿病患者或者糖尿病前期的人，要立即减少碳水化合物的摄入，食用低升糖指数的食物，比如水果，而且少吃多餐，让胰腺的 β 细胞获得休息，并且要增加蛋白质、磷脂、胆固醇等细胞结构成分的营养素摄入量，为胰腺的 β 细胞提供原料。

　　要不然，老这么"抽鞭子"，胰腺的 β 细胞这匹"瘦马"很快就会招架不住，等"瘦马"彻底累瘫，任你怎么"刺激"也分泌不出来了，病情就会从"胰岛素相对不足"快速地发展到"绝对不足"。

　　看到这里，有人会说，那既然这样，我就不吃降糖药，直接打胰岛素行不行？直接补充胰岛素固然有很多好处，但也有一个致命的缺点：它不是人体自身分泌的，不能随身体的需要而变化。患者要在固定的时间进食，保持固定的运动量和注射固定剂量的胰岛素，有一个环节搞不好就会出现低血糖或者高血糖的问题。

胰岛素分泌最爱的"减负三法则"

人体自身的胰岛素是怎样合成、怎样工作的呢？

胰腺中 β 细胞先合成由 86 个氨基酸组成的胰岛素原，当血液中葡萄糖浓度增高，需要胰岛素降血糖时，胰腺把胰岛素原释放到血液中，此时胰岛素原分解为两个部分，一部分是没有活性的 C 肽，另一部分是有活性的胰岛素（51 个氨基酸组成的小分子蛋白）。

当一个人在注射胰岛素后，如果想知道他的胰腺细胞还有多少合成自身胰岛素的能力，测血液中胰岛素水平就不准确了，因为此时的血液中的胰岛素既包括这个患者身体产生的部分，也包括注射进去的胰岛素。那怎么办？我们会测 C 肽水平，因为胰岛素和 C 肽的含量是 1∶1 的关系，测出了 C 肽含量，也就测出了胰岛素量。

胰腺分泌多少胰岛素受许多因素影响，不以主观愿望为转移。要想让胰岛素分泌能力永葆青春，永不衰竭，最重要的一点就是，不要让胰腺的 β 细胞太疲劳，并且要增加结构性营养素，也就是肉、鱼、蛋、奶中的蛋白质、磷脂、胆固醇等结构营养素。尤其是氨基酸，它是胰岛素这种蛋白质类激素最基本的原料，因此，在糖尿病饮食中，蛋白质和脂类营养素要比一般人多一些。

我们都知道，缺乏胰岛素会得糖尿病。

如表 18 所示，1 型糖尿病患者属于胰岛素分泌障碍。2 型糖尿病患者刚开始时体内的胰岛素分泌量往往大于正常人，但此时血糖正常，人们往往不会发现危险即将来到，依然喝酒，吃很多主食，还不运动。之后，胰岛素分泌量逐渐减少，血糖开始升高，这个时期叫作胰岛素相对不足阶段。到最后，胰腺的 β 细胞分泌胰岛素越来越少，于是 2 型糖尿病患者也出现了类似于 1 型糖尿病患者的症状——胰岛素绝对不足。

表 18　不同糖尿病类型的胰岛素表现

1 型糖尿病	2 型糖尿病初期	2 型糖尿病中期	2 型糖尿病晚期
胰岛素分泌障碍	血糖正常	血糖开始升高，胰岛素相对不足	胰岛素绝对不足

胰岛素的工作量是紧随血糖变化的，血糖一上升，它马上就出动，把细胞膜上的胰岛素受体打开，让血糖进入细胞转化为能量，同时将葡萄糖转化成糖原或者脂肪。

如果我们总是吃一些升糖很快的食物，比如馒头、米饭、面包，进食后就需要很多胰岛素迅速把这些血糖处理掉，吃得越多，胰岛素分泌越多。如果三顿饭都是高碳水化合物饮食，又没有有效的运动消耗过多的葡萄糖，血液中的葡萄糖含量就会增高。而血液中的葡萄糖越多，胰腺 β 细胞生产胰岛素就越努力，负担也越大。

长此以往，胰腺 β 细胞不堪重负，就会慢慢出现胰岛素分泌不足的情况，再不注意，就会发展成糖尿病。

如何减少胰腺 β 细胞的负担呢？

第一，每一餐摄入的碳水化合物要少，可以少吃多餐，也可以用混合食物降低升糖指数。

第二，多给胰腺 β 细胞提供修复自己的原料——蛋白质、磷脂、胆固醇，饮食中增加鱼、蛋、肉、奶的比例。

第三，帮助胰岛素消耗多余的血糖。多运动可以增加肌肉上胰岛素受体的灵敏度，使细胞更多地消耗葡萄糖，肌肉里贮存葡萄糖的能力也有所增强。

胰岛素抵抗也许是好事

一个人在真正出现糖尿病之前，也许胰岛素抵抗的问题早已经存在了，在这个时候及时察觉，进行有效干预，减轻胰岛素抵抗，减轻胰腺 β 细胞的负担，发展成糖尿病的进程速度就会延缓，甚至有可能不发展为糖尿病。

什么是胰岛素抵抗？简单地说就是细胞表面的胰岛素受体不灵敏了，不太愿意和胰岛素结合。

胰岛素受体在细胞膜上，不同细胞有不同数量的胰岛素受体，例如，每个红细胞膜上有 40 个受体，而每个肝细胞和脂肪细胞膜上却有 20 万个以上的受体。胰岛素到达血液后，要与胰岛素受体结合，才能发挥其降血糖的功效。胰岛素与胰岛素受体的关系很像一把钥匙开一把锁，具有一对一性。二者结合之后，立即激活酪氨酸蛋白激酶，从而促使细胞膜下面的胰岛素底物分子 Ⅰ 与细胞内的某些靶蛋白结合；紧接着，结合之后的产物又激活了与糖、蛋白和脂肪代谢有关的酶，于是葡萄糖进入细胞，葡萄糖在细胞质中进行无氧酵解；之后，进入线粒体，进入有氧氧化阶段，成为能量的提供者。或者，葡萄糖进入细胞后，合成为糖原，储存起来，留着以后用。或者，进入糖变脂的转化模式，合成为脂肪组织。胰岛素与胰岛素受体结合的同时，还会抑制脂肪和蛋白质的分解等功能。

这很像是多米诺骨牌，一旦推倒第一块骨牌，后面的连锁反应是不可阻挡的。而推动第一块骨牌的触发因素，就是胰岛素与胰岛素受体的结合，可见这一步多么重要。

而出现了胰岛素抵抗后，细胞膜上的胰岛素受体就像一把生锈了的锁，无论细胞外面有多少葡萄糖在徘徊，并且拼命刺激胰岛素的大量分泌，都打不开它，导致大量葡萄糖被挡在外面，多米诺骨牌就这样停在了第一步。

近些年来，科学家在研究胰岛素受体上花了大量的精力，试图采用某种药让这个不敏感的"锁"敏感起来，但是临床实验效果非常差，不良反应也很多。

这种胰岛素抵抗现象可以持续几十年，那么，怎么看待这个现象呢？

我认为，胰岛素抵抗是人体的一种自我保护。

细胞需要多少葡萄糖，是由细胞需要多少能量决定的，就如同一个锅炉需要多少燃煤是由供暖多少来决定的。假如，现在一位山西煤老板，手上有很多煤，一个劲儿地往电热厂送燃煤，电热厂的采购部领导会说："现在还不是冬季，我不需要这么多燃煤。"煤老板说："我这里煤太多了，你帮我消耗一下。"电热厂领导肯定会婉言谢绝："我的地方有限，不能放这么多煤。到冬天我们这里用煤会多一些，那时再多给我们送一些。"

同理，如果没有胰岛素抵抗，细胞外液增多的葡萄糖随意进入细胞内，那会出现什么情况呢？就会引起高渗，水分子随之进入细胞，细胞肿胀，死亡。人体细胞为了不让这里的高渗透压影响自己的工作，只能把大量的葡萄糖挡在外。

面对胰岛素抵抗，我们要做的是：

理解胰岛素抵抗的出现是因为细胞不需要这么多能量供应。

糖尿病非药物治疗的关键是管住嘴，迈开腿。管住嘴的意思是不要吃太多碳水化合物，迈开腿的意思是增加运动，提高细胞对能量的需求。

细胞对氧的需求多了，细胞膜上的胰岛素受体的敏感性自然就会增强。有氧运动可以增加有氧代谢的能量，力量运动可以增加葡萄糖在肌肉中的储备，所以糖尿病患者应该做有规律的有氧运动和力量运动。

空腹血糖高，先考虑前一天晚饭吃了啥

影响血糖值高低的关键因素有很多，包括饮食、运动、情绪、胰岛素抵抗、体内胰岛素分泌量、药物等。

为了诊断准确，糖尿病患者往往要做几项与血糖有关的化验：空腹血糖、餐后血糖、糖化血红蛋白以及口服葡萄糖耐量试验、馒头餐试验等。

空腹血糖是指从前一天晚上到隔天早晨，12 小时内没有进食的情况下测出来的血糖值。

夜里一直卧床，除了去厕所，可以说没有任何运动，那空腹血糖升高与哪些因素关系密切呢？

· 前一天的晚餐。

这是要首先考虑的。如果患者前一天晚餐吃得过于简单，比如，吃了一碗清汤面，会引起胰岛素大量释放，入睡后可能出现低血糖现象——出虚汗，心悸，肢体震颤等。人体在低血糖时会调动机体应激反应，升血糖的激素就会增多，还会调动释放肝脏内贮存的糖原，甚至促进糖异生的发生，这种情况下空腹血糖会升高。

・胰岛素不足。

一般人餐后 2~3 小时血糖能够降到正常值，而当胰岛素不足或者胰岛素抵抗时，几小时都不能降到正常值。

・情绪。

焦虑抑郁的人经常在后半夜醒来，情绪的不快会引起肾上腺素的分泌增加，促进糖异生，造成空腹血糖的升高。

・药物。

如果用药过多，造成了药物性低血糖，人体反射性地升高升血糖激素，释放糖原或者进行糖异生，会造成清晨血糖值升高。

我在临床上每次遇到空腹血糖高的患者都会仔细问很多问题，比如，情绪怎么样，前一天晚餐吃了什么，吃的药物种类和剂量，同时看患者的胰岛素分泌能力。

一次，一位 70 岁患糖尿病多年的老先生和我说，他听别人讲晚上要清淡饮食，所以晚饭一般吃得特别简单，常常是一碗米粥，200 克蔬菜，炒菜时加一点点油，一点肉都不放，每天按时吃降糖药。可是，早上空腹血糖是 8.9 毫摩尔/升。

他说："我不明白，吃得这么清淡，而且吃得也不多，为什么还是空腹血糖高？"

我做了调查，认为他的情绪没有问题，问他夜里睡得怎样，他说："还没睡觉就饿了，想着该睡觉了，不能吃东西，于是就这样睡了。可是后半夜睡不实，出虚汗，心悸，做梦，一直到早晨。"

我判断应该是前一天晚餐太清淡引发了低血糖反应，我让他以后晚餐增加一些肉类，把米粥换成老玉米。第二个月来复诊的时候，他告诉我，清晨血糖高的问题已经解决了，夜里睡眠也不错。

所以，当出现空腹血糖高时，一定要综合思考一下，是不是昨晚吃饭有问题？有没有情绪波动引发的问题？是不是昨天晚上出去运动消耗比较大，造成后半夜低血糖了？是不是因为用药多了？等等。

餐后血糖高，脂肪和膳食纤维吃够了吗？

餐后血糖检查一般是指检测餐后 2 小时内的血糖值。如果你想知道这顿饭对自己的血糖影响有多大，可以模仿馒头试验的方法，具体做法是：先空腹验血糖，做记录，然后从吃饭的第一口开始计算时间，到 2 小时的时候再测一次血糖。注意在餐后这 2 小时内，测试者不要运动，也不要食用其他食物。

影响一个人餐后 2 小时血糖结果的因素一般有以下几个。

·进食种类和数量。

一次吃很多的淀粉类食物能升高血糖，这一点不容置疑，但是大家要注意的是，淀粉类食物如果特别好吸收，升糖速度很快，2 小时后的血糖值可能是正常的，甚至还可能有点偏低。比如，这一顿饭只是喝粥，由于粥类食物好吸收，半小时之内会出现血糖高峰，而此时，你没有测血糖，到 2 小时测的时候，血糖已经下来了。

如果一顿饭膳食纤维少，也会增高餐后血糖值。

而一顿饭中如果增加脂肪，可以明显降低餐后血糖值。

·运动。

如果进食后立即运动，会消耗一部分葡萄糖，可以降低餐后血糖值。所以，为了防止糖尿病患者餐后出现低血糖反应，建议进食 2 小时之后，待胰岛素分泌的高峰期过后去运动，这样不容易引起低血糖。

·胰岛素抵抗。

如果有胰岛素抵抗，往往餐后 2 小时血糖值较高。

·与胰腺中 β 细胞分泌胰岛素的能力下降或者注射的胰岛素数量不足有关。

·降糖药种类和数量。

患者正在使用的降糖药种类，及用药的时间、数量、剂量都会影响餐后血糖值。

降低糖化血红蛋白，盯住 2 个数值

糖化血红蛋白（HbA1c）不是糖尿病的诊断指标，也不是血糖浓度，它反映了 120 天以来血糖的平均水平，测试时不需要空腹。

糖化血红蛋白是人体血液中红细胞内的血红蛋白与血糖结合的产物，这种蛋白与血糖的结合是慢性的、不可逆的，直到红细胞死亡，这个结合体才会消失。所以，如果想改变这个数值，就要努力降低餐后血糖值和空腹血糖值，让血糖值保持在正常状态，这样三个月之后糖化血红蛋白的数值自然会出现理想的结果。

但临床上经常出现的一种情况是，患者空腹血糖值正常，糖化血红蛋白升高，说明患者这三个月来的总体血糖水平较高，很可能存在餐后高血糖情况，这样的患者最好做一次口服葡萄糖耐量检查。

口服葡萄糖耐量试验，适用于确诊

口服葡萄糖耐量试验（OGTT 检查）是一种葡萄糖负荷试验，用以了解胰腺 β 细胞功能和机体对血糖的调节能力，也是诊断糖尿病的确诊试验，广泛应用于临床实践中，是一项只针对血糖高于正常值而又未达到糖尿病诊断标准的患者所进行的试验。

具体做法是：空腹测血糖，然后让患者口服葡萄糖粉 75 克（溶于 250~300 毫升水中），或者口服标准馒头 100 克，从第一口开始计时，于半小时、1 小时、2 小时、3 小时分别测患者的血糖值。试验过程中，受试者不能喝茶及咖啡，不能吸烟，不能做剧烈运动。

正常人空腹血糖值在 3.9~6.1 毫摩尔 / 升，进餐后 0.5~1 小时后升到最高峰，但不超过 8.9 毫摩尔 / 升，2 小时后回到空腹水平。糖尿病患者及糖耐量异常者会出现血糖值升高及节律紊乱现象。

如果空腹血糖达 6.1~7.0 毫摩尔 / 升，则为空腹血糖受损，餐后 2 小时血糖在 7.8~11.1 毫摩尔 / 升则为糖耐量减低；若空腹血糖值高于 7.0 毫摩尔 / 升或餐后 2 小时血糖值高于 11.1 毫摩尔 / 升，即为糖尿病。

在做这项试验时，要同时做不同时间点的胰岛素水平测试，来观察胰岛素释放能力，看是否有胰岛素抵抗，判断患者是胰岛素相对不足还是绝对不足。

我有一个患者，很胖，特别不爱运动，吃起东西来是来者不拒，尤其喜欢面包、冰淇淋、巧克力等食物。

她的空腹血糖值正常，但我认为她有胰岛素抵抗，也有可能已经有糖尿病了。她不相信，于是我给她做了个葡萄糖耐量检测，测试结果我以列表的形式给大家看看（表 19）。

表 19　某患者葡萄糖耐量检测结果

检测指标	正常值	空腹	半小时	1 小时	2 小时
血糖 毫摩尔 / 升	3.9~6.1	6.09	10.5	12.61	10.78
胰岛素 微摩尔 / 升	2.7~11.18	21.2	140.8	178.7	151.0

从表中可以看出：

第一，她空腹时血糖在正常范围，所以她总是认为自己没有问题。

第二，1 小时后血糖 12.61 毫摩尔 / 升，超过了 11.1 毫摩尔 / 升，说明已经可以诊断为糖尿病。

第三，她的空腹胰岛素分泌量比正常人高，说明她有明显的胰岛素抵抗。

第四，1 小时之后胰岛素分泌量是空腹的 8.4 倍，而正常人进食后胰岛素的分泌量应该是基础分泌量的 3~5 倍，说明她体内胰腺的 β 细胞在超负荷运转。

测试结果证明，我的推断是准确的，她确实需要做出改变了。

人人都能用的糖尿病食谱，不用也罢

在我眼里，血糖高是一个现象，出现并发症才能说它是疾病。

就如同一条河，我们看到了河水中有一些塑料瓶子，这是一种现象，当瓶子越来越多，堆积到下游堵塞了出口，才会引发一系列问题。现在的西医只管理下游问题，具体来说就是对症治疗，即便是看到了血糖高（中游现象），也是用药物去降低血糖，治标不治本。正确的做法是从上游进行治理，通过现象找到背后的诱因——河水里的瓶是从哪里来的？阻断来源，禁止人们往河里扔塑料瓶子，这才是真正的治本。

血液中的血糖含量我们可以测出来，当高于正常的血糖数值摆在你面前的时候，你要知道，这是现象，它的上游因素是什么？这个诱发因素是否还存在？是不是已经引起了下游某个器官的障碍、代谢的紊乱？严重到什么程度？这些都是我们要关心的。

糖尿病，简单说就是患者体内的血糖值过高。造成血糖值高的因素是什么？是血糖的来源太多了，还是血糖的消耗受阻？在对身体状况有全面认知后，才能更有针对性地指导患者。

很多人都特别希望有一个放之四海而皆准的糖尿病食谱，按照这个食谱安排每天的饮食，搞定血糖。但是我告诉大家，没有这样的食谱！

为什么？

首先，适合大多数人的是大众营养，而解决糖尿病问题用的是临床营养。

大众营养是指如何满足正常人的营养需求，强调适合大多数正常人使用的方法，而临床营养强调个体化的营养需求，讲究营养诊疗流程，要随时调整营养治疗方案，要看治疗效果。这样一来，要考虑的问题就多了，不仅仅看患者的身高、体重、年龄，还要看他血糖值变化的规律、体内胰岛素的储备情况，有没有合并症和并发症，平时的用药情况，运动、情绪等因素。总而言之，因人而异。

其次，疾病诊断和营养诊断不是一回事。

糖尿病是疾病诊断，不是营养诊断。同样是糖尿病患者，他们的营养状态会有很大差异，有的患者很胖，有的患者很瘦，有的患者有合并症，有的患者除了血糖高外没有其他问题。

糖尿病发展的不同阶段所影响的器官程度不同，要进行管理的目标也不一样。

由于每个糖尿病患者的营养诊断不一样，就决定了在营养调整方面不可能一个营养处方走天下。

最好的糖尿病食谱应该是个体化的、有治疗意义的、可执行的。

糖尿病前期，关注合并症和并发症

这一时期的特点是：血糖超过正常值，但尚未达到糖尿病诊断标准。空腹血糖可以正常，也可以在 6.1~7.0 毫摩尔 / 升，如果做口服葡萄糖耐量试验（OGTT），2 小时后血浆血糖值处于 7.8~11.1 毫摩尔 / 升。

糖尿病前期特别要注意的是这个人是不是已经有合并症和并发症。例如，是不是合并了高血压？是不是有明显的腹部肥胖？是不是已经出现了下游问题，例如，心脑血管疾病，冠心病患者、脑卒中患者、肾病患者血糖处于糖尿病前期的人有很多。

我有个 54 岁的男患者就是这种情况。

他属于稍微胖一些的类型，BMI=27，有高血压症状 5 年了，血糖有轻度升高现象，空腹血糖值 6.2 毫摩尔 / 升，平时吸烟很多，饮酒很少，不爱运动，饮食上只管吃饱、吃好，不管是否吃对。他既往没有心脏病史，没有脑卒中史。

由于血糖升高得不多，也没有什么不舒服，他一直很不在意。但在我们医生看来，这种患者属于心脑血管病的高危人群，所以建议他做一下心脏方面的检查，结果冠状动脉造影显示前降支堵塞 70%。

所以，不要觉得血糖不算太高就毫不控制，这个信号给你的提醒，远不止是否诊断出糖尿病这么简单。

糖尿病期，还要关注用药问题

当一个人的空腹血糖值 ≥ 7.0 毫摩尔 / 升或餐后血糖值 > 11.1 毫摩尔 / 升时，可以诊断为糖尿病（要排除一些特殊情况引起的血糖高，比如，应激反应、慢性肝病、甲亢、应用激素等）。此时你要关注的，不仅仅是合并症和并发症问题，还要关注这个患者的用药问题。

一般患者到了糖尿病期，就要搞清楚他在用哪种降糖药，怎么吃的，打胰岛素打了多少单位，血糖最高的时间是什么时候，胰岛素功能情况怎么样，还有没有修复的可能性，等等。

帮他调整饮食、鼓励运动的同时，一定要勤查血糖，防止低血糖情况。

在糖尿病的饮食管理过程中，要特别强调的不是饮食与药物的配合，而是药物与饮食的配合——以有效饮食结合运动为主，来平稳血糖，防止并发症出现，同时要严密监测血糖，根据血糖值下降的程度，逐渐减少药物剂量。

很多人查血糖很勤，血糖值低了多吃饭，血糖值高了少吃饭，其实这是非常错误的做法。

因为血糖值低了，很有可能是由吃药多了或者运动多了造成的，也有可能是前一顿吃饭不正确造成的，应该找到准确原因，再亡羊补牢。

很多人在这一点上都存在误区。

有一次，有个患者拿着化验单来问我："夏医生，我这次血糖值是不是好多了？尿酸值也正常了？"

我看着这个瘦小干枯的老人说："您是不是加药了？"

她说："是的，降糖药和降尿酸的药都加量了。"

我没有为她高兴，而是很担心地问她："您有什么不舒服吗？"

她慢慢地说："最近总觉得头晕，尤其是站起来、走路的时候，而且夜里会睡不着，走路时没有力气，心跳得很厉害。"

我仔细问了问她这段时间的饮食情况，原来她为了化验结果的正常，对自己采取了非常手段——减少饮食和增加用药，搞得自己都营养不良了。

我非常严肃地告诉她："您这叫治标不治本。虽然血糖值和尿酸值正常了，但是这个结果是饿出来的，那就没意义了。您现在已经营养不良了，如果不改变错误做法，可能哪一天站起来时由于血液推送不到脑子而造成脑缺血，或者长期的免疫力低下引发癌症。"

糖尿病并发症期，一定要顾及问题器官

糖尿病的并发症有急性并发症和慢性并发症。

急性并发症包括糖尿病酮症酸中毒，高渗性非酮症糖尿病昏迷，以及在糖尿病降糖治疗过程中出现的乳酸性酸中毒与低血糖昏迷。

慢性并发症主要为大血管病变（心脏病、高血压、脑血管意外及下肢血管病变）、微血管病变（糖尿病视网膜病变、糖尿病肾病）和神经病变等。

每一种并发症的出现其实都是某个器官已经到了失代偿阶段，也就是这个器官已经不堪重负无法正常工作了，所以，糖尿病到了并发症期，要搞明白患者的哪些器官受累于这个病，受损程度如何。如果患者出现急性并发症，要马上送医院治疗；如果出现慢性并发症，要看已经累及哪些器官，尤其是肾功能、肝功能、吞咽和咀嚼能力。这样一来，在为患者制订营养方案时，就可以达到不给重要器官增加负担，同时还能稳定血糖值的目的。

同时，营养方案还要最大限度地减少并发症的程度，减轻胰岛素的负担，减少血糖值的波动。

糖尿病前期，很多人觉得空腹血糖值稍微高一点不要紧，照样抽烟，喝酒，不运动，胡吃乱吃。其实，这时虽然根据血糖值还不能诊断为糖尿病，但是，很可能已经有了胰岛素抵抗，有了腹型肥胖，有了高脂血症，有了高血压症，机体也许已经处于代谢紊乱状态，甚至一些人已经有了脑卒中或者冠心病。

因此，千万不要轻视糖尿病前期的状态，这段时期引起足够重视，血糖问题可以逆转。

营养治疗 4 步法，步步都是细节

导致血糖控制不良的因素可能有很多，如患者摄入的食物种类和数量不平衡，心理压力太大，同时存在其他疾病、用药问题、锻炼方法不得当等，所以需要整体调整，找到问题关键所在，抓住重点问题突破，最终解决问题。

在为患者制定营养方案的时候，不管患者处于哪个阶段，都要遵循我在本书第一章中提到的营养诊疗流程。针对糖尿病的营养诊疗过程，我把每一个步骤中需要注意的一些细节给大家阐述一下。

◆ 营养评估

全面采集患者的健康信息，包括他所有的过往患病情况、各项化验结果和辅助检查结果，他的运动量和工作性质、心态、作息时间，然后仔细询问他有没有不良习惯，还要调查他的饮食习惯。这些都是必需的。

另外，要特别关注患者有没有想改变自己行为的动力。很多患者幻想仅仅通过吃药打针就把糖尿病问题解决掉，对营养治疗没有信心，这种情况下做营养治疗效果很差。

采集信息时，还要注意了解患者和谁一起用餐、加餐情况和摄入食物稠度、咀嚼能力。如果一直在用药，还要了解用药种类、剂量、峰值和用药时间。

◆ 营养诊断

根据采集的信息，看他摄入的总体食物能量是否充足，摄入的碳水化合物的量和类型如何，摄入膳食纤维是否足够，是否缺乏蛋白质脂肪，消化功能是不是有所改变，食物与药物的相互作用如何。

◆ 营养干预

营养治疗目标和生活方式管理的内容应该是患者希望达到并且能够通过努力达到的，而不是由营养师或者主管医生根据自己理想的、千篇一律的模板来规定患者每天摄入多少能量、碳水化合物、蛋白质和脂肪。

这里要特别说一下营养治疗目标设定时要注意的问题。

要想通过营养治疗达到治疗效果，最起码要知道下面的 6 大目标。

第一，要能吃饱，还能够吃美。

人吃饭的第一目的是饱腹，吃饱饭是人的本能需求，饥饿时血糖一般不高，但是，此时身体内发生的变化是应激反应，会出现异常代谢现象。糖尿病患者吃饭时要掌握一些大致原则，例如，哪类食物要忌口，同时也要把食物做得可口，从而满足他的生理和心理需求，这样的饮食方案患者才会贯彻下去。

第二，保持血糖水平正常或接近正常，以预防或降低出现并发症的风险。

第三，获得充足的营养素，改善整体健康水平。

特别要注意提醒补充适量的脂肪和蛋白质，以降低大血管疾病风险，降低营养不良的可能。

我给患者开营养处方时，常常把患者可以吃的脂肪类和蛋白质类食材列出来，让患者明白原来这么多的食物都可以吃。

第四，关注合并症。

比如，血压异常、肥胖、高脂血症、高尿酸、高同型半胱氨酸血症等问题，都是心脑血管病的高危因素，属于难兄难弟，这些现象可能先后出现，可能部分出现，可能轻重不同。

第五，关注并发症。

特别要关注肾脏是否已经受累，一旦肾脏受累，营养治疗过程会非常复杂而且麻烦。如果已经有脑血栓，很有可能吞咽功能受到影响，在饮食调整上要注意。

第六，减轻胰岛素的负担，改善胰岛细胞的代谢水平。

这一点经常被很多人忽略。很多人认为，在胰岛素分泌相对不足或者绝对不足的情况下，注射胰岛素既能把这些不足的部分补充上来，达到降血糖的目的，还能让胰腺得以休息。这样的代替疗法现在非常普遍。

这些年我指导了很多糖尿病患者，我的经验是，一些 2 型糖尿病患者通过有效的营养治疗，是可以改善胰岛 β 细胞的分泌功能的，如果营养干预实施得早，患者执行得好，是可以完全恢复胰岛细胞的分泌功能的。大多数患者是部分恢复。

◆ 监测和评价

给予了营养治疗方案后，要监测是否能做到，在执行过程中方案是否需要调整；要严格控制每一餐，定期检查血糖、肾功能、肝功能、糖化血红蛋白、血常规、血压、体重等关键指标。在监测的基础上，进行进一步的心理引导。

均衡、平衡和个性，一个都不能少

第一，营养平衡，营养素一个都不能少。

大多数糖尿病患者的营养需求与普通人群一样，需要各种营养素，不能说对某一类营养素不沾不动。例如，许多患者不吃油性食物，有的患者不吃碳水化合物类食物，这些都是不对的。让患者不缺乏营养是营养治疗的基础，脂类、蛋白质、碳水化合物、膳食纤维、维生素和矿物质，一样都不能少。

第二，总能量与消耗的能量相当。

在能量比例中，碳水化合物占 40%～50%，蛋白质占 15%～20%，余下的是脂肪，占 30%～40%。

蛋白质：蛋白质的摄入量为每天总能量的 15%～20%，包括动物蛋白和植物蛋白，运动量大的人可以把蛋白质再增加一些，出现糖尿病肾病的患者蛋白质要有所限制，具体内容看慢性肾病一章。

碳水化合物：根据患者的饮食习惯、目标血糖值和目标血脂值来确定碳水化合物的推荐量，另外患者的运动量也是确定比例的重要因素。低碳饮食对血糖的影响已经经过实验证实的确有效，但是，不能太过低碳，比如，生酮饮食对于一些肥胖的轻型的糖尿病患者的确有效，但是，面对一个糖尿病前期或者已经是糖尿病的患者，我要仔细检查他的胰岛素储备能力、心肝肾功能状态，有没有其他代谢性疾病，要考虑很多方面问题后，才能确定是否采用生酮饮食。

为了防止患者出现低血糖、酸中毒、肾功能损伤等问题，我在给糖尿病患者或者糖尿病前期的患者开营养处方时，都不会采用生酮饮食，而是低碳饮食。如果患者有一定的运动量的话，我会把碳水化合物控制在每天总能量的 30%～40%；如果运动量不多，我会控制在 20%～30%。

我在用低碳饮食的方法给糖尿病患者指导的时候，最容易出现的现象是：患者很快出现血糖下降。为了防止低血糖发生，只要开始低碳饮食，就要非常频繁地查血糖，同时把降糖药减少一半，观察。如果血糖继续下降，降糖药还要继续减少，直到血糖稳定在 8~10 毫摩尔 / 升。那把降糖药减少之后血糖会不会飙升呢？如果出现这种情况，多数是这个患者没有做对低碳饮食，每一餐的结构没有掌握好。如果你实在不会换算，就记住，最好每天吃 130 克以上的碳水化合物。尽量不吃米面类和加工食品等高 GI 值的食物，要学会使用碳水化合物交换份数量、合理的 GI 值等方法来调节进食。

脂肪：增加脂肪摄入对餐后血糖的控制非常有好处，地中海饮食中脂肪的比例是 40% 左右。除了反式脂肪酸外，各种脂肪都可以吃。

膳食纤维：一般建议患者摄入多种含纤维素的食物，如全谷类、根茎类主食，还有水果、蔬菜，都是膳食纤维素的很好来源。

第三，尊重个体差异。

在设计饮食方案时，要考虑运动量、工作状态、生活是否能自理、饮食习惯，要让这个方案可以执行，而且在实施过程中要不断地调整，要有阶段目标。

不管使用何种饮食方案，都应该建立在习惯性的食物摄入和患者偏好的基础上，正餐和加餐的分布方式应与患者的活动模式一致。

这一条大家可能不太明白，举个例子。

南方人喜欢吃米饭，北方人喜欢吃面食，各地蔬菜和水果的种类也有很大的区别，在设计方案时要照顾每个人多年生活的习惯，如果必须要改变某种不良习惯，就要与患者充分沟通，让他明白改变的必要性和必须性。比如，在给北方人设计饮食方案时，要多采用包子、饺子去代替面条、馒头之类的面食；南方人的话，用炒米饭代替白米饭。糖尿病患者适合少吃多餐，意思是说把一天应吃的食物计算好之后，分成多次吃，每次都不要吃太多。所以，我经常让患者加餐，在设计加餐时间和内容时，也要看哪种加餐的方法可以执行。比如，患者是一个上班族，让他上午和下午加餐几乎是不可能的，但睡前加餐就很容易做到，那么你可以给这类患者设计成一天四餐。

针对个体制定可以执行的饮食方案，才能最终保证食疗效果。

只有医生知道的控糖诀窍

糖尿病的综合管理有五个要点，有"五驾马车"之称，分别是糖尿病教育、饮食控制、运动治疗、血糖监测和药物治疗。而对糖尿病患者来说，饮食控制要贯穿于糖尿病治疗的始终，为什么？

咱们前面讲过，血糖的三大来源包括饮食、肝脏释放糖原和糖异生，后面这两项是人体自主完成的，我们主观上不好控制，只有第一条我们自己能牢牢把握住，所以"管住嘴"就成了控制血糖的重中之重。

那如何"管住嘴"呢？

关注食物的升糖指数

血糖指数（Glycemic Index，GI）指的是摄入50克碳水化合物类食物后2小时内引起体内血糖升高的程度，与吃50克纯葡萄糖2小时后所引起的血糖升高程度的比值，测的是这种食物升高血糖的速度和能力。

大家注意一下会发现，这里特指的是碳水化合物，千万别把脂肪和蛋白质类食物混淆进来。那怎么确定不同食物升糖能力的高低呢？以葡萄糖为参照，把葡萄糖升血糖的能力定为100，升糖能力大于70的是高升糖指数食物，低于55的是低升糖指数食物，介于55~70的为中升糖指数的食物。

具体食物的情况，我举几个例子大家看看。

表20　常见食物的升糖指数

葡萄糖 100	马铃薯泥 73	猕猴桃 52
棍子面包 90	西瓜 72	山药 51
富强粉馒头 88.1	菠萝 66	葡萄 43
白面包 87.9	蔗糖 65	苹果 36
糯米饭 87	马铃薯 62	梨 36

表 20（续）

大米饭 83.2	荞麦面条 59.3	鲜桃 28
面条（小麦粉）81.6	煮的甜玉米 55	柚子 25
膨化薄脆饼干 81	杧果 55	李子 24
烙饼 79.6	甘薯（山芋）54	果糖 23
南瓜 75	香蕉 52	樱桃 22

（资料来源:《中国食物成分表》（第 2 版），中国疾病预防控制中心营养与食品安全所编著，主编杨月欣、王光亚、潘兴昌）

通过表 20 我们会发现，低 GI 值的碳水化合物类食物里有很多水果。就像前面介绍的，水果里含有大量的果糖，虽然甜，对血糖的影响却不大，而且水果水分含量很高，相对来说，碳水化合物的比例会低很多，所以糖尿病患者不是不能吃水果，关键是看怎样吃。

对于高 GI 值的食物，也不是说糖尿病患者就绝对不能吃，而是要注意一次摄入量。

比如说蜂蜜。蜂蜜的 GI 值是 73.0，富强粉馒头的 GI 值是 88.1，看来馒头比蜂蜜更容易升血糖。再者，你可能一次吃 50~100 克馒头，而蜂蜜一次最多也就吃一勺（大概 10 克），所以用蜂蜜调调味，未尝不可。

还有蔗糖，江浙一带的人做菜时喜欢加点白糖提味，结果有很多人说菜里不能放糖，会增加血糖。真的吗？从表 20 大家可以看到，蔗糖的 GI 值是 65，而米饭的 GI 值是 83.2，所以用点蔗糖提味是可以的。

每一种食物的升糖指数和怎么吃，一下子说清不太现实。我来简单介绍一下影响食物 GI 值的几个因素。

第一，一顿饭中碳水化合物的数量。

第二，食物的类型。比如，成熟程度比较高的水果比成熟度低的同类水果，GI 值会更高。

第三，加工程度。烹饪时间越长，做得越软烂，GI 值越高。因为烹饪让食物中的碳水化合物更容易被人体吸收，所以糖尿病患者的膳食有"吃干不吃稀，吃硬不吃软"的原则。

第四，食物相互作用。同时吃其他食物也会影响人体对碳水化合物的吸收，从而影响 GI 值。比如单独吃 100 克白米饭的升糖能力一定会高于同时吃一些炒菜和肉类的混合餐，这是因为蛋白质、脂肪、膳食纤维延缓了胃排空，所以升血糖的速度也会减慢。

掌握了以上四个要素，如何吃能降低升糖指数是不是心中有数了？

关注血糖负荷

在阅读血糖指数表时我们会发现，有些食物，如西瓜，它的升血糖指数是 72，但是每 100 克西瓜仅含有 5 克碳水化合物，其他大部分都是水分。

用升糖指数 ×100 克该食物所含的碳水化合物 = 血糖负荷，血糖负荷 > 20 的为高血糖负荷食物，血糖负荷在 10~20 的为中血糖负荷食物，血糖负荷 < 10 的为低血糖负荷食物。

由此算来，西瓜的血糖指数是 72，但是 100 克西瓜中仅含有 5 克碳水化合物，所以血糖负荷 < 4，属于低血糖负荷食物。

只有把血糖负荷和升糖指数综合看待，才会对饮食与糖尿病的关系有正确认知。动不动这也不敢吃，那也不敢吃，亏的是自己的身体，而且血糖控制也难以达到满意效果。

前面说了糖尿病患者吃饭要"挑"，挑升糖指数低、血糖负荷低的食物，也说到了"不挑"——平衡膳食，什么都吃，因为保证身体健康才是我们制定营养方案所要追求的最终目标。

正常人也好，糖尿病患者也好，都需要合理的营养素供应，饮食摄入都要以营养平衡为前提。蛋白质、维生素……这些我们人体必需的营养物质一定要吃得足够，才能保证身上的每一个细胞都是健康的。如果只顾着维持血糖而不管其他，即使血糖正常了，身体各处的细胞也会病恹恹不能好好工作，那不是和我们追求的健康目标背道而驰吗？

很多人一发现血糖高了，就不管不顾地先降血糖。其实把血糖降下来很容易，药物上做些调整就可以了，加大剂量或者几种药物齐上阵，一定能把血糖降下来。我们在医院的 ICU 抢救患者时经常会用到静脉滴注胰岛素的方式，或者用输注泵把胰岛素缓慢地推注到血管的方式，让患者的血糖快速平稳。但这只是应急，用药降血糖不能解决细胞营养问题，照样会出现并发症。

要从源头上控制血糖问题很难，需要许多知识，还要和自己的习惯做斗争，要有意识地改掉一些坏习惯。

有一次我遇到一个女患者，62 岁，体重正常，患糖尿病已有 10 年了，没有高血压。这个患者有段时间手麻，很担心这是脑血栓的前兆，就来神经内科看病。

我就问她："是两只手麻还是半身都麻？"

患者回答："两只手麻，尤其是手指尖。"

我用叩诊锤敲一敲她的腱反射，发现腱反射消失，可以定性了："是周围神经炎，不是脑血栓的前兆。"

除了脑血栓，周围神经炎也是糖尿病常见的并发症，主要症状为四肢远端有麻木感，严重时会影响运动能力，最常见的有力证据是查体时腱反射消失。而脑血栓引发的麻木大多是半身麻木，多伴有半身肢体瘫痪。

周围神经炎的发生和人体缺乏维生素关系十分密切，尤其是缺乏维生素 B_1、维生素 B_6、维生素 B_{12}。也就是说，这位患者身上的维生素摄入明显不足。

我赶紧问她："您平时是怎么吃饭的？"

患者回答："早上一碗粥加一个鸡蛋，中午二两米饭加一盘豆腐，晚上半个馒头加一些蔬菜和汤。"

显然，精米精面吃得太多，米面属于精细粮食，是高升糖指数的食物，而且缺乏蛋白质、脂肪、维生素和矿物质。

我再问："一天吃多少蔬菜？吃什么？"

患者说："我可喜欢吃菜了，黄瓜、萝卜、土豆、南瓜、西红柿，我常吃，每天能吃半斤。"

这里面有好几种食物都含碳水化合物，比如，土豆、南瓜。虽然她说她很喜欢吃蔬菜，但实际上并没有达到正常人需要的水平，而具体到糖尿病患者，每天最好吃 500 克蔬菜，也就是 1 斤。

我再问："您爱吃咸菜吗？"

"爱吃呀，咸菜配米粥吃起来非常舒服。"

大家看出来没有，这个患者的食谱上食材种类非常少，而且把咸菜、土豆、南瓜与蔬菜相提并论，长此以往，自然会造成体内维生素的不足和碳水化合物的增多。

少吃多餐

最近，一个因为失眠和记忆力下降的患者来找我看病。她是个 64 岁的知识分子，有高血压 6 年了，两年前发现空腹血糖 6.7 毫摩尔 / 升，她很紧张，决定好好控制饮食，很多食物不敢吃，比如脂肪，不管是植物脂肪还是动物脂肪都不敢沾，见到含胆固醇的食物都严格控制，每次吃饭只吃一点点。这样一来，虽然她的血糖正常了，但是整体健康状态越来越差，后来又添了慢性支气管炎、胆结石等病，同时，睡眠质量变得很差，记忆力也明显下降。

这个患者的错误，是对于"少吃"这个词的理解有问题。

正确的做法是：根据一天需要输出的能量把一天需要的食物总量计算出来，然后分成多次完成摄入。采用每一餐数量少但多餐的方法，稳定血糖，防止饥饿。

我建议这类患者一般吃 4 餐。如果条件允许，一天吃 6 餐，把一天需要的所有营养目标均分到 6 餐当中去。

后来这个患者按照我给的营养处方去做，整体状态恢复得很好。

混合食物降低升糖指数

对糖尿病患者来说，一顿饭里面的食物如何搭配非常重要，这会影响餐后血糖，单独吃米饭一定会比米饭 + 蔬菜 + 肉类容易升血糖，因此特别提倡吃混合餐，每一顿都要注意食物多样化。

不过在食物多样化的时候，要注意不要同一类的食物累加。

有一次一个患者给我发过来一张照片，是他自己吃的晚餐，里面有一根老玉米、两块白薯、一根山药，炒的菜里面还有土豆丝。这样吃，碳水化合物还是一次吃太多了。

讲真话，只要会配，不必忌口。比如，我有个朋友，50 岁，胖胖的。有一天她含着眼泪对我说："夏医生，我有糖尿病。我特别爱吃馒头，知道馒头的升糖指数很高，一般不敢吃，但是心里痒痒的。今天我实在忍不住吃了一个，太好吃了，但是，刚才我测了一下餐后两小时血糖，到了 15.5 毫摩尔 / 升，这可怎么办？连馒头都不能吃，活着多没意思。"

我给她出了个主意："馒头再好吃，也不能就吃这一样，你得把主食和菜、肉混着吃，这样会降低餐后血糖。你听我的，明天早晨你吃半个馒头，加上一个鸡蛋，再加上一两牛肉、半根黄瓜，两小时之后你再测一次血糖，看看怎么样。"

这位朋友一听可以吃馒头，高高兴兴地回去了。

几天后她来找我，说："你这方法真灵，我吃了馒头，餐后血糖值也没上去。"

所以说，搭配着吃，不见得要忌口。

控制食物分解速度

前面讲碳水化合物的分类和被消化吸收的过程时，大家可以看出，碳水化合物到了空肠才能吸收，只有吸收了的碳水化合物才能升血糖。如果我们把食物从口腔到空肠的消化过程控制了，升血糖的速度也就被控制了。

如何控制？

第一，细嚼慢咽，将吃饭的过程延长。

很多人吃饭像打仗一样，喜欢狼吞虎咽。这种人往往较胖，而且血糖容易升高。还有很多人爱用榨汁机把食物打碎了吃，我不太赞成这样做。食物的咀嚼过程非常重要，一方面可以锻炼牙齿，另一方面可以减缓血糖升高的速度，还能享受食物的味道。

第二，先吃不好消化的食物，最后吃碳水化合物。

有一次，我去美国旅游，同行的一个中年男性有糖尿病，我发现他吃饭特别快。美国人吃饭都是分餐制，一人一份，而且一份的量特别大。这位先生只要了一份鸡蛋炒米饭，也就是说这顿饭他只吃这一种，不吃别的饭菜。他拿着勺子准备大口吞咽，我赶紧制止了他，告诉他一个减慢进餐速度的方法。

我说："你先挑鸡蛋吃，然后吃里面的青豆，再吃里面的火腿肠，最后再吃米粒。这个吃法能降血糖。"

一听说这种方法能降血糖，他马上实施。吃了大概一半，他把勺子放下了，说："吃饱了。这种方法真好，既能吃饱还能吃好，回国后继续照着做。"

第三，三餐做到"三足鼎立"。

"三足鼎立"的三个"足"是指蔬菜类、蛋白质类和碳水化合物类。蔬菜占总数量的一半，蛋白质类占 1/4，碳水化合物类占 1/4，最好选择低碳水化合物的主食。中餐、晚餐可以是主食＋蔬菜＋肉类，早餐可以是包子＋鸡蛋＋牛奶＋蔬菜。

第四，要喜欢油。

大家都知道吃油性的食物不容易饿，比如，吃一个面包与一个面包＋油煎鸡蛋比较，两者粮食部分都是 100 克，从能量来讲，肯定面包低，面包＋油煎鸡蛋高，但是，吃到肚子里的反应不一样，吃面包＋油煎鸡蛋不容易饿，而且餐后血糖也会比单独吃一个面包稳定，原因是延缓了食物从幽门排出的速度。

所以我经常教我的患者早餐吃油煎鸡蛋，中午吃一些红烧肉，晚上增加坚果类食物的摄入，因为这样可以通过油脂的作用减缓食物从幽门排空的时间，从而控制食物升血糖的速度。

巧用食物交换份

对于碳水化合物类食物的摄入，糖尿病患者应该灵活掌握食物交换份的方法。交换份也就是以一份 90 千卡为单位来换算，都是碳水化合物，相互可以置换。我列出几种典型的食物类型，来看一份 90 千卡能量的碳水化合物食物有多少克。

表 21　常见碳水化合物能量对照表

食物	重量 / 克	食物	重量 / 克
大米、小米、糯米	25	梨、桃、苹果（带皮）、橘子、橙子、柚子	200
面粉、玉米面	25	葡萄（带皮）	200
各种挂面、龙须面	25	草莓	300
马铃薯	100	西瓜	500

从表 21 中大家可以看出：

25 克大米、白面、小米、糯米与 100 克土豆的能量相当，与 200 克苹果、梨、橙子的能量相当，与 300 克草莓的能量相当，与 500 克西瓜的能量相当。

大体上可以概括为：提供同样多能量，细粮和根茎类、水果的分量比例是1：4：8。为了大家更容易记住和应用，我为大家总结了一个简化版的食物交换份公式。

$$50克（1两）米饭 \approx 200克（4两）根茎类 \approx 400克（8两）水果$$

有了这个公式，大家就可以在日常饮食中灵活地搭配碳水化合物了，比如用薯类或者水果来代替米饭、馒头。

食谱设计

说了这么多，那如何制作一个简便易行的糖尿病食谱呢？

假设一个患者是个脑力劳动者，女性，55 岁，从事轻体力劳动，身高 160 厘米，体重 69 千克，BMI=26.9，体重算是超重。每天上下班坐公交车，没有其他特殊的运动方式。现在血糖有点高，餐前空腹血糖 7.2 毫摩尔 / 升，餐后两小时血糖 13.5 毫摩尔 / 升，甘油三酯 5.2 毫摩尔 / 升，其余生化检查均正常。血压正常。目前没有吃降糖药。目前没有并发症。

诊断：符合 2 型糖尿病诊断。暂时不用服药，靠运动和饮食调理。

建议：每天有规律地运动，快走 6000 步。

饮食习惯调查：患者每天喝粥 50 克，每天吃米饭 2 次，每次 100 克，早晨吃面包 100 克，每天吃水果 500 克、蔬菜 200 克、肉类 50 克、鸡蛋 1 个，经常喝咖啡和奶茶。偶尔吃内脏、肥肉、洋快餐。不吃粗粮。不喝牛奶。不喜欢吃海产品。

营养诊断：碳水化合物超量，蛋白质、脂肪、膳食纤维、维生素、矿物质不足。

营养建议：停掉粥和面包，米饭减少，用粗粮代替，增加蔬菜、肉类、牛奶、内脏、坚果。

明确了以上情况后，再分两步设计食谱。

第一步：计算总能量和三种能量营养素的比例。

·计算标准体重。公式：标准体重 = 身高 / 厘米 − 105，这位女性的情况是 160 − 105 = 55 千克。

·计算一天总能量。总能量 = 标准体重 × 30 千卡 / 日，这位女士是 55 × 30 = 1650 千卡 / 日。

·分配能量。由于患者是脑力劳动者，也没有额外的运动，因此我把她的每天摄入脂肪定在 50%，碳水化合物定在 30%，蛋白定在 20%。

蛋白质：1650 × 20% ÷ 4 = 82.5 克。

碳水化合物：1650 × 30% ÷ 4 ≈ 124 克。

脂肪：1650 × 50% ÷ 9 ≈ 92 克。

第二步：具体落实为每天的食物。

蛋白质一天摄入量应该是 82.5 克，优质蛋白质要占一半，也就是 41.25 克。

这 41.25 克优质蛋白质从肉、蛋、奶中获得，肉类的蛋白质含量是

17%~20%，一个鸡蛋大约含蛋白质 6 克，而 100 毫升牛奶含蛋白质 3 克左右，所以这位身高 160 厘米的糖尿病患者，每天要吃一个鸡蛋、200 毫升牛奶和 150 克肉类（包括鸡鸭鱼牛羊肉和内脏）。

碳水化合物一天的需求量是 124 克，如果其中的 50 克来自水果，按 1 : 8 换算大约是 400 克苹果、梨、橙子等；剩下的 74 克分给升糖指数不太高的根茎类，按 1 : 4 换算，相当于要吃 296 克根茎类食物。

在这方面，要注意以下三点。

第一，对糖尿病患者来说，要尽量选择天然的碳水化合物类食物，而不是精细加工的米面类食物。

因为天然食物除了含有糖类以外，维生素、矿物质和膳食纤维的含量也很高，属于复合型碳水化合物类食物，而精细加工的食物不仅损失了这些营养成分，还更容易被吸收，升糖指数更高。

从表 20 中大家可以看到，同样是 100 克食物，米面类的食物都在高 GI 区域，而那些根茎类多在中 GI 区域，水果类在低 GI 区域。

第二，除了注意这些 GI 值和食物交换份以外，还要注意的是食物的加工程度。

例如，土豆本身是很好的主食，里面含淀粉 17.2%，如果蒸土豆，GI 值是 62；如果做成土豆泥，则 GI 值是 73。由此可见，加工得越多，升血糖指数越高。

所以建议糖尿病患者尽量不要吃精细加工的食品，比如，蛋糕、面包等。很多患者喜欢熬红薯粥、南瓜粥，这是犯了精细加工的错误。

建议糖尿病患者的主食多选择粗粮、全谷物、根茎类，还可以用水果来代替传统的主食。

脂肪一天应该摄入 92 克，其中一半由肉蛋奶提供。肉蛋奶中有多少脂肪不好直接计算，不同动物的肉类脂肪含量不同，同一种动物的不同部位脂肪也不同，我很赞成吃些肥肉，比如，红烧肉、排骨、鱼类、炒猪肝等，对于这些动物脂肪要采取欢迎的态度，动物脂肪与食物一起进入胃中，可以增加饱腹感，降低餐后血糖；植物油占总油脂的一半，总量为 46 克，可以让患者每天吃 30 克坚果和 30 克植物油（菜籽油或者橄榄油）。

糖尿病患者的蔬菜摄入量和一般人群要求差不多，每天不少于 500 克，深色蔬菜要占 50% 以上，换着花样吃就可以了。

由于这个患者还在上班，白天加餐不方便，睡前应该加餐一次。

我把这些计划以一张表格的形式呈现出来，便于大家理解（表 22）。

表 22 某糖尿病患者饮食方案

用餐时间	主食	蔬菜	鸡蛋	牛奶	坚果	肉类	水果
早餐	100 克（土豆、山药、芋头、南瓜、玉米等）	100 克	1 个	200 毫升	—	—	100 克
午餐	100 克（土豆、山药、芋头、南瓜、玉米等）	200 克	—	—	—	100 克	—
晚餐	96 克（土豆、山药、芋头、南瓜、玉米等）	200 克	—	—	—	50 克	100 克
加餐	—	—	—	—	30 克	—	200 克
汇总	296 克粗粮	500 克	1 个	200 毫升	30 克	150 克	400 克

这个饮食方案只是针对这个患者，是在已经确认身高、体重、运动量、诊断结果，没有任何并发症，没有吃降糖药，做了详细的饮食调查的情况下制定的。如果前提条件变了，后面制定的营养方案都要有所变化，所以，大家不要照搬照套，学会思路和方法就好。

控制血糖也是一场心理战

有一位男性患者，65 岁，确诊糖尿病 10 年了。有一天，他到我这儿来看病。

因为他不太想吃药，就自作主张减药或者停药。可是每次减药、停药后，血糖值就升高了。他知道这样对身体不好，希望能从我这里找到解决办法。

我对他说："把饮食控制好，血糖就平稳了，这样药物就可以少吃一点。"

他说："我控制饮食了。"说这句话时，我看见他双眼含泪。

我有一点惊奇，就问他："你为什么这么难过啊？"

他说："我年轻的时候可穷了，什么好的都吃不上，现在家里条件好了，又不让吃，所以我控制饮食的时候，就觉得心里特别难受。"

我说："其实你绝大部分食物都可以吃，只是有些食物你要控制一下数量，比如米饭、馒头，还有一些食物要尽量少吃，比如，别喝粥，少吃蛋糕、面包。"

我刚说到这儿，他眼睛一下瞪得老大，说："我最爱喝粥了，而且特爱吃蛋糕，小的时候可想吃蛋糕了，但是买不起，现在有钱了，又不让我吃，我真是很难过。"

我说："那别喝粥行吗？"

他说："我能一个星期喝一次吗？我觉得粥特别好喝。"

他说话时的样子，让人看了都心酸。

这类患者很难控制血糖，因为他在控制饮食的时候会带着许多情绪，比如，儿时家里穷，吃不起，现在不让放开吃，感到很委屈。这种现象在心理学上叫作缺陷弥补心理，以前得不到，造成了缺失，一旦能得到了，即便已经足够了，仍然要拼命去填补。这类患者如果不能正确地意识到自己的心理问题，仅仅靠宣传教育，很难控制好血糖。

我开导他说："你现在饮食控制不好是心理问题在作怪，你不能一边吃东西，一边想小时候的委屈，通过多吃来获得心理满足。再说，你小时候生活在饥饿中，你的胰岛素对碳水化合物的调节能力比较有限，你没有那么好的胰岛素储备，对糖的耐受力低，如果现在你和别人的吃法一样，你的血糖肯定会升高。"

"那我该怎么办呢？好吃的食物就不能吃了吗？"患者很认真地听我说完，还是十分不舍。

"不是不让你吃，而是让你千万别吃多了。粥、蛋糕这些你最喜欢吃的食物，可以吃一口、两口，满足一下心理需求，一次别多吃，吃多了，血糖肯定会上去。要做到少吃多餐，食物多样化。喜欢吃某种食物就贪吃是绝对不可取的，别说你是糖尿病患者，就是健康人这样做也不好。"

后来他还是改变了很多，整体健康状态比以前进步不少。

我在临床上经常遇到有类似问题的患者，我的体会是在帮他们调理血糖时，还要注意观察他们的心理状态。如果发现患者有类似的心理问题，要理解他们，帮助他们去解决。心里的某些坎儿过不去，营养方案制定得再好，也是无效的。

常见误区解答

糖尿病患者不能吃水果吗？

水果里有大量维生素 C，还有许多黄酮类多酚类营养素，膳食纤维很多，所以糖尿病患者一定要吃。很多人纠结的是这些水果是餐前吃还是餐后吃。

我的建议是：要么当主食吃，要么当加餐吃。比如餐前有水果，你一边吃一边想着这顿饭的主食可以不吃或者减少，也就是用水果交换掉相应的主食。加餐吃的时候不要吃多了，一次 100~200 克，如果同时加上一些坚果、鸡蛋更好。

千万不要吃饱后再吃，除非这顿饭没吃主食，可以考虑餐后吃点水果。

尽量选升糖指数较低的水果。一般北方的水果含水量比较大，南方的水果含碳水化合物比较多，比如杧果、菠萝。

还要注意量的问题，一个苹果大约是 200 克，一次吃一个足矣，别吃多了。

糖尿病患者能吃脂肪吗？

几乎所有糖尿病患者都被告知"少吃脂肪，尤其是少吃饱和脂肪"，但是，如果一顿饭脂肪很少，会有什么结果呢？是不是很容易饿？

这些年来，已经有很多科学家做了大量研究，发现动物的饱和脂肪酸并不是坏东西，而不饱和脂肪酸摄入过多会造成人体的炎性反应。我在《你是你吃出来的》中讲过，人类从猿猴走到今天成为世界上最聪明的杂食动物很不容易，其中有好几十万年都是狩猎时代，那个时候人类集体围猎动物，获得猎物之后用火烤着吃，不管肥肉、瘦肉还是内脏，全部吃得干干净净。动物的饱和脂肪酸能让人类有饱腹感，有更多的能量去战胜恶劣环境，所以相当重要，不能随意减量或不吃。

一般来讲，一餐混合性食物在胃里停留 3~4 小时，大家早上 8 点吃早饭，12 点左右正好吃中午饭。

大家通常的体会是，如果这顿饭吃了些肉类、含油量多的食物，就不容易饿，也就是说胃排空慢。因此糖尿病患者每一顿饭都要吃一些油类食物，比如我经常建议患者早餐用椰子油或者猪油煎鸡蛋，加上几片牛肉，再加上一份粗粮、200 毫升牛奶和 100 克蔬菜，这样一上午胃的排空会很慢，血糖就很稳定。中午吃饭时要有肉类，下午血糖也比较平稳。如果过于清淡，胃里的食物被吸收得太快，容易引起低血糖。

吃素能降糖？

许多糖尿病患者吃素食，结果血糖忽高忽低，很难控制，而且感到全身无力，更可怕的是睡眠越来越差，记忆力也开始下降。

其实糖尿病患者要注意补充蛋白质，因为蛋白质是人体中最基础的营养成分，细胞结构、人体代谢、大脑运转都离不开它，胰腺的 β 细胞合成胰岛素也需要氨基酸。

糖尿病患者的运动量非常重要，运动时肌肉组织要重组，如果蛋白质不足，会出现肌肉无力。

有位女患者，63 岁，患有多年糖尿病，后来因为膝关节疼痛造成行走困难，以为得了风湿病，就到风湿科去看病。风湿科医生给她做了许多化验，发现她没有患风湿，于是给她开了一些止痛药。

后来她因为经常心悸，于是去心内科看病。心内科医生给她做了心电图和超声心动图，超声心动图显示她有二尖瓣和主动脉瓣轻度狭窄。

再后来，她又因为头晕转到神经内科，挂了我的号。

我仔细问她在什么情况下会头晕，她非常明确地告诉我是站立和行走时有头重脚轻的感觉。她为什么在站立和运动中头晕呢？如果是脑血管问题，应该和体位关系不大，既然这样，就可能是血容量不足所致，因为血容量与蛋白质关系非常密切。于是我让她把裤腿提起来，用手指在她的胫骨前面摁了几下，发现有非常明显的凹陷，这说明她血液中缺乏蛋白质。

我问她平时怎么吃肉、蛋、奶的，她说因为自己有糖尿病，从来不敢吃肉，一周吃两个鸡蛋，不喜欢喝牛奶。

可以下判断了，她是因为低蛋白饮食造成体内的蛋白质缺乏，引出来一系列症状，包括关节痛、心悸、头晕等。

这个患者在我的再三解释之下，终于愿意回家吃肉、蛋、奶了。

我又帮她把每一顿的饮食结构搭好，采用混合性食物把升糖指数降下来，这样既保证她身体的营养均衡，又保证她的血糖波动减少。尽管她还在吃降糖药，每个月会来门诊开点降糖药，但她每一次来都高高兴兴、精神抖擞，胸脯挺得高高的。她说好多年没有这么舒服了，关节不疼了，心悸和头晕症状也消失了。

无糖食品真的无糖吗？

很多糖尿病患者出门时都会带一些饼干，主要是怕血糖低，这个想法是对的。

但是有的患者说："我这个饼干是无糖饼干，所以适合我们糖尿病患者吃。"这实际上是一个饮食误区。

前面已经介绍了糖类的分类。单糖中果糖是甜的，双糖中蔗糖是甜的，其他的糖类基本上都不甜，尤其是淀粉。淀粉是最常见的糖类，淀粉在消化道分解成为葡萄糖，所以只要是含淀粉的食品，哪怕没有甜味，也不能算无糖食品。

厂家在制作无糖食品时，为了达到味道香甜、易于保存的目的，都要加些添加剂，比如，甜味剂、反式脂肪酸、防腐剂、增稠剂等。

按照欧洲国家的通用概念，无糖食品不能含有蔗糖和来自淀粉水解物的糖，包括葡萄糖、麦芽糖、果糖、淀粉糖浆、葡萄糖浆、果葡糖浆等。但是，它必须含有相当于糖的替代物，一般采用糖醇或低聚糖等不升高血糖的甜味剂品种。

根据中国国家标准《预包装特殊膳食用食品标签通则》规定，"无糖"的要求是指固体或液体食品中每 100 克或 100 毫升的含糖量不高于 0.5 克。

看完这些，大家还认为无糖食品真的无糖吗？

大家在买无糖食品时一定要看食品说明书，关注两点：一个是碳水化合物含量，100 克中是不是超过了 0.5 克；另外看一下添加剂和反式脂肪酸的添加情况。

我更建议大家用水果加餐，水果的 GI 值不高，营养丰富；或用巧克力加餐，巧克力的 GI 值是 49；还可以用牛奶加餐，牛奶的 GI 值是 27.6。而大家都认为没有甜味的苏打饼干的 GI 值是 72。

降糖药一吃就是一辈子？

很多人认为已经得了糖尿病就必须吃药，一旦吃药就要按时吃，吃一辈子。我过去没有学营养学的时候也是这么认为的。得病了吃药那是天经地义的，但是，这些年我用营养治疗的思路给糖尿病患者指导，患者的治疗效果告诉我：降糖药物可以撤下来。

有一次我在一个医院讲课，医院院长在下面认真地听。他有糖尿病，吃了两种降糖药，已经吃两年了。以前他吃饭很清淡，做到低脂低盐多运动，但是药物依然不能减，血糖也是忽高忽低。听过我的课以后，他立即行动起来，做到食物多样化、三足鼎立、还注意加餐。每天早上把自己做好的早餐通过微信发给我，开始时我还做一些指导，后来发现他做得无可挑剔，我经常给他一个大大的"赞"。

一个月之后，他告诉我，他的降糖药全部停了，血糖基本正常。

到现在 4 年了，血糖完全正常，体重也减了 8 千克，关键是他后来一直没有再用降糖药。

还有一个 62 岁的患者，患糖尿病好多年了，一直服药。有一次因为头晕耳鸣，他来到神经内科找我看病，我自然要对他的饮食进行一下指导。

他很爱吃面条和馒头，一顿饭吃 2 个馒头，不爱吃蔬菜，说蔬菜嚼起来太麻烦。我给他讲了营养治疗方面的注意事项，回家后他照着去执行。

我给他约了一个月以后复诊，没想到才半个月就来了。他说自己最近血糖下降很快，有一次还出现了低血糖问题，问我能不能加点餐。

我说你应该减降糖药，而不是加餐。他很不解，说："内分泌科的医生说不要轻易动药物，别自己随便增减。"

我耐心解释："如果你的饮食、运动量都不变的话，药物就不要随意增减，内分泌医生在寻找药物与血糖稳定的平衡点；而你现在饮食方面做了调整，升血糖的力量已经不大了，降糖药就要相应往下减。"

我看他还是不明白，就只好连说带比画："比如，一个烧着炉子的房间，房间里温度太高怎么办？有人会说，开空调啊。开空调就相当于药物治疗。其实，最简单的方法是减少烧火用的木炭。木炭减少了，房间温度自然就降下来了，那个空调的使用量是不是也应当减少呀？"

患者终于明白了。

后来他把降糖药减到了原来的一半，空腹血糖依然稳定在 6~8 毫摩尔 / 升。

扫描二维码
回复"夏萌"

了解更多
糖尿病患者
饮食方案

如何认识糖尿病？

　　糖尿病，简单来说就是患者体内的血糖值过高。血糖最重要的功能是供应能量，没有能量就没有生命。但血糖增高时要引起注意，它是一个现象，是身体在向你发出信号，如果你仍然不调整生活方式，就可能引起心脑血管疾病、下肢血管病变等。

　　那么血糖高是怎么造成的呢？我们首先需要知道血糖从哪儿来，到哪儿去。血糖主要来自碳水化合物，肝脏释放糖原、糖异生过程是身体调节血糖水平的暂时性手段。血糖的消耗有三条途径：第一，进入细胞内供应能量；第二，转变为肝糖原；第三，转化为脂肪。进入细胞的葡萄糖被彻底消耗掉了，而后两条途径是血糖改头换面后，仍存留在身体里，以补充人体急需。当血糖的主要来源过多，消耗受阻，就会造成血糖高。

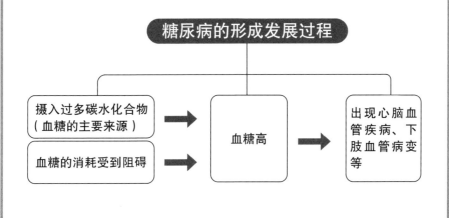

如何进行血糖监测？

　　影响血糖值高低的关键因素有很多，包括饮食、运动、情绪、胰岛素抵抗、体内胰岛素分泌量、药物等。

　　为了诊断准确，糖尿病患者往往要做几项与血糖有关的化验：空腹血糖、餐后血糖、糖化血红蛋白以及口服葡萄糖耐量试验、馒头餐试验等。通过化验结果，分析出造成血糖高的上游因素，才能更有针对性地指导患者，做到治标治本。

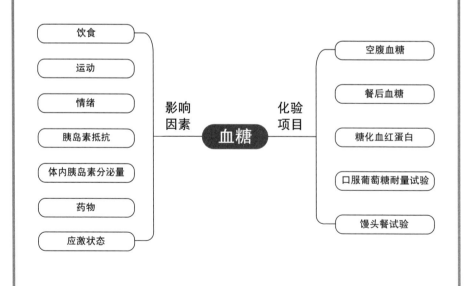

糖尿病人群如何进行营养管理？

糖尿病的发展可以分为三个阶段，不同阶段受影响的器官损伤程度不同，要进行管理的目标也不一样。

第一阶段：糖尿病前期。这时期血糖超过正常值，但尚未达到糖尿病诊断标准，可能已经有了胰岛素抵抗、腹型肥胖、高脂血症、高血压症等。这一时期如果足够重视，血糖问题是可以逆转的。第二阶段：糖尿病期。这一时期不仅要关注合并症和并发症问题，还要关注患者的用药问题。第三阶段：糖尿病并发症期。糖尿病的并发症分为急性并发症和慢性并发症。如果患者出现急性并发症，要马上送医院治疗；如果出现慢性并发症，要看已经累及哪些器官，制定营养方案时，不要给重要器官增加负担，同时稳定血糖值，还要最大限度地减少并发症的程度，减轻胰岛素的负担。

糖尿病发展的三个阶段

第一阶段
糖尿病前期
关注是否有合并症和并发症。如果足够重视，调整生活方式，血糖问题可以逆转

第二阶段
糖尿病期
关注合并症、并发症，以及用药问题。以有效饮食结合运动为主，严密监测血糖，根据血糖值调整药量

第三阶段
糖尿病并发症期
出现急性并发症，马上送医院治疗；出现慢性并发症，针对累及器官的情况，制定特定的饮食方案

如何降低血糖值?

血糖对于维持生命活动是必不可少的,而且它的数值必须维持在一个相对稳定的水平。人体会派出很多激素来调节血糖值平衡,其中负责升高血糖的激素有 5 个:胰高血糖素、肾上腺素、去甲肾上腺素、肾上腺皮质激素和生长激素。而负责降低血糖值的只有胰岛素 1 个。因此,我们平时一定要注意保护好我们的胰岛细胞,维持胰岛素的平衡状态。

要想让胰岛素分泌能力永葆青春,永不衰竭,最重要的一点就是,不要让胰腺的 β 细胞太疲劳,并且要增加结构性营养素,也就是肉、鱼、蛋、奶中的蛋白质、磷脂、胆固醇等结构性营养素。尤其是氨基酸,它是胰岛素这样的蛋白质类激素最基本的原料。因此,在糖尿病人群的饮食中,蛋白质和脂类营养素要比一般人多一些。

如何减少胰腺 β 细胞的负担

- 每餐摄入的碳水化合物要少,可以少吃多餐,也可以用混合食物降低升糖指数

- 多给胰腺 β 细胞提供修复自己的原料——蛋白质、磷脂、胆固醇,饮食中增加鱼、蛋、肉、奶的比例

- 帮助胰岛素消耗多余的血糖:多运动可以增加肌肉上胰岛素受体的灵敏度,使细胞更多地消耗葡萄糖,肌肉里储存葡萄糖的能力也有所增强

糖尿病人群应该如何饮食？

"管住嘴"是控制血糖的关键。糖尿病患者吃饭要"挑"，挑升糖指数低、血糖负荷低的食物，要尽量吃粗粮、全谷物、根茎类等天然的碳水化合物类食物，还可以用水果来代替传统的主食，尽量不要吃蛋糕、面包、红薯粥等精细加工的米面类食物。

糖尿病患者吃饭也要"不挑"——平衡膳食，什么都吃。要注意食物的多样化，脂类、蛋白质、碳水化合物、膳食纤维、维生素和矿物质，一样都不能少，但要注意同一类食物不要吃太多。还要注意方法，少吃多餐，细嚼慢咽，先吃不好消化的食物，最后吃碳水化合物，还要掌握食物交换份的方法，科学搭配。

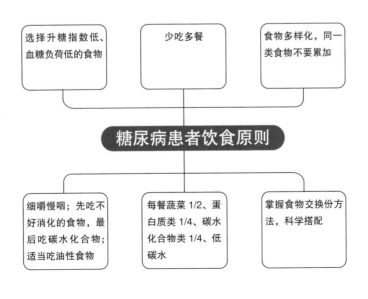

选择升糖指数低、血糖负荷低的食物　少吃多餐　食物多样化，同一类食物不要累加

糖尿病患者饮食原则

细嚼慢咽；先吃不好消化的食物，最后吃碳水化合物；适当吃油性食物　每餐蔬菜 1/2、蛋白质类 1/4、碳水化合物类 1/4、低碳水　掌握食物交换份方法，科学搭配

快速看懂糖尿病

常见误区解答

✗ 糖尿病患者不能吃水果

水果虽然甜，但对血糖的影响却不大，所以糖尿病患者不是不能吃水果，关键是看怎样吃。建议水果要么当主食吃，要么当加餐吃。如餐前吃了水果，主食可以减少或不吃。加餐吃不要多吃，同时加上一些坚果、鸡蛋更好。千万不要吃饱后再吃。

✗ 吃素就能降糖

许多糖尿病患者吃素食，结果血糖忽高忽低，而且感到全身无力，睡眠、记忆力也越来越差。其实糖尿病患者需要适量食用肉、蛋、奶等来补充蛋白质。因为蛋白质是人体中最基础的营养成分，细胞结构、人体代谢、大脑运转都离不开它。

✗ 无糖食品真的无糖吗?

有的患者认为无糖饼干适合糖尿病患者吃，这是不对的。淀粉是最常见的糖类，只要是含淀粉的食品，哪怕没有甜味，也不能算无糖食品。购买无糖食品时，一定要注意看碳水化合物的含量，100克中是不是超过了0.5克，以及添加剂和反式脂肪酸的添加情况。相比无糖食品，更建议用水果、巧克力、牛奶加餐。

✗ 血糖值高了要少吃饭

很多糖尿病患者经常查血糖，血糖值低了多吃饭，血糖值高了少吃饭，其实这是非常错误的做法。血糖值低了，很有可能是由吃药多了或者运动多了造成的，也有可能是由前一顿吃饭不正确造成的，应该找准原因，再亡羊补牢。

PART 05

别把肾脏吃成牺牲品

我的肾病是这样调好的

2000 年年底到 2001 年年初，是一段让我终生难忘的日子。

当时我感冒了，可是因为门诊患者特别多，我想着熬过了这段时间再说，等到过年最清闲的时候再好好休息。

没想到这次感冒持续了半个月，更可怕的是之后我发现自己出现血尿了。这可不得了！我先到我们医院的相关科室转了一圈，然后又到北京治疗肾病最好的医院做了肾穿，检验结果显示：35 个肾小球有 7 个是硬化的。也就是说，我 1/5 的肾小球坏了。

医生说这病叫隐匿性肾炎，目前肾功能还可以，但是没有特效药物，只能好好休息，注意别感冒，估计十年内不会有大事。

意思是说十年之后会有大事？会是什么大事？

就是出现氮质血症，肾功能衰竭，需要做肾透析治疗。

怎么办?

为什么得肾炎?怎么修复已经受损伤的肾组织?如何让那还没有硬化的 4/5 的肾小球不至于发展成硬化?我跑了很多医院的肾脏内科,没有人能回答我!

我又把希望寄托于中医,找了一位北京最好的治疗肾脏疾病的知名中医专家,吃了一年的中药,煮坏了 5 个中药锅,但是尿蛋白数值一直是 2~3 个 +,尿潜血一直是 3 个 +,人也变得越来越虚弱。

门诊和病房的工作我已不能胜任,只能勉强一周出三次专家门诊。

没想到祸不单行,除了肾的问题,我还出现了血脂高、血压高和脂肪肝的症状。

我开始吃降压药,叫洛丁新,这种药从机理上讲,不仅能降压,还对治疗慢性肾炎有好处,但吃起来才知道不良反应是干咳,嗓子总是痒痒的,干咳不止。由于血脂高,我还吃了一阵他汀类降脂药,吃了药之后感到浑身肌肉痛,只好把该药停掉。

营养学让我三个月指标正常

2004 年夏天,各种方法都试过了,心灰意懒的我开始接触营养学,看了许多与肾病有关的营养类书籍和文献,在半信半疑的状态下,试着用营养学的方式来调理,结果身体越来越好,到现在已经 20 年了,肌酐正常,尿蛋白和尿潜血早已经变成阴性。

大家是不是特别想知道我给自己的营养处方是什么?

我当时的病变部位是肾小球滤过膜,尿蛋白 3 个 +,尿潜血 3 个 +,肌酐尿素、尿酸都正常(这里讲的是病变部位和严重程度,这点很重要)。我的做法是:

第一,反省自己的错误。

一直以来我都是工作第一,早出晚归,上班不停歇,体力透支。饮食上马马虎虎,以吃饱饭为自己的饮食目标。

第二,改变饮食。

我之前以为喝粗粮粥不长胖,吃肉会长胖,就经常喝玉米面粥,很少吃肉,也很少吃内脏，结果出现了腹型肥胖和血脂增高。

这时开始把米面类食物减少，停掉粥类食物、咸菜、面包和各种小食品，增加肉类、鸡蛋、牛奶、内脏的摄入量，增加新鲜蔬菜和水果的摄入量。

第三，增加营养素。

例如：胡萝卜素、维生素C和维生素E、维生素B族。

第四，在家里安静读书学习，每天运动量是 2000~3000 步，不多运动，因为肾病患者不适合多运动。

三个月后，尿蛋白消失，尿潜血 1 个 +，以后每隔一个月复查一次，半年后，全部正常。

由于身体状态好转，2005 年年初我开始正常上班。每次值夜班，第二天早晨的第一件事，就是冲到检验科去查尿常规，因为早晨的第一次尿液检查结果是最准确的。做了几次检查，结果都正常。

这次生病，让我改变了对疾病的认知，在学习营养和调理身体的过程中，深切体会到人体与生俱来的修复能力是多么伟大，营养素在修复中所起的作用与药物在治疗中的作用完全是两码事。当一个慢性疾病呈现在你眼前的时候，要静下心来，看看怎样让自己的自愈力发挥作用，从根本上治愈疾病。

对我自己治愈慢性肾病的经历做个总结，我的体会是：

第一，要让自己静下来，看看自己哪里做错了，是过度劳累，还是饮食方面出了错误。

第二，有针对性地对身体进行营养调理。

造成肾脏疾病的原因不同，身体中缺乏的营养素也不一样，所以按照营养管理流程去做是最正确的。

第三，搞清楚身体需要什么，肾脏有多少储备能力，并在这两点上找到平衡，是掌握肾病营养调治的关键。

无论如何，在肾病调理过程中满足生命需要的基本营养素是营养治疗最基本的原则。在这项基本原则完成的条件下，如果还有机会修复肾脏，或者让肾脏问题不再发展，就达到了营养治疗的最高境界。

第四，肾功能的损坏会表现出复杂的医疗和营养问题，肾脏疾病的治疗过程中，医学治疗和营养治疗要互相渗透。

肾病患者往往会出现合并症和并发症，如心血管疾病、贫血、骨骼异常、营养不良。在给营养处方时，营养师要知道他在用什么药物，透析没有，是否已经做了肾移植，还要知道这个原发病和合并症是什么，以及血糖、血压、血脂、心功能情况等。这些在开营养处方之前都要考虑。

所以，制定营养方案一定要有目的性，恰当地实施营养方案，要达到预防疾病进展、控制并发症、补偿受损的肾功能、提高生活质量、延长生命的目的，一味盯着肾病不行，人云亦云也不行。

原来我是营养不良

记得我生病期间，有一次去听一位营养师（医学博士，学过专门的营养学）讲课。课间我问她我的肾炎该如何从营养学方面调理，她告诉我："低蛋白饮食。"

什么是低蛋白饮食，她没说；怎么做，她也没说。当时我的解读是：只要是蛋白质我就该绕着走，经过深入研究后发现，我当初的认知是错误的。

而且这些年下来，我越来越发现，患肾病后的饮食禁忌误区有太多太多。

最常见的禁忌是：忌海鲜、牛肉、羊肉、肥肉、各种动物内脏、豆制品和一切发物。还要限盐限油，禁忌一切辛辣刺激性食物，如芥末、干辣椒粉；少吃加工的高糖面点，如面包、蛋糕等；少吃加工的肉类或蛋类，如咸鸭蛋、松花蛋、腊肉、香肠等；有的人还要忌猕猴桃、香蕉等含钾多一些的水果。

这么多禁忌，让患者吃什么呢？

我认为在肾病营养上要有一个总原则，在此原则基础上再说禁忌和建议什么样的食物，这样大家容易掌握。

那么，总原则是什么？

我的原则是：在患病的脏器与身体正常运转之间，你一定要知道生命需要什么样的营养素。不管得了什么病，不管这个患病脏器严重到什么程度，首先要考虑身体正常运转需要什么，其次才考虑患病的脏器。

例如，得了肾病还能不能吃肉？是吃猪肉、牛肉还是羊肉？

我的观点：猪肉、牛肉、羊肉都是四条腿的动物，属于优质蛋白，氨基酸比例与人体的氨基酸模式非常接近，这些优质蛋白是人体代谢必需的营养素；另外，肾病患者往往有小细胞低色素贫血，吃红肉能给身体补充一些容易吸收的血红蛋白铁。肉也好，内脏也好，含有的磷脂、胆固醇、脂溶性维生素都是人体必需的营养素。

明确了"以身体需要为主，兼顾患病脏器的需求"这个基本原则，再来看"肾病患者都应该低蛋白饮食"这句话是否正确。

大家可能不知道，营养不良现象在慢性肾病患者中十分普遍，尤其是透析患者。

有数据显示，成人透析患者蛋白质—能量营养不良（PEM）的发病率为20%～70%。当肾小球滤过率下降到 30 mL/min·1.73 ㎡时，大多数患者会出现营养不良的症状；当肾小球滤过率下降到 10 mL/min·1.73 ㎡时，患者会出现明显的营养不良。

营养不良是肾脏疾病患者死亡的主要原因之一。

造成营养不良的主要原因有很多。

例如，患者尿毒症导致的厌食症、恶心呕吐、味觉改变，或者疲乏无力不愿意去吃饭，或者一些药物导致食欲减退；一个人生活，身体条件差，没认真做饭；或者经常要到医院透析，错过了做饭和吃饭时间；甲状旁腺机能亢进，高血糖等问题；而当患者有胃肠道出血状况，或者医院抽血检查频繁，或者透析器和导管中有隐性失血时，都会导致营养不良。

肾小球滤过能力在第 3、第 4 阶段时，因为要控制总体蛋白质水平，营养治疗时要特别注意提供足够的能量，防止营养不良，并且要提供足够的蛋白质，保存肌肉质量和血清蛋白水平。

对于慢性肾病患者来讲，在某些食物禁忌的条件下要尽量做到食物多样化，荤素食物都要吃。

整个泌尿系统包括肾脏、输尿管、膀胱、尿道，哪里出问题都会出现红细胞、白细胞、蛋白质检查数值异常的情况。要先确定病变位置，再确定病变性质：是细菌性炎症、结石、肿瘤，还是免疫性疾病、无菌性炎性损伤。了解这些内容是给出营养处方的基本条件。

不过，病变的位置和性质都弄明白了，还不能马上给营养处方，因为肾脏疾病常常是由其他某种疾病长期得不到有效治疗造成的，比如糖尿病、高血压的并发症之一就是肾脏损害。原发病控制得怎样与肾病的轻重程度息息相关，所以在制定营养治疗方案时，还要考虑原发病的问题。

另外，每一次制定营养方案的时候，你要知道目的是什么，要解决什么问题，短期目标是什么；你要知道通过营养调理改变的问题，多长时间会有变化；还要知道肾脏还有多少潜能，患者肾小球的滤过能力是否可以承受摄入的蛋白质、钾、钠、钙、磷、锌等营养素。

所有这些内容你都了解了，都清楚了，才能给患者开饮食调理处方。

慢性肾病是这样发生的

解释肾脏功能时，我常常让大家在脑海中设想这样一幅画：一片森林里流淌着一条河。我们可以把这幅画想象成我们的身体，这条河就是我们的血管，里面流淌着血液，两边的树林相当于人体细胞。

肾脏是个吐故纳新保平衡的综合治理站

我们喝水、吃食物，相当于从上游给河道补给营养物质。营养物质在血液这条河流动的过程中，不断地被输送给两旁的树林——人体内的器官、组织、细胞。树林会排出一些废物，流回河（血液）里。河流的下游要有一个综合处理站（肾），经过处理站（肾）的处理，将河道（血管）中的废物（代谢产物）随废水（尿）排出。

在这个处理过程中，肾脏作为综合处理站，要做好三件事。

一是通过控制水分、pH 值、电解质平衡和血压来维持机体内稳态平衡；

二是排泄代谢产物和外来物质；

三是分泌激素和酶。

所有这些功能的发挥，都是肾脏在衡量人体对液体的需求、电解质状态、血浆 pH 值信息的情况下自我选择的结果。它工作的前提是保证人体运转，细胞正常工作。在保证人体新陈代谢尽量正常运转的前提下，肾脏在时时刻刻调整自己。肾脏总是顾全大局，辛勤工作，甚至会为了集体的利益牺牲自己。

肾脏问题 5 个分期

上面讲了肾脏的基本功能。那么，当慢性肾脏损伤时，肾功能逐渐下降，会出现一系列慢性肾病所特有的症状和体征。

当肾功能下降到肾小球滤过率在 15 mL/min · 1.73 m^2 以下时，就会引起钠潴留和水肿，从而导致高血压；肾脏排出氢离子的能力下降会导致代谢性酸中毒。

正常情形下，肾脏每天排泄摄入总钾量的 80%~90%，或 2~6 克 / 日。当肾功能持续下降时，还会导致血钾排出受阻，造成血钾增高。

如果肾脏排泄代谢产物和外来物质的功能受损，就会导致身体中的毒素排不出去。随着慢性肾病的不断发展和肾功能的下降，含氮废物排泄下降，血里含氮化合物升高，最终导致氮血症。

当肾脏没有足够的能力分泌促红细胞生成素来刺激红细胞的生成时，就会影响红细胞的生成和成熟过程，所以小细胞低色素性贫血在慢性肾病中很普遍。

尤其是在肾小球滤过率 < 60 mL/min · 1.73 m^2 时，贫血的发生率会明显升高。

当肾小球滤过率 < 60 mL/min · 1.73 m^2 时，骨代谢异常和肾性骨病的发生率增高，患者维生素 D 水平降低，维生素 D$_3$ 最后的羟化反应不能完成。

这里不断地谈肾小球滤过率，是因为它实在太重要了，不同的数值反映了肾脏代偿能力的不同阶段。现在我把这个肾小球滤过率等级的划分方式列举出来，根据肾小球滤过率数值大小，将肾小球滤过能力分为 5 期（表 23）。

1 期： 肾脏损伤已经存在，但肾小球滤过能力接近正常，肾小球滤过率数值 ≥ 90 mL/min·1.73 m²。此时血肌酐还在正常范围内，患者可能有一些不舒服，身体疲乏无力，腰膝酸软。

2 期： 肾小球滤过率数值为 60~89 mL/min·1.73 m²。症状在加重，可能尿液中已经存在一些问题，但很容易被忽视。

3 期： 肾小球滤过率中等减少，肾小球滤过率数值为 30~59 mL/min·1.73 m²。此时，肌酐和尿素可能开始高于正常，并且贫血和维生素 D_3 检测已经出现问题。

4 期： 肾小球滤过率严重减少，肾小球滤过率数值为 15~29 mL/min·1.73 m²。此时肌酐明显增高，一些肾功能的异常指标愈加明显，如贫血、低钙血症、高磷、甲状旁腺增高。

5 期： 肾小球滤过率数值 ≤ 14 mL/min·1.73 m²。此时要准备做替代治疗（肾透析）。

表 23 肾小球滤过能力分期

分期	GFR 数值	表现
1 期	≥ 90 mL/min·1.73 m²	身体疲乏无力、腰膝酸软
2 期	60~89 mL/min·1.73 m²	尿液中有一些问题，容易被忽视，骨代谢异常，肾性骨病发生率高
3 期	30~59 mL/min·1.73 m²	肌酐和尿素可能高，贫血，维生素 D_3 检测异常
4 期	15~29 mL/min·1.73 m²	肌酐明显增高，贫血、低钙血症、高磷、甲状旁腺增高等
5 期	≤ 14 mL/min·1.73 m²	准备肾透析治疗

每一次在给患者调理时，只要一看到肌酐增高，我会立即去看肾小球滤过率数值。有的化验单上会把肾小球滤过率数值计算出来，但大多数医院的化验单上都没有计算出来数值，怎么办呢？我们可以在手机上下载一个相关程序，把患者

的肌酐、性别、年龄、人种输入进去，立即就会得到这个人肾小球滤过率数值的具体数字，从而确定患者的肾小球滤过能力在哪一个级别。

准确了解肾小球的滤过能力，对这一段时间的饮食调整非常重要。

营养不良时，肾脏是最早被牺牲的内脏器官

常年的糖尿病、高血压得不到很好的控制，就会出现肾脏损伤。但是一些患者既没有高血压，也没有糖尿病，没想到有一天化验的时候却发现了问题，尿液中有隐血 + ~ +++，或者尿蛋白阳性，有的患者甚至化验单上已经出现了肌酐增高。

这是为什么呢？

讲两个故事。

一个 25 岁的年轻人，做 IT 工作。单位接了一个大项目，由这位小伙子负责。小伙子非常重视，住在办公室，吃在办公室，编程序累了，就在旁边的折叠床上睡一会儿，饿了就吃口馒头、面包或者方便面。有一次头晕，同事把他送到医院，检查发现他贫血，同时肌酐、尿素都增高，诊断为慢性肾炎。他没有按照医生的要求去休息，而是继续工作。半年后，突然全身抽搐、意识丧失，他被送到急诊室，诊断为症状性癫痫，是由肾功能衰竭引起的，肾脏的状态已经到了必须透析的程度。

还有个女患者，48 岁，很瘦，两年前发现自己血压高，没有去检查血压高的原因，而是用吃药来降血压。平时吃着两种降压药，血压还算正常。她听说运动可以降血压，于是每天都去健身房锻炼 1 小时。尽管全身疲乏无力，但是毅力和信念驱使她每一天都坚持下来，直到有一天单位组织体检，才发现已经到了肾功能衰竭的阶段，而且还伴有小细胞低色素性贫血，血磷增高，血钾增高，还有甲状旁腺素增高。

这两个故事告诉我们：我们的细胞每天都在工作，消耗能量，同时，细胞要新陈代谢，如果运动量大，或者用脑增多，就会提高人体自身的消耗。这时，应该增加食物中营养素的摄入，达到出入平衡的效果。如果减少摄入或者摄入的营养素不够人体消耗的时候，肾脏就会被牺牲掉。

蛋白质、磷脂、胆固醇是人体的结构成分。每一天我们都会死掉许多细胞，新陈代谢是生命运行的基础，如果没有蛋白质、磷脂、胆固醇的及时摄入，身体细胞处于亏空状态，就会出现拆东墙补西墙的情况。

人体会动用自动调节机制去保护最重要的器官和组织。在人体所有的器官中，心、脑是最重要的器官，头发、皮肤相对来讲最不重要，因此当结构营养素不足的时候，首先出现的是脱发或者毛发生长缓慢，皮肤干燥，指甲变软。之后，就出现肌肉无力，如果仍然没有足够营养成分的摄入，就会影响内脏的新陈代谢。在这种情况下，心、肝、脾、肺、肾这些内脏器官中，肾是第一个被牺牲掉的器官。这个时候患者会出现尿隐血和尿蛋白阳性的情况。

如果你依然不知悔改，还去增加运动量，本来已经缺乏蛋白质、磷脂、胆固醇的机体要挤出一些营养成分去修复肌肉组织，肾功能就会快速走向衰竭。

抓大放小，肾脏健康吃出来

慢性肾功能衰竭不同阶段对人体代谢的影响不同，因此每一阶段所采取的营养治疗措施应有所不同（表 24）。

营养原则：抓住阶段性主要矛盾

第一，慢性肾病阶段 1 和 2，主抓原发病。

在这两个阶段，营养治疗应聚焦在原发病上，包括糖尿病、高血压、高血脂、营养不良等。具体的方法在本书前面各章节中已描述。

第二，慢性肾病阶段 3 和 4，在满足身体需求的同时减少肾脏负担。

在这两个阶段，肌酐、尿素、钙、磷、贫血等问题可能都已经出现，对于营养指导来说是特别大的挑战，既要满足身体需求，还要不增加肾脏负担，减少疾病下滑速度，如果可能，还要挽救肾脏组织。

第 3 和第 4 阶段医学营养治疗的目的是：提供足够的能量和营养素防止营养

不良的出现；蛋白质供应总量适量减少，同时要注意保存肌肉质量和血清蛋白；治疗慢性肾病出现的维生素和矿物质吸收、利用、排泄的异常情况；尽量使血脂正常化。

随着肾功能的恶化，肾脏排泄蛋白质代谢废物，控制酸碱平衡，分泌足够的促红细胞生成素、活性维生素 D，以及控制钙、磷、钾、钠、水的排泄能力下降。因此，这个阶段的营养素包括能量、蛋白质、钠、钾、磷、钙、维生素、矿物质和水，它们的每日摄入量都要严格监管，随时根据身体状态进行调整。

第三，慢性肾病阶段 5，预防营养不良。

一般来讲，慢性肾病的第 5 阶段，肾小球滤过能力很差，不足以排除身体中的毒素，并且血钾增高，威胁生命。在这个阶段，营养治疗是要满足营养需求、预防营养不良、最大限度降低尿毒症和慢性肾病的并发症（心血管疾病、贫血、二次甲状旁腺功能亢进），维持血压和液体状态。

一般来说，血液透析后的饮食应该增加蛋白质摄入，控制钾、磷、水和钠的摄入，脂肪、胆固醇和甘油三酯也要相应增加。而且接受腹膜透析的患者比血液透析的患者在饮食上有更大的自由度。

表 24　慢性肾病（CKD）的营养建议

营养素	CKD 1、2 期	CKD 3、4 期	血液透析	腹膜透析
能量 千卡 /（千克 / 日）	30 ~ 35	同前	同前	同前
蛋白质 克 /（千克 / 日） ≥ 50% 优质蛋白	1	0.6 ~ 0.8	≥ 1.2	≥ 1.2 ~ 1.3
碳水化合物	占总能量的 50% ~ 60%	同前	同前	同前
Na^+ 克 / 日	< 4。有明显的高血压、水肿时，应为 2 ~ 3 克	2 ~ 3	2	2 左右
K^+ 克 / 日	通常不严格限制	如果 K 增高要限制	2 ~ 3	3 ~ 4

表 24（续）

营养素	CKD 1、2 期	CKD 3、4 期	血液透析	腹膜透析
磷 毫克 / 日	80 ~ 1000	同前	同前	同前
钙 毫克 / 日	80 ~ 1000	同前	< 2000（包括黏结剂负荷）	同血透
液体 毫升 / 日	通常不限制	同前	输出量 +1000	保持平衡
维生素 / 矿物质	服用维生素 B、维生素 C；确保足够的维生素 D；服用维生素 D_3；注意补充铁、锌	同前	同前	同前
膳食纤维 克 / 日	20 ~ 30	同前	同前	同前
减少食物中废物	减少各种饮料、小食品、腌制食品的摄入	同前	同前	同前

一个关键：蛋白质摄入

人体需要 20 种不同的氨基酸，其中有 8 种必须从食物中获得的叫必需氨基酸，另外一些氨基酸可以通过人体某些化学成分转化而成，叫作非必需氨基酸。肾病患者在摄取氨基酸时要特别注意摄入含有必需氨基酸比较多的食物。

除了关注 8 种必需氨基酸以外，还要关注蛋白质利用率。食物中的氨基酸种类越接近人体本身需要的氨基酸模式，这种食物中的蛋白质被人体利用的概率就越高，这种蛋白质被称为优质蛋白质。如果某种食物中的蛋白质数量很多，却与人的需求不够匹配，则摄入的蛋白质部分被人体利用，部分没有被利用，其代谢产物就会经过分解代谢，最后从肾脏排出。所以，在肾脏有问题时要特别注意食物中优质蛋白质的含量，避免给肾脏带来负担。

一般来讲，动物蛋白与人体的氨基酸比例接近，属于优质蛋白质。某些植物性食物含有的蛋白质数量很多，比如黄豆、花生等，但是如果没有很好地与其他食物相搭配，氨基酸没有做好互补，产生的代谢废物会对肾脏有更大的压力。所以，一般来讲，有肾病的患者我们都不建议吃豆制品和花生，还有种子类的食物也要少吃。

肾脏病患者在蛋白质摄入方面应注意以下几点：

第一，不同阶段蛋白质摄入量不同。在慢性肾病的 1、2 期时，蛋白质基本不必控制；3、4 期时要严格控制蛋白质，每千克体重每天 0.8 克左右；当透析的时候，蛋白质要相应增加到每千克体重每天 1.2 克。

第二，动物蛋白要占总蛋白质的一半。

第三，尽量减少植物蛋白，比如高筋面粉、大豆、坚果。

第四，动物蛋白质中减少肉汤类食物，不要吃面条。否则，盐和嘌呤都会摄入过多。

血磷控制要做好取舍

肾病进展到一定阶段，肾功能不断下降，血磷就会升高，这时就涉及控制血磷的问题。

很多肾病患者都知道，血磷高了，骨骼就会受到影响，而且统计学显示血磷的增高与死亡率成正比，所以医生、患者、家属看到血磷增高都特别紧张，眼睛紧盯着这个指标，想方设法要把血磷降下去。

实际上，血磷高和死亡率高之间的因果关系得好好梳理一下。血磷不像血钾，血钾升高会直接威胁生命，而血磷高只是间接影响患者的生存能力。

血磷高在大多数情况下是由甲状旁腺亢进，刺激骨头中的破骨细胞，导致骨骼中的钙磷分解造成的。

为了降低血磷水平，肾病科的医生、护士总是告诫患者要减少含磷食物的摄入。很多食物里都有磷的身影，尤其是动物性食品、豆类蔬菜、全麦类粮食中，这些食物是否都要控制摄入量，需要好好分析一下。

刚才说了，动物性蛋白质（肉、蛋、奶）属于优质蛋白质，氨基酸的利用率高，是细胞结构和人体新陈代谢不可或缺的营养素，因此，不能因为含磷而减少或者停止摄入。但有些食物必须杜绝，例如饮料、蜜饯、饼干、小食品等口感很好、保存期长的食物都含磷添加剂类。我把一些常见的磷含量高的食物做成表格，供大家参考。以后大家在购买食物时，要仔细看配料表，你会发现很多食物中都有含磷的添加剂，这对于肾功能衰竭的患者来说是承受不起的，一定不能为了口腹之欲牺牲了身体健康。

食物中的高磷食物如表 25 所示。

表 25 常见磷含量高的食物

酒水饮料	麦芽酒	啤酒
	巧克力饮品	可可饮料
	果汁饮料	可乐
奶制品	奶酪	松软干酪
	奶油蛋羹	冰淇淋
	牛奶	酸奶
蛋白质	鲤鱼	小龙虾
	牛肝	鸡肝
	鱼卵	肾脏
	牡蛎	沙丁鱼
蔬菜	豌豆	大豆
	扁豆	黑豆
	三角豆	鹰嘴豆
	芸豆	北方豆
其他食物	麸谷物	啤酒酵母
	全麦食品	坚果
	瓜子	小麦胚芽

从这些食物含磷量来看，有些是可以躲避的，比如饮料、啤酒，蔬菜中要躲避的是豆类食物，还有坚果类种子性食物，另外注意全麦食品含磷量较高。但动物性蛋白质是必需氨基酸的最好来源，如果仅仅为了控制血磷，不去喝牛奶，不去吃鸡蛋、瘦肉，那么这个人会出现蛋白质缺乏性营养不良，很快就会出现一系列并发症，最终走向死亡。

蛋白质是人生命活动所必需的物质，在肾病的任何时期，动物蛋白质的摄入都是必须保证的。

肾病患者八不吃

肾脏是人体液体流动的下游，是水道的最后处理站，如果水里废物太多，会堵住下水口，甚至把下水道彻底堵死。所以，对于已经出现问题的肾脏，就不要往河流里扔污染物了。

那么，肾病患者该如何忌嘴呢？

第一，不要吃得太咸。

肾脏具有保钠排钾的能力，如果血钠过多时，也会排出钠离子。当你肾脏已经出现问题，钾和钠都排不出去，此时要注意限制钠盐的摄入，我们正常人要求一天吃 6 克盐，而肾病患者是 2~4 克。所以肾病患者不要吃咸菜、腌制蔬菜、泡菜、面条，不要喝汤，包括肉汤、菜汤都不要喝，不要吃盖浇饭和汤泡饭，炒菜剩下的菜汁也不要吃。

第二，喝水不要暴饮。

很多人要么长时间不喝水，要么狂饮。如果一块田地，一会儿干枯一会儿洪涝，这块地会好吗？这是已经生病了的肾脏，代偿能力很差，要少量多次饮水。

第三，不要吃加工的食品。

加工的食品包括方便面、饼干、蛋糕、小食品、烘烤食品（里面有添加剂）、果脯、加工的熟肉（香肠、腊肠、熏肉、火腿肠、酱肉、熏鱼）、水产品（鱼丸、鱼香肠）、速冻食品、水果干、蜜饯、冰淇淋、奶茶等。这些好吃的、容易保存的食品里有大量添加成分，不是细胞需要的化学成分如果排不出去就成了身体中的垃圾。肾脏功能好的情况下，适量吃一点，肾脏可以把它们排出去，如今，下水管坏了，就一定不要给自己添麻烦了。

第四，不要喝甜饮料。

甜饮料的成分大多是水、果葡糖浆、白砂糖、食物添加剂（二氧化碳、焦糖、磷酸、咖啡因），这些对于肾脏病患者来说，大多数都是"违禁品"。

第五，不要长期吃中药。

中药是中华医药的宝库之一，在治病救人方面发挥着重要作用。过去的中医开中药方子一般开三天，看看患者的反应，然后再调节，患者好转后就停药。如果开过两次方子还没有效果，这位中医就会让他另请高明，别耽误了病情。现在许多人把中药当补药，见到所谓的偏方就去实践，不管是否适合自己就天天吃。中药毕竟是药，大家还是慎重为好。

第六，不要长期大量吃豆制品。

豆制品里有很多植物蛋白，其含量大于鸡蛋和肉类，但是，再好的食物也不能大量吃。《中国居民膳食指南（2016）》建议我们每天吃25~35克的豆类和坚果类食物，但是有些人听说豆类有许多优点就疯狂地吃，早上豆浆，中午豆腐，晚上杂豆粥加豆腐丝炒蔬菜。由于植物蛋白中的氨基酸与人体的匹配度较差，剩余的没被利用的氨基酸就转化为代谢产物，经过肾脏排出，而当肾脏这个出口有问题时，则在吃豆制品上一定要慎重。

第七，尽量不要喝汤。

中国人喜欢煲汤，如鸡汤、鸭汤、鱼汤、猪蹄汤等，肾病患者最好不要喝汤。主要因为汤里面嘌呤较多，同时加上一些盐和作料，这对肾脏是个极大的负担。

第八，吃西药要减少。

到了肾脏已经出现大问题的时候，往往还伴有其他疾病，除了高血压、糖尿病必须吃的药以外，其他药是否必须吃要请教一下医生。

有一次我看到一个患者吃了十几种西药，包括降压药、降糖药、降尿酸药，还有治胃病的药、治关节痛的药、保肝药。我让他停一些药，他不肯。我问他："药吃进去以后从哪儿出去？"他说不知道，我告诉他，"药物绝大多数都是从肾出去。你要抓住主要矛盾，拣几个必须吃的药，比如降糖病和降压药，你现在都要透析了，肾脏功能很差，其他药你先缓一缓。"

这个道理是不是显而易见？

肾病营养干预误区：只盯化验单不盯人

肾脏疾病的诊断依靠以下几个方面：症状、体征、此次的发病过程、化验以及辅助检查等。很显然，化验是判断疾病种类及严重程度的必要参考内容之一，但是，现在许多人只见化验单不见人。

这是什么意思呢？

我家邻居一个老太太，隔一天去做一次肾透析。透析科非常重视血浆中的肌酐、尿酸、钾、钠、磷等项目的化验结果，医生和护士总是告诉她要少吃含磷的食物，少吃蛋白质，否则肌酐会很快增高，还要限制钠的摄入。

老太太很听话，主食吃得多，蛋和肉吃得特别少，吃菜也十分清淡，看着白白胖胖，实际上身体很虚弱——我们住的六层小楼没有电梯，老太太家住二层，每次她都是手脚并用地慢慢爬上二楼。

有一天她给我看她的化验单，透析之前磷和钾都高，透析后数值下降，可是我看她的身体越来越差，讲话的力气都快没有了。

我劝老太太多吃一些有营养的食物，她摇摇头说："不行，肉吃多了，肌酐、尿酸和血磷就会高。"

我说："你身体需要蛋白质，不能为了某个化验值而牺牲整体健康呀。你现在走路都没力气，这是缺乏蛋白质的表现。"

她固执地说："没有力气可以多吃些主食。"

有一天透析回来后，她再也没有出门，因为没有半点力气，三天后，她就去世了，年仅 69 岁。

其实她是死于营养不良。

这一切是必然会发生的还是我们的诊疗思路出现了误区？

肾脏是身体的重要器官，它每天的工作目的是平衡电解质，平衡液体，促进红细胞成熟，羟化维生素D，工作宗旨是要细胞活着，要身体的各个器官正常运转。

再想象一下前面那幅画：一片森林里面流淌着一条河。

我们是盯着这条河还是盯着两边的树林？

河流里的水质监测的确能给我们一些信息，但是，生命主体是那大片森林，也就是说我们要看整个人。这个人站在你面前，他的动作、面色、语气都告诉你他的健康状态如何，不能舍本逐末，舍主求次。

几年前，一个40多岁的男患者，马上就要做透析了，到我这里咨询时，讲起了他自己的故事。

他来自农村，在家里排行老大，家里还有两个孩子，上有老下有小，在经济上很有压力。为了多挣些钱，他和别人合伙开公司，非常玩命地工作。慢慢地，事业上有些成就了，但是两年前他感到自己疲乏无力、眼睑浮肿，去化验，发现肾脏出了问题。

医生告诉他不要太劳累，得了肾脏病就应该好好休息。但是他觉得还要养家，不能停止工作。怎么办呢？有没有一边挣钱，一边把肾脏疾病治好的工作呢？他找到了一个自认很完美的工作：去卖保健品。销售的保健品据说对肾脏等疾病也有治疗效果。但是没想到，两年后，他的肾脏病走到了要透析的边缘。

他拿出自己代理的保健品给我看，我仔细看了一下里面的成分，主要含有大豆蛋白、膳食纤维和一些植物营养素。我告诉他，肾病首先要减少植物蛋白的食用，大豆也是植物，它富含的蛋白质对于肾病患者来讲不一定是有利的。

他说："我已经吃了两年了。"

我很不想让他失望，可是我不能说谎："你现在不仅有肌酐高和贫血症状，而且血钾和血磷也高，看来透析是躲不过去了。透析可以代替肾脏排毒，这样饮食上你就可以放宽一些。"

他低下头，一字一句地说："我只有一个希望，透析后还能工作挣钱。"

一个好有责任感的男人，家里还有很多人在等他。

其实他的话代表了绝大多数人的想法。一个人即便生病了，要求的绝不仅仅是活着，要活得有质量，能工作，不脱离社会。所以，我们不能只盯着化验单，更要帮助患者完成他想要达到的目标。

我遇到过很多肾病患者，非常听话，严格忌口，这也不敢吃，那也不敢吃。甚至有人看化验单吃饭，一看化验指标还好，多吃几口；一看指标又高了，马上什么也不敢吃了。透析是不得已的办法，当肾脏彻底不能排毒的时候，采用透析的方法来替代部分肾脏工作。进行营养治疗的目的是保证生命的运转，保证生活质量。治病和生活，两手抓，两手都要硬，化验单不是我们生命的全部。

到底应该怎么吃？

上边讲了肾病患者不要吃什么，现在讲一下可以吃什么。

还记得前面想象的那幅图吗？一片森林里面流淌着一条河。如果现在河道的下游有些堵，而且已经很难疏通，怎么办？

首先，我们不能把河流周边的树木给荒废了。也就是说，要保证身体的营养供应，人体中的器官还要工作，我们必须每天摄入人体新陈代谢所需要的营养素。

其次，正确地看待河流里的化验变化。有些成分即便不吃也会增高，比如磷，除了食物中的磷，甲状旁腺亢进刺激骨头破坏是造成肾病患者血磷增高的主要因素。肌酐来自肌肉的分解，即便不吃肉，每一天你自己的肌肉也会新陈代谢，不会因为你不吃肉而停止分解。

那怎样做到参考化验单，来尽量满足身体的需求呢？

现在我举一个例子。

一位 77 岁的男性患者，于 2017 年 10 月来我这里咨询。他的身高是 175 厘米，不胖不瘦，BMI=21。他来找我的主要原因是近半年发现肌酐、尿素氮在逐渐增高。

既往史：糖尿病史 30 年，服用二甲双胍、拜糖平和格华止，血糖控制相对平稳；最近餐前血糖 7.5 毫摩尔 / 升，餐后 9 毫摩尔 / 升，糖化血红蛋白 7.8%；高血压 25 年，服用洛活喜、科素亚，血压为 145/90 毫米汞柱；冠心病 10 年，冠状动脉放了支架。再有，颈动脉超声发现混合斑，没有狭窄；高脂血症，在服用洛伐他汀。

化验：尿素氮 14.6 毫摩尔 / 升（正常值 3.6~9.5）；尿酸 589 微摩尔 / 升（正常值 142~416）；肌酐 158 微摩尔 / 升（正常值 44~106），GFR 为 35.82 mL/min·1.73 m²，属于 3 期水平；肝功能项目正常，钾、磷、钙均正常。

生活方式调查：老先生以前工作压力很大，运动很少，饭局较多，喝酒、抽烟也常有。这些年由于发现自己的血糖高、血压高，老先生自觉改变生活习惯，戒烟戒酒，多运动，按时睡觉，经常到大自然中去，每天上午散步一小时，下午散步一小时，饮食上做到低脂低盐，一直按时服降压药和降糖药，血压、血糖基本平稳。但是病情仍在慢慢进展，十年前心脏放了支架。如今，肾脏在报警，老先生不知道该怎么办了。

我们把血压、血糖、血脂增高当作现象，是疾病发展的中游，下游是这些问题积累的并发症，包括冠心病、脑血管病、肾功能衰竭。现在，老先生的下游问题一个又一个地出现。很多人以为，中游问题用药物解决，实际上，药物把症状压下去了，同时也把问题给掩盖了，用药把血压和血糖降下去了不等于高血压、高血糖不存在，其实是暗流涌动，最终还是要出现并发症。

关键是管住上游，因为中游的现象是由上游做错了累积造成的。以前老先生在饮食、运动、烟酒等方面都做错了，现在，老先生努力改变自己，在上游问题上解决了四项（运动、心态、戒烟酒和按时睡眠），但是饮食方面走偏了。

他的饮食习惯是什么样呢？

·粮食类：每天平均 200 克细粮（面条、馒头、面包、粥），粗粮总量 100 克（白薯、山药、土豆等）。

·蔬菜类：每天 500 克新鲜蔬菜。

·水果类：每天平均 150 克新鲜水果。

·蛋白质类：每天吃 1 个鸡蛋、1 袋牛奶、瘦肉 75 克，不吃肥肉，不吃动物内脏，每周吃三次鱼，每次大约吃 60 克。

·油类：从不吃油炸食品，不吃肥肉，每天吃 3 个核桃。

·其他：在喝粥的时候吃一点咸菜，不吃甜食、饮料、加工食品，豆制品一周吃一次。

老先生有糖尿病，升糖指数高的食物应该控制。显然，老先生的细粮吃得有点多，粥、面条、面包、馒头都属于高 GI 值和好吸收的碳水化合物，因此必须停掉。

老先生有高血压和肾功能异常，限盐是必需的，而他居然在吃咸菜和面条，要停掉。

豆制品和鱼类对于高尿酸血症和肌酐增高的人是不合适的，必须停掉。

下一步饮食计划：

第一，限制性食物：粥、面条、咸菜、盖浇饭、海鲜、肉汤。减少植物蛋白的摄入。

第二，鼓励性食物：粗粮（谷类、根茎类等）、蛋、奶类。

第三，减少每天运动量，每天上午散步半小时，下午半小时。

能量：2100 千卡 / 日。蛋白质每千克体重 0.8 克，为 56 克 / 日，碳水化合物288 克，脂肪 80 克，膳食纤维每天 30 克，坚果减少到每天 10 克，平均分配到三次正餐、三次加餐中去。这样少吃多餐，营养充分。

具体方案如表 26 所示。

表 26　某糖尿病患者饮食方案

用餐时间	碳水化合物含量及主食 / 克		蔬菜 / 克	鸡蛋 / 个	牛奶或酸奶 / 毫升	肉 / 克	水果 / 克	油 / 克	坚果 / 克
早餐	100	400（土豆、山药、芋头、南瓜、玉米）	100	1	200	—	—	—	—
午餐	50	50（米饭）	200	—	—	50	—	15	—
晚餐	88	350（土豆、山药、芋头、南瓜、玉米）	200	—	—	50	—	10	—
上午加餐	12.5	—	—	1	—	—	100	—	—
下午加餐	12.5	—	—	—	—	—	100	—	—

表 26（续）

用餐时间	碳水化合物含量及主食/克		蔬菜/克	鸡蛋/个	牛奶或酸奶/毫升	肉/克	水果/克	油/克	坚果/克
睡前加餐	25	—	—	—	—	—	200	—	10
汇总	288	—	500	2	200	100	400	25	10

到底这样的饮食结构对不对呢？要让事实说话。

我们用微信和老先生进行沟通和追踪管理。三个月后，他的尿酸降到了正常值 387 微摩尔/升，肌酐降到 106 微摩尔/升，肾小球滤过率变成了 58.03 mL/min·1.73 m^2，血压降到 120/62 毫米汞柱，糖化血红蛋白降到 6.7%。关键是所有指标的下降过程中，他没有多吃一片药。

这个案例可以供大家参考，但不是让大家照搬，因为每个人的问题不一样，只是说明一个原则——一定不要只盯着化验单。

有一种骨折和肾病相关

慢性肾病的患者多伴有肾性骨病，也就是出现矿物质和骨骼的异常情况。

肾好，骨头才硬

人的身体中钙磷浓度和骨头的质量能够保持在正常状态，实际上是有后面的调节高手在操控着，这就是维生素 D$_3$ 和甲状旁腺素。

维生素 D$_3$ 能够促进骨骼坚硬，主要的作用机理是促进肠道对钙、磷的吸收，促进钙进入骨骼，并且促进肾脏重吸收钙，不让钙从肾脏流出。

而甲状旁腺素能感知血液中钙和磷的浓度。钙磷浓度高的时候，它就促进肾脏排出钙和磷；钙磷浓度低的时候，它能促进骨骼释放钙磷到血液中。

人体皮下胆固醇成为有活性的维生素 D$_3$ 的过程，必须有肾脏的帮助。如果肾脏有损害，维生素 D$_3$ 活化就成了问题，即便是喝了许多牛奶或者摄入其他高钙的食物，也很难吸收钙，导致血钙降低。血钙低的状况会激活甲状旁腺，甲状旁腺又会刺激骨骼，使骨头释放钙磷到血液中。这个过程没有受阻因素，因此肾性骨病的特点是骨质疏松严重。

磷是人体内仅次于钙的矿物质，人体内约 80% 的磷与钙结合存在于骨骼和牙齿中。人到成年时，虽然骨骼已经停止生长，但其中的钙与磷仍在不断更新，因此，成年以后在补钙的同时也要补磷。磷对于人体的组织细胞以及骨骼构成起着重要的作用。

人体是怎么调节磷的浓度呢？

先说排出通道。磷主要通过尿液排泄，小部分从肠道排泄。正常的肾脏负责把原尿中的磷再吸收回来，防止磷的丢失，这个过程是由甲状旁腺素在背后控制的。还有一种不得已的方法，就是溶解骨头，把骨头松解了，释放出磷。

现在，肾脏坏了，肾脏不能排出磷也不会吸收磷，任由血液中磷变化，它只能袖手旁观、爱莫能助。血液中的磷排不出去，甲状旁腺素急了，数值增高很多，想促进磷从肾脏排出去，然而，肾脏已经麻木不仁。由于甲状旁腺素本身还有刺激骨骼的作用，结果，磷越来越多，骨头越来越松。

所以，肾性骨病的特点是血钙低、血磷高、骨质疏松，还有缺乏有活性的维生素 D、肠钙吸收障碍、甲状旁腺素增高等状况。

优质蛋白帮了他

2014 年 3 月我去厦门讲课，见到一个男患者。他是我这场讲课的主持人，40多岁，个子高高的，很能干，头脑清晰，事业有成，但是我第一眼见到他就觉得他的健康有严重问题。

直到吃晚饭时我的猜想才得到证实。他有多年的糖尿病，最近肌酐指数已经开始升高，也就是说他已经有糖尿病肾病了。

作为懂得营养的医生，我看到别人生病总想告诉他一些注意事项，希望能帮助患者走出困境。

我对他说："看来你的血糖控制得并不好，而且肾脏已经受累，其他器官估计也有问题。你应该放下手上的工作，好好调整一下自己。"

他说："我的工作很忙，顾不上。我们福建人都喜欢说爱拼才会赢，我这个年龄要再不努力，以后哪有机会？"

我尽量跟他讲道理："你的命和你的事业之间，你选择哪个？你应该先把命留下，有了健康的身体才能有力量去拼搏。"

吃饭时我眼睁睁地看着他盛了一大碗米饭，往碗里夹了些蔬菜，又盛了些有滋有味的菜汤。他可是个糖尿病患者啊，而且肌酐已经增高，这怎么能行？我忍不住告诉他应该少吃米饭这样的精细粮食，减少盐的摄入，适量吃一些肉、蛋、奶。他依然我行我素，说："我是南方人，很喜欢吃米饭，也喜欢吃菜，不太喜欢吃肉。"

我还是想劝醒他："你现在身体缺乏蛋白质，肾功能不太好，可以吃少一点米面，动物蛋白还是要吃的。实在不喜欢吃肉，你可以喝牛奶，吃鸡蛋，你现在已经肌酐增高，很有可能已经骨质疏松，你应该喝牛奶而不是喝粥。"

他依然嘴硬："我最不喜欢吃鸡蛋和喝牛奶了。我从小就喝粥，已经习惯了。"

我耐着性子继续说："你的肾小球滤过率已经是 $50 \text{ mL/min} \cdot 1.73 \text{ m}^2$ 了，说明你已经进入 3 期了。如果再往下走，你可能要进入 4 期甚至 5 期。那个时候你身上很多毒素会排不出去，只能做肾透析。透析很麻烦，你将来老得往医院跑，那时你的事业该如何呢？"

他没有被我这番话吓到："我觉得我现在问题不大，再说现在还有很多事情需要我做，你看我脑子清楚，胳膊腿都能动，可以到处跑。只是血糖高一些，肌酐高一点，我吃东西小心一点就 OK 了。"

这次的沟通是无效的，我很是担心。没有多久我的预感就被证实了。

两个月后他要出国，出国之前他还特别客气地咨询我出国有哪些注意事项。我回答得很干脆："你现在的身体状态不适合出国，应该好好休养，调理一下。"

对方根本不听，高高兴兴地踏上了出国之路，说是两周后回来，结果三天之后就打道回府了。原来出国后的第三天，他看着别人骑自行车兜风，也立即跳上一辆自行车，没想到刚骑出去 50 米，因为身体不够协调，摔倒了，咔嚓一声，大腿骨折了，打着石膏回到了厦门。

三个月后我再次到厦门讲课，抽空去医院见他。这回他很乖，认真听我的话了。当然，这次讲的内容不是如何防止发生肾性骨病，而是如何通过饮食把骨头长好，还要关注血糖和肌酐的数值。我给他开了一个调理的营养处方。

后来他恢复得还不错，半年后不仅能走路，精神状态也越来越好。我给他的营养处方没有因为他肾小球滤过率数值已经到 50 mL/min·1.73 m² 而减少蛋白质，相反，我认为他的骨头修复时需要优质蛋白，而且维生素 C 对他也很重要，所以我在他的食谱里增加了一些优质蛋白和水果类食物，他的肌酐没有加重。

这个朋友患病后的表现很具典型性，因为糖尿病的并发症之一是肾脏的慢性损害。这个过程基本是悄悄进行的，它的危害常被患者忽视，而肾性骨病在肾脏受累之后很快就会出现，人们往往在骨折之后才能认识到事情的严重性，这是非常危险的。

常见误区解答

中医的"肾"和西医的"肾"切莫混为一谈

西医的肾为解剖结构，是两个拳头大小位于脊柱两侧的肾脏。而中医的"肾"是无形的，因为在中医出现的时候还没有解剖学。中医是经验学科，根据前人治病疗伤的经验，总结出非常智慧的医学理论。

中医学认为肾为先天之本，主藏精，主发育与生殖，主水液代谢，主纳气，主骨，生髓，充脑，开窍于耳，其华在发，司二便……从这些描述中可以看出，中医学中"肾"的功能涉及骨头、脑、生殖系统、头发等诸多组织、器官，是一个综合概念，是不能简单套用西医的"肾"去理解的。

中医认为肾的主要生理功能有：

· 储藏精气，为人体生殖、造血、生长发育、防卫病邪的基础物质；

· 平衡身体水液代谢，与膀胱合作排泄尿液；

· 负责纳气，协调呼吸运动；

・主骨生髓，养脑益智；

・促进头发生长；

・肾气通耳，控制听力；

・控制二阴的开合。

现在许多人会把中西医"肾"的概念混淆，一听说某种食物或者保健品补肾，立即买来，不管三七二十一就吃。我有一个朋友就是这样，买来一些人们传统观念中的"补肾"中药，长期连续吃，结果把西医定义的"肾"吃坏了，患上了尿毒症，透析了很多年之后，走了。

对于西医学中的"肾"来说，很多中医中"补肾"的食物不但没有好处，往往还是肾病患者应该少吃或者不能吃的。比如豆类，大家都知道中医概念里黑豆"补肾"，可实际上，黑豆是大豆的一种，植物蛋白质含量非常高，被人体吸收利用率低，会对肾脏造成一定的压力。另外，豆类中磷和钾的含量较高，对于西医定义的肾功能减退的患者来说，这两种元素的摄入都需要控制，以免造成血液中的磷和钾水平过高。

根据中医"以形补形"的理念，肾虚的人应该多吃些动物内脏。但西医认为，肾功能衰竭时，要限制磷的摄入，要少吃动物内脏。

总之，此"肾"非彼"肾"，千万不要搞混概念。有些厂家为了宣传自己的产品，有意无意地把两个概念搞混，大家一定要小心。

肾病患者能吃脂肪吗？

食物脂肪与人体中的脂肪既相像又不同，即便一个人一点脂肪都不吃，照样会产生皮下脂肪，因为碳水化合物会转化为身体中的脂肪。

食物中的脂肪会给我们的身体带来必需的脂肪酸，这是身体不能合成的脂肪酸，我们只能从食物中获得，长期缺乏必需脂肪酸的人会生病。

食物中的脂肪会给我们的身体带来脂溶性维生素，包括维生素 A、维生素 D、维生素 E、维生素 K，每一种都是生命必需的元素。

所以我们必须吃脂肪。

再者，溶于水的物质走肾脏，而脂肪代谢走肠道和肝脏，不是肾，所以你从来没有见过这个人吃了很多油，尿液中出现油花的。

另外，脂肪能给人能量，尤其是腰膝酸软的体质虚弱者，更应补充脂肪。

但是，肾病患者在吃脂肪类食物时，要讲究一下数量和种类，脂肪摄入总量应占一天总能量的 25%~35%，必需脂肪酸中的 ω–3 的比例要增加一些，这样有利于脏器功能的修复，有利于体内炎性物质的减少。在肾功能允许的情况下，可以吃一些海鱼。当然，如果有好的鱼油，也可以经常摄入。

肾病患者要注意抗氧化

人体日常代谢过程中，会产生氧化自由基，这种物质对血管的损害很大，容易引起心脑血管疾病，还有可能导致肿瘤。当然，人体本身具有一些清除自由基的能力，但肾病患者的这种能力比较弱，尤其是透析患者，不但自身清除自由基的能力很差，透析过程中还会增加一些自由基，所以透析患者的脸往往是黑黑的、干巴巴的，一副"被氧化"的样子。

肾病患者要想维护健康，除了注重营养摄入均衡以外，饮食上还要特别注意抗氧化，以清除自由基。抗自由基的东西是哪些？一般在哪里？我在前面高脂血症一章中做了介绍。

番茄红素也好，维生素 A、维生素 E 也好，都是脂溶性的，需要和油在一起才能被吸收，所以从这里我们可以看出，油不是洪水猛兽，而是个好东西。维生素 C 主要在水果里，肾病患者要努力吃水果，每天吃 250~500 克。血糖高的患者可以采用食物交换份的方法吃水果，具体方法见糖尿病患者的饮食内容。

肾移植后万事大吉？

有些慢性肾功能衰竭的患者最后做了肾移植，部分人会以为肾移植了就万事大吉，依然不注意改变错误的生活方式，导致所有的努力付诸东流。

其实肾移植之后应该从营养平衡方面调理饮食，同时要长期吃抗排斥药物，也就是免疫抑制剂，如此才能达到延续肾移植产生的效果的目的。

讲个患者的故事。

有个 48 岁的男性患者，患高血压多年，同时伴有糖尿病，体重 90 千克。他一边服药，一边照样大吃大喝，烟酒不断，也很少运动。后来他得了冠心病，做了冠状动脉支架；两年后肾功能衰竭，做了肾脏移植。

身体状况糟糕到了这种程度，按理说他应该彻底改变原来的生活方式，但是这个患者觉得，反正有药物扛着，而且药费还能报销，于是每天大把大把地吃药，生活轨迹依然不变。最后，心脏放支架的血管又被堵了，只好做心脏搭桥手术。

他在 ICU 停留的时间特别长，营养状态很差，ICU 医生请我们临床营养科去会诊。这时候给予他营养支持很难，要考虑心脏功能是否能承受住液体量，也要考虑血糖问题，还要顾及肾脏功能。这个患者还有个很麻烦的事情，就是他的感染一直很难控制，为什么？他一直在用免疫抑制剂，一旦停了免疫抑制剂，移植好的肾脏就会被排斥掉。

在这种情况下，不管医生有多大能力都难有回天之术。他在 ICU 被抢救了 1 个多月，最后还是去世了。

管理好生活方式可以从源头上控制疾病的发展，这是可以自我把控的，但是，与自己的惰性进行斗争是个非常痛苦的过程。很多人选择单纯用药来控制症状，殊不知，药物可能掩盖真相，却并不能真正控制病情的发展。在如今各种技术手段方兴未艾的年代，要多学习，要相信人体的自愈能力，理解生命，让生命掌握在自己手中。

肾移植后的营养均衡问题，该注意什么呢？

肾移植 8 周之后，要注意维持理想体重，每天摄入的蛋白质是每千克体重 ×1 克，膳食纤维是 25~30 克，碳水化合物占一天总能量的 50%~60%，脂肪占 25%~35%，同时要注意钾、钠、钙、磷和各种维生素、矿物质、微量元素的摄入。

扫描二维码
回复"夏萌"

了解更多
肾病患者
饮食方案

如何正确认识肾病？

　　肾脏是人体中吐故纳新保平衡的综合治理站，它通过控制水分、pH值、电解质平衡和血压来维持机体内稳态平衡，排泄代谢产物和外来物质，分泌激素和酶，以保证人体运转，细胞正常工作。

　　肾脏疾病常常是由其他某种疾病长期得不到有效治疗造成的，比如糖尿病、高血压的并发症之一就是肾脏损害。此外，有些人没有这些疾病也会出现肾脏问题。这是因为细胞每天都在进行新陈代谢，当身体过度消耗、营养不足时，身体细胞就会处于亏空状态。此时人体会动用自动调节机制去保护最重要的器官和组织，而肾是第一个被牺牲掉的内脏器官。如果仍然不改变生活方式，肾脏会快速走向衰竭。

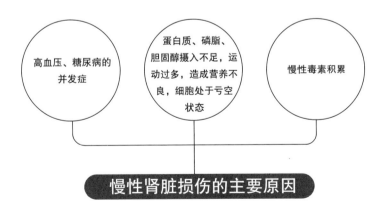

高血压、糖尿病的并发症

蛋白质、磷脂、胆固醇摄入不足，运动过多，造成营养不良，细胞处于亏空状态

慢性毒素积累

慢性肾脏损伤的主要原因

得了慢性肾病怎么办？

治疗慢性肾病，要遵循 5 条营养准则：反省自己的错误，改变饮食，增加营养素，不多运动，医学治疗和营养治疗互相渗透。

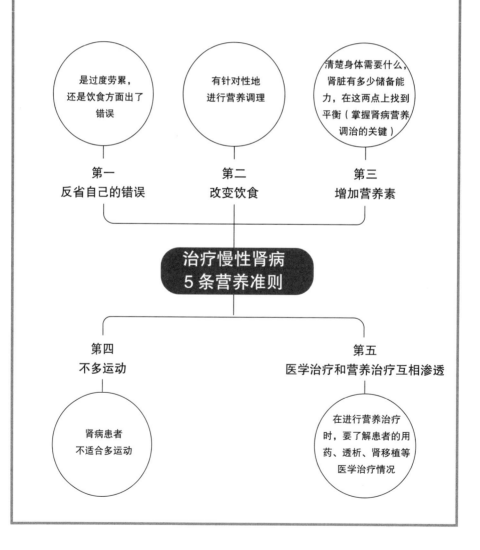

慢性肾病患者如何进行营养治疗？

　　慢性肾功能衰竭不同阶段对人体代谢的影响不同，因此每一阶段所采取的营养治疗措施应有所不同。慢性肾病分为 5 个时期：第 1、2 期，身体疲乏无力，尿液中存在一些问题，此时应主抓原发病；第 3、4 期，出现贫血、肾功能异常，此时要在满足身体需求的同时减少肾脏负担；第 5 期，准备替代治疗，此时要满足营养需求，预防营养不良。

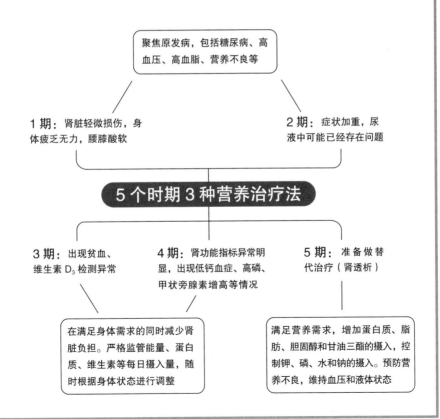

肾病患者应该如何饮食？

不管得了什么病，首先要考虑身体正常运转需要什么，其次要考虑生病的脏器。肾病患者必须每天摄入人体新陈代谢所需要的营养素，防止营养不良。要做到食物多样化，荤素搭配，保证肉、鸡、奶等动物蛋白质的摄入比例需占摄入总蛋白量的1/2。此外，肾病患者更要知道哪些不能吃。

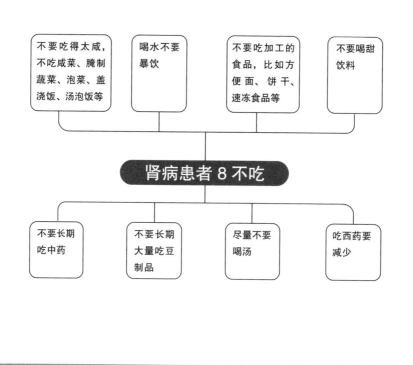

常见误区解答

✗ 西医的"肾"和中医的"肾"是一回事

西医的肾是两个拳头大小位于脊柱两侧的肾脏。中医的"肾"是无形的，功能涉及骨头、脑、生殖系统、头发等诸多组织、器官。对于西医学中的"肾"来说，很多中医中"补肾"的食物和中药对于肾病患者应该慎重。

✗ 肾病患者不能吃脂肪

食物中的脂肪会给身体带来脂肪酸、脂溶性维生素、能量，这是生命所必需的，而且脂肪代谢走肠道和肝脏，不走肾，因此肾病患者能吃脂肪。但在吃脂肪类食物时，要讲究数量和种类。

✗ 肾病患者不用注意抗氧化

人体日常代谢过程中，会产生氧化自由基，这种物质对血管的损害很大。肾病患者自身清除自由基的能力较弱，毒素增多以及透析都会增加自由基的产生，因此日常饮食除了注重营养摄入均衡外，还要特别注意抗氧化。要多吃富含维生素 A、维生素 E、维生素 C 等抗氧化营养素的食物。

PART 06

痛风饮食不简单

不吃肉不喝酒，痛风怎么会找上她

我有一位女患者，50多岁，尿酸值增高3年。她觉得自己很冤：不喝酒，不吃海鲜，很少吃肉，但尿酸还是高。不仅如此，她腰围很粗，像个游泳圈，检查还发现血糖稍高。

我给她做了调查发现：她是轻体力劳动者，工作不累，家里环境简单，没有压力，从不熬夜。她的饮食习惯是这样的：每天吃1~2次面条，喝一次粥，炒菜时放一点点肉；每天大概吃100克豆制品、100克蔬菜；一周吃两次水果，吃的量不多；不吃甜食，不喝饮料；基本上不到外面吃饭。

按照常规思路，吃海鲜多，饮酒多，吃蘑菇多都会增加嘌呤的摄入。可是这些饮食习惯在这个患者身上几乎找不到，那为什么她还会尿酸增高？

我觉得问题可能出在她的面条里，而且她吃豆制品有点多。

她一头雾水："豆制品不是鼓励多吃吗？吃面条也会尿酸高？"

我问："豆制品要适量吃，你吃得太多。你每天吃 1~2 次面条，面条里的卤是什么？"

"鸡汤面的卤是鸡汤，臊子面的卤是猪肉汤，牛肉面的卤是牛肉汤。"

我笑着告诉她："嘌呤溶于水，所以汤里嘌呤多。你们家的鸡肉、牛肉、猪肉都谁吃了？"

"我家老公吃了。他可爱吃肉了，不爱吃面条，所以我们家的饭很难做，我经常把家里剩下的各种肉汤做成面条的卤。"

我问她："你家老公尿酸高吗？"

她愣了一下："不高。"

意外吧？吃肉的尿酸不高，喝肉汤的尿酸倒高了。

一碗鸡汤面的嘌呤含量是多少？

400 毫克！

正常人嘌呤摄入量是每天 600~1000 毫克，这个得高尿酸的女士一天可不止吃一碗面条。

如果尿酸高的患者特别想吃面条，可以吃番茄鸡蛋面，番茄鸡蛋卤中的嘌呤含量少。

临床上把高血压、糖尿病、高脂血症、高尿酸血症、肥胖等综合表现叫作代谢综合征。既然是代谢综合征，说明是某种营养素在代谢过程中出了问题。

痛风是身体在报警

最新调查结果显示：高尿酸血症的发病率近年来直线上升。全国有 1.7 亿患者，超过了糖尿病的 1.2 亿患者，紧追高血压的 2 亿患者。也就是说，每 10 个人里就有 1 个人有尿酸增高病症。这种现象与现在经济发展加速、生活水平提高，以及饮食结构改变等有密切关系。世界卫生组织更将高尿酸与"三高"（高血压、高血脂、高血糖）一起，并称为危害现代中老年人健康的"四大杀手"。

近年来，大家对高尿酸血症越来越重视，不仅仅因为尿酸数值增高的普遍性，更因为尿酸高到一定程度，发展成为痛风，会导致患者疼痛剧烈，而且会引起患者肾脏的损伤。

痛风是指遗传性或获得性嘌呤代谢障碍的一组疾病，表现为血尿酸增高，伴有组织损伤。也就是说，痛风的产生与先天遗传和后天的一些问题密切相关，这些问题引发了嘌呤代谢障碍，临床表现为尿酸高和组织损伤。

痛风患者大多同时有腹部肥胖、胰岛素抵抗、高血压、高血糖、高血脂这些特点，这些特点都是身体代谢紊乱的表象。因此，大家不要小看尿酸问题，一个高尿酸问题会带来一堆其他问题。

尿酸高是现象

记得在很多年前我刚开始学习营养学的时候，有一次开会，一位医生问一位营养师："我有个朋友痛风，麻烦你告诉我，他应该怎样吃？"

营养师像背书一样说："少吃海鲜，少喝啤酒，少吃蘑菇，少喝肉汤。"

医生说："我的这位朋友其实挺注意这些问题的，但还是总犯病。"

营养师摇摇头说："那我就说不好了，到医院去看看吧。"

我在旁边听着，也不好意思插话，只是默默地想："你怎么知道他吃海鲜了？喝酒了？肉汤喝多了？我们是不是应该调查一下再说？"

后来，我调查过很多尿酸值高的人，发现影响尿酸数值的因素特别多。尿酸只是人体代谢产物之一，尿酸高有可能是因为进入的途径和数量多了，也有可能是因为出去的途径受阻；与嘌呤可能有直接关系，也可能有间接关系。有的人吃了很多嘌呤也不生病，有的人稍微吃一点就痛风发作，这与遗传基因也有关系。

尿酸值高往往和患者身体的代谢紊乱密切相关，如果仅仅靠吃药把尿酸数值压下去，而体内代谢紊乱并没有停歇，大家很有可能被数值的下降所迷惑，以为身体在往好的方向发展，反而贻误疾病治疗的机会。

如果我们把人体看作一片森林，那么血液系统就是穿过这片森林的河流。现在，河流里有一种成分增多，经过化验证明这种成分是嘌呤的代谢产物，叫作尿酸，尿酸越来越多，并在某一处堆积起来，造成局部剧烈疼痛。

那么河流里堆积的成分到底是从哪里来的呢？上游因素（生活方式）是一个还是几个？中游因素（同时伴有的合并症，例如高血压、糖尿病、肥胖等）有几项？下游的肾脏损伤到什么程度了？

不考虑这些因素而盲目用药物治疗，实际上只是暂时把"河流"里某种多出来的成分压到正常值范围内，由于上游因素依然存在，以后稍不留神病症就会复发。那怎么办呢？治愈痛风最为关键的因素是去除属于你自己的污染源。

嘌呤、尿酸、痛风，三者啥关系？

前面那个吃面条女性的案例中，我们提到了嘌呤，那有人要问了，嘌呤与尿酸是什么关系？

嘌呤与尿酸的关系就是父与子的关系。嘌呤经过人体代谢产生尿酸，这个代谢过程如果出现了紊乱，就会造成高尿酸血症。

那么，嘌呤是从哪里来的？

我们把细胞核里的 DNA、RNA 拆开，发现里面的成分是核苷酸。

嘌呤实际上是核苷酸的重要组成部分，是细胞核中的一个组成成分。

嘌呤在肝脏、肠道、肾脏再继续水解、脱氨及氧化，最终生成尿酸。由于嘌呤被水解成尿酸的速度很快，尿酸又比较稳定，因此，平时我们做医学检测的时候，测到的是尿酸，而不是嘌呤，也就是说儿子容易找到，而他的爹你查不到。

我们人体中的嘌呤一部分源于人体细胞的死亡。人体细胞每一天都在进行新陈代谢，旧细胞死去，新细胞诞生，细胞死亡裂解后，产生了嘌呤。

细胞死亡有两种方式。

第一种是细胞坏死。

细胞坏死是指细胞受到物理、化学等环境因素的影响而出现的被动死亡，如机械损伤、毒物、微生物、辐射等引起的细胞死亡。

第二种是细胞凋亡，没有受外界的影响，细胞按照自身的死亡程序走向灭亡。

这里又分为两种情况。

一种情况是细胞自己"老"了，自己裂解死亡，比如说肝细胞从出生到死亡一共要180天（这里不包括你狂喝酒导致肝脏损伤而造成的肝细胞加速死亡）。

另外一种情况是细胞在帮助人体免疫的过程中，"牺牲"了自己，比如血液中的巨噬细胞，能专门识别变异细胞，并将其吞噬，在完成杀灭异物的过程中，自己也会壮烈"牺牲"。

所以，任何时候，即便你没有任何外伤和炎症，也会有细胞解裂死亡，会产生嘌呤，化验尿酸值不可能是0。这种尿酸的来源是内源性的。

还有一部分嘌呤是吃进去的，又叫外源性的。植物性食物或者动物性食物中都有细胞核，细胞核里必然有核苷酸，会分解为嘌呤，在人体中进一步代谢为尿酸。

体内嘌呤的分解代谢主要在肝脏、小肠及肾脏中进行。当尿酸来源过多，或者排出有障碍时就会出现高尿酸血症。尿酸浓度增高到一定程度，形成局部结晶体，沉积于关节、软组织、软骨及肾脏等处，会导致关节炎、尿路结石及肾疾患，进而会引发痛风。

从上面的描述中可以总结出这样五点。

第一，嘌呤存在于细胞核里，也就是说只要有细胞核就会有嘌呤。

第二，嘌呤的来源有外源性和内源性之分。

第三，嘌呤在肝脏、肠道和肾脏转化为尿酸。

第四，尿酸值增高到一定程度会发展成痛风。

第五，嘌呤是尿酸的前体，尿酸在血液中含量增高是现象，痛风是尿酸在某一组织局部长期积累的结果。

保持尿酸平衡是个系统工程

吃进去的嘌呤生成的尿酸属于外源性因素，这种物质约占人体尿酸总数的20%。人体代谢产生的嘌呤生成的尿酸属于内源性因素，占人体尿酸总数的80%。

两种来源的嘌呤都在肝脏、小肠及肾脏中分解代谢成为尿酸，最终三分之一由肠道排出，三分之二从肾脏排出。

正常情况下，嘌呤的合成与分解处于相对平衡状态，尿酸的生成与排泄也较恒定。正常人血浆中尿酸含量为 0.12~0.36 毫摩尔／升（2~6 毫克／分升）。男性平均为 0.27 毫摩尔／升（4.5 毫克／分升），女性平均为 0.21 毫摩尔／升（3.5 毫克／分升）。

大家对吃进去的嘌呤比较在意，其实这只是尿酸来源的 20%，更多的是由内源性因素造成的增高。大家经常可以看到一些含嘌呤食物的成分表格，里面会清清楚楚地标明某种食物的嘌呤含量。看表格之后的问题在于，对照着它，大家依然会比较困惑："这些高嘌呤食物我很少吃呀，怎么尿酸还高呢？"所以，大家还要知道，身体细胞自身代谢产生的嘌呤占大多数，大家要对这方面的因素有所认识。

人体细胞每一天都要新陈代谢，产生内源性的尿酸，哪怕你待着一动不动，也依然如此。

而很多因素都会加快人体自身细胞的死亡速度，比如过度健身、手术、化疗、体内炎症反应、感染，等等。

三类造成尿酸异常的因素

我们来看一下，造成尿酸生成增多的几个主要原因。

第一，酶的缺陷：与嘌呤代谢有关的酶活性异常或者酶的数量增多，会导致尿酸增多。

第二，损伤因素：药物、创伤、溶血，部分慢性疾病，如血液系统疾病、银屑病、横纹肌溶解等，会引起身体组织损坏，导致核酸分解代谢的数量和速度增加，也就是导致尿酸值增高。又如，在白血病和淋巴瘤的化疗、放疗过程中，大量异常增殖细胞被破坏，核酸分解代谢异常增强，这些因素也会造成尿酸生成增多。此外，癫痫状态持续，剧烈运动，短时间内大量吸烟，可使 ATP 大量分解，导致血尿酸增加。

第三，高嘌呤饮食、饮酒：这是大家最熟悉也最容易理解的知识点，食物中所含有的嘌呤是增加体内尿酸负荷的一个因素。有些食物中含有大量嘌呤类物质，如鱼类、内脏、肉汤、芦笋、蘑菇、啤酒等，会使已患有高尿酸血症的患者病情加重。

除此之外，还有一些比较"异常"的现象也需要引起大家的注意，比如很多人的尿酸数值并不是很高，但会出现痛风症状；而另外一些人的尿酸数值已非常高，却依然没有出现痛风症状。这与人的遗传基因影响密不可分。

再来看一下影响尿酸排出的一些因素：

第一，肾脏存在问题。

首先，肾小球滤过能力下降，会造成尿酸排出减少。尿酸长年处于高饱和状态，血糖增高造成微血管病变，长年高血压造成肾脏损伤等肾脏疾病，都会使肾小球滤过能力下降。

其次，肾脏对尿酸分泌与重吸收能力下降。造成此类现象的原因有很多，如多囊肾和铅中毒；服用某些药物如塞嗪类利尿剂、阿司匹林、吡嗪酰胺、乙胺丁醇和环孢素等，也可导致肾小管对尿酸的分泌减少或重吸收增加。

第二，竞争抑制作用。

一些慢性疾病，比如酸碱代谢失衡（常见的有乳酸性酸中毒、糖尿病酮症酸中毒或饥饿性酮症）、内分泌疾病（如甲状腺功能减退症、甲状旁腺功能亢进等）都会竞争性抑制肾小管的尿酸分泌。

乳酸盐和尿酸在肾小管中竞争排泄，也会导致尿酸增加。另外，慢性缺氧，如睡眠呼吸暂停时，体内的乳酸增加，也会导致尿酸增多。

除此之外，还有一些造成尿酸值高的混合型因素。

最常见的就是饮酒。饮酒容易使体内乳酸堆积，前面说了，乳酸对尿酸的排泄有竞争性抑制作用。同时，大量饮酒还会促进肝脏ATP的降解，使嘌呤分解速度加快，产生较多尿酸。

有一些人喜欢一边吃含大量嘌呤的食物，一边吃一些抑制尿酸排出的药物，如呋塞米、氢氯噻嗪、阿司匹林和某些抗结核药物（如吡嗪酰胺、乙胺丁醇等），也会导致尿酸值高。

部分患者身上既有造成嘌呤增高的因素，又有影响尿酸排出的问题。例如，糖尿病引起人体代谢紊乱，产生体内慢性炎症，同时长年的糖尿病会损伤小血管，最后导致慢性肾脏损伤。

讲了这么多，归结成一句话，血尿酸的水平取决于尿酸产生和排泄之间的平衡。所以我们在面对一个高尿酸患者时，要把这些影响因素排排队。

到底是吃的嘌呤类食物多了，还是排出的尿酸少了，还是两种因素都有？

如果是由来源增多造成的，到底是外源性因素导致尿酸高，还是内源性因素导致尿酸多？

外源性的因素容易被发现，比如吃嘌呤类的食物多了引发的痛风。但是内源性的因素不太容易被发现，比如，人在疲劳、感染、受伤之后，或者运动过多，减肥不正确，经常熬夜的时候，或者有炎性病变的时候，都很容易出现尿酸高。

如果因为排泄量少，是肾脏本身的问题导致，还是竞争抑制的问题导致？

很多时候是因为摄入大量不含嘌呤的甜食或者甜饮料，引起体内炎性反应，或者影响了尿酸的排泄，从而引起尿酸值增高。

另外，还要考虑哪些酸性物质与尿酸在肾脏内竞争，这些酸性物质可能是代谢产物，也可能是某些药物。

总之，需要经过系统思考来找到根源，而不是一拍脑袋就以为少吃海鲜、少喝啤酒或吃药就能解决高尿酸的痛苦。这和很多问题的处理方法一样，方向比努力更重要。

如何看痛风患者的化验单

体检时，关于肾功能有三个必做的化验：尿素、尿酸和肌酐。化验结果一般有以下几种情况。

第一种：三项检查数值显示全部正常。一般来说，这种情况值得庆贺。但是对于有的患者来说，不能掉以轻心，因为有可能是吃了降尿酸药而使指标维持在正常水平，并不代表没事。

第二种：尿酸值高，尿素和肌酐值正常，这表明可能正处于痛风无症状期或者间歇期（指两次痛风发作期间隔的一段时间）。很多痛风患者在病情发作前都是处于无症状期，看到尿酸值高，并不当回事，事实上，此时体内的尿酸值已经超过临界值了，只是还没表现出症状。

第三种：尿酸、尿素和肌酐值都高。这种情况说明肾脏已经受累，而且肾脏储备已经用得差不多了。

痛风发展的 4 个阶段

痛风急性发作时关节会红肿热痛，痛感像刀割、咬噬一样。毫不夸张地说，有时候患者痛得想死的心都有，而且大多数人都是在半夜被痛醒的。

但是，我要说的是如果你有这样的症状，要感谢这种疼痛，因为它是在报警，用让你疼痛难忍的表达方式告诉你：你做错了，你必须重视自己的身体，必须矫正自己的行为，否则更严重的问题还在后面呢！

对于剧烈的疼痛，你可以用毅力去忍受，用药物去减轻，但是，长期高浓度的尿酸积累产生的"痛风石"会沉淀在身体各处，造成关节畸形，影响手足的运动能力，导致生活质量下降。

由于尿酸主要由肾脏排出，因此肾脏是痛风患者除了关节以外最常受到侵犯的部位。几乎每个痛风患者都有肾脏损伤现象，只是轻重程度不同而已。肾脏有很强的代偿能力，大约 1/3 的患者在痛风发作过程中可以查到肾脏损伤症状，而痛风肾是痛风患者死亡的主要原因。

尿酸盐在肾脏内沉淀，会引起肾脏损伤，导致尿蛋白阳性、高血压、腰痛、浮肿等症状，晚期还会出现肾功能衰竭。不仅如此，沉淀在肾脏内的尿酸结晶形成的肾结石可以从肾脏沿着输尿管到达膀胱，这一路上，任何一个地方被结石卡住，患者都会出现剧烈绞痛和血尿等情况。

所以，要听懂自己身体发出的警告，身体报了警，就一定要停住（某些错误行为），而不是挺住（忍受疼痛）。反省一下自己是怎么走到这一步的，先把造成痛风发作的原因搞明白，从中吸取教训。

从尿酸开始增高，到痛风发作，再到并发症出现，通常患者会经历四个阶段：

第一阶段，无症状期：仅尿酸值高，没有疼痛的感觉。

第二阶段，急性关节炎期：饮食、饮酒、劳累、服用某些药物等诱因造成关节红、肿、热、痛，并且这些症状是急性发作。

第三阶段，慢性关节炎期：急性痛风发作之后，反复出现多个关节疼痛的症状，同时尿酸值增高。

第四阶段，肾结石和肾脏病变期：出现肾脏损害、肾结石等症状。如果出现肌酐增高的情况，说明已经到了氮质血症期，肾功能也已开始衰竭。

不同阶段的饮食原则

我们前面讲过，高尿酸血症会经历无症状期、急性关节炎期、慢性关节炎期、肾结石和肾脏病变期四个阶段，每个阶段的营养方案是不同的。

无症状期：仅有血尿酸值持续性或波动性增高，而没有关节炎、痛风石、肾结石等临床表现。从血尿酸值增高至症状出现，时间可长达数年至数十年，有些患者可能终生不出现症状。

这类患者很有可能伴有其他问题，比如血糖高、血压高、胰岛素抵抗等。

此时最重要的是找到尿酸值增高的原因，最好是找到一因多果的上游因素。例如，是不是经常暴饮暴食、饮酒。要弄清楚哪些食物是鼓励食用的，哪些是应该少食用的。

急性关节炎期：出现关节剧痛、红肿、发热的症状。这段时间，患者肯定会抱着腿坐在沙发上痛苦不堪。此时要严格戒酒，减少食用嘌呤高的食物，同时要吃一些治疗痛风的药物。

慢性关节炎期：多由急性关节炎反复发作发展而来，也可见于未经治疗或虽治疗但没有达到治疗目标的患者。

这类患者尿酸值虽然不一定很高，但很容易发生急性痛风情况。而且，痛风石的出现，会造成关节畸形，行动困难。

这段时间最重要的营养治疗原则是：找到造成高尿酸血症的原因，比如运动问题、饮食问题、饮酒问题、某种疾病问题等，再根据查出来的问题有针对性地采取措施；同时要努力减少嘌呤的摄入，减少肾脏的负荷量。

肾结石和肾脏病变期：肾脏受累，肌酐值可能增高，尿液里可能有蛋白质。如果有肾尿酸结石，还会出现血尿。

此时在营养治疗的原则上，要特别关注肾小球滤过率，同时找到造成肾脏损伤的各种因素，关注合并症和并发症的处理。

吃对食物不再痛

痛风营养治疗的目的有四个方面。

第一，从饮食上控制嘌呤摄入，同时促使尿酸排泄增加，从而改善急性症状。

第二，寻找上游因素，找到造成尿酸值增高的原因和痛风发作的诱因。这一条非常关键，能从源头上控制痛风问题。

第三，调节体内代谢紊乱的状态，控制体重，控制血糖、血压和血脂；减少或逆转并发症的发生、发展。

第四，防止痛风性肾病的出现。

痛风营养治疗四步法

给痛风患者营养指导的过程其实比较复杂。因为出现了尿酸问题，可能只是患者其他病症的合并症之一，有可能是患者已经出现了肾脏损害，还有可能是患者正在化疗、放疗或者身体有某种损伤，所以必须按照营养指导流程去做，才能找到治愈疾病的脉络途径。下面我说一下详细的步骤。

◆ 营养评价

要仔细采集信息，记录这次发病的病史、诱因、肥胖状态，患者的既往病史、以前的尿酸状况；要了解患者现在吃的药物和正在使用的治疗方法；要调查患者的生活习惯，例如是否经常在外面吃饭，是否暴饮暴食，是否运动过量或者很少运动；要详细询问患者半年内的饮食习惯，食物五大类的食用情况，还要关注是否吃面条、喝汤、喝酒、喝饮料。

在调查液体摄入内容的时候，不仅要关注种类、频率、摄入量，还要关注患者的摄入方式。睡眠与情绪情况也是必问的问题。要看所有的化验和辅助检查结果，特别要关注肾功能、尿常规。要详细记录患者用降尿酸药的情况。

◆ 营养诊断

评估一下尿酸高的"入"与"出"是哪项因素在起作用；有没有合并症，例如有没有高血压、糖尿病、高脂血症等疾病；是否已经出现肾脏并发症，如果出现了，要评估一下严重程度如何；生活方式中与尿酸高有关的错误有哪些，在饮食上特别要关注是否有某种成分摄入太多，是否某种营养素摄入严重不足。

◆ 营养指导

根据尿酸高所处的阶段和合并症给予营养治疗方案。在急性病症期，还要提醒有些药物是否要停一停。

◆ 营养评价和检测

观察尿酸的变化，同时还要关注体重、血糖、血压、肾脏等指标的改变；观察在生活方式控制上是否正确和持久，还要观察并发症和合并症的发展趋向。

营养搭配六原则

大多数痛风患者的忌口比较困难，医嘱依从性不太好。为什么？因为含嘌呤的食物好吃。特别是当这类食物配上啤酒、白酒的时候，许多人会把所有禁忌统统抛在脑后。只有痛风发作的时候，抱着脚喊疼的时候，才特别想听营养师说什么可以吃，什么不能吃。

痛风患者的营养治疗原则如下：

第一，限制膳食嘌呤摄入（表27）。

痛风急性发作期的蛋白质要从牛奶、鸡蛋中获得，禁用Ⅰ、Ⅱ类含嘌呤食物，限制Ⅲ类含嘌呤食物；暂停摄入肉类、汤类食物；所有的豆类都要停止。

特别要提醒的是，第Ⅳ类食物中尽管含嘌呤很少，甚至含量为零，比如果汁饮料、豆浆、糖果、蜂蜜、浓茶、咖啡等，但是痛风急性发作时依然不能碰它们。

表 27 痛风患者的食物选择原则

种类	限制性食物	鼓励性食物
粮食类	各种肉汤面、豆类主食、杂粮粥	米面、根茎类、玉米
蔬菜类	豆类（鲜豌豆、扁豆、豇豆）、菌类（蘑菇）	叶菜、瓜类、果类、根茎类
水果类	加工食品	新鲜水果
蛋白质类	大豆类、肉汤类、内脏类、酸奶	鸡蛋、牛奶 肉类、鱼类要根据情况选择
油类	各种加工食品中的反式脂肪酸	动物油、植物油
其他	避开高嘌呤的食物： 避开酒精、甜饮料、甜食； 避开一些调料，比如辣椒、咖喱、胡椒、花椒、芥末、生姜等	

第二，限制总能量，保持正常体重。

痛风患者非常有必要保持正常体重，目的是改善人体代谢紊乱状态，减少痛风复发可能。但要特别注意的是，减重时应采取循序渐进的方式，避免减得太快。因为体脂分解会造成体内酮体生成增加，而酮体是酸性物质，在肾小管与尿酸产生竞争，抑制尿酸从肾小管排泄，因此会诱发痛风急性发作。

所以，高尿酸的患者不要采取生酮疗法减肥。

第三，平衡搭配三大营养。

按照标准体重和劳动量来制定饮食能量目标，这一条与其他疾病的能量计算基本一致。

能量比例中，碳水化合物占 40%~50%，蛋白质占 10%~20%，余下的是脂肪，占 30%~40%。

第四，多喝水。

痛风患者一般每天液体的摄入总量应达到 2500~3000 毫升，尿量保持在每天2000 毫升左右；伴有肾结石的患者最好每天尿量能达到 3000 毫升。

痛风性肾病致肾功能不全者，应根据病情适当限制水的摄入量。

痛风患者出现口渴时，实际上体内已处于缺水状态，所以平时要注意多饮水，避免平时不饮、临时暴饮的现象。

饮水最佳的时间是两餐之间及晚上和清晨。为了防止夜间尿浓缩，最好是半夜起床适量喝点水。

饮水应选用白开水、淡茶水、矿泉水，不要选用果汁、浓茶、咖啡等饮品。

第五，必须戒酒。

酒精是诱发痛风发作的主要因素。

第六，注意食品烹调方法。

嘌呤是亲水物质，利用这个特性，可以在烹调方法上找些窍门，比如把肉类食物先煮一煮，把汤倒掉，再烹调。做好的菜上桌前，先把含嘌呤的菜汤倒掉。

高嘌呤食物要记清

尽管外源性的饮食嘌呤摄入对尿酸值高低的影响只占 20%，但是饮食因素属于最可控的因素，尤其是在痛风发作期，严格控制高嘌呤食物可较为有效地降低尿酸浓度。对于常年尿酸值高的无症状期及慢性关节炎期患者来说，也要谨记远离高嘌呤饮食这种基本常识。

具体含嘌呤的食物如表 28 所示。

表 28 食物嘌呤含量分类表

类别	含量 毫克 /100 克	食物
Ⅰ类 含嘌呤最多	150～1000	肝、脑、肾、牛羊肚、沙丁鱼、凤尾鱼、鱼子、胰脏、浓肉汤、肉精、浓肉汁
Ⅱ类 含嘌呤较多	75～150	扁豆、干豆类、鲤鱼、鳕鱼、大比目鱼、鲈鱼、贝壳类水产品、熏火腿、猪肉、牛肉、牛舌、野鸡、鸽子、鸭、野鸭、鹌鹑、鹅、绵羊肉、兔、鹿肉、火鸡、鳗鱼、鳝鱼、淡鸡汤、淡肉汤、淡肝汤
Ⅲ类 含嘌呤较少	< 75	芦笋、菜花、龙须菜、四季豆、青豆、鲜豌豆、菜豆、菠菜、蘑菇、麦片、青鱼、鲱鱼、鲑鱼、金枪鱼、白鱼、龙虾、鳝鱼、螃蟹、牡蛎、鸡肉、火腿、羊肉、淡牛肉汤、花生、麦麸面包
Ⅳ类 含嘌呤很少	< 30	奶类、奶酪、蛋类、水果类、可可、咖啡、茶、海参、果汁饮料、豆浆、糖果、蜂蜜、精制谷类如富强粉、精磨稻米、玉米、果酱，蔬菜类如紫菜头、卷心菜、胡萝卜、芹菜、黄瓜、茄子、冬瓜、土豆、山芋、莴笋、西红柿、葱头、白菜、南瓜

在选择上述四类食物时，要根据病情轻重、所处病期、合并症和降尿酸的药物应用情况分别对待。

表 28 大家一看就明白，往往吃饭时就忘了，感觉也找不到记忆的规律。我在这里可以给大家一些提示，告诉大家记住含嘌呤食物的四个窍门。

第一，凡是细胞密集的生物组织，嘌呤含量高。

嘌呤是细胞核中遗传物质的组成成分，所以饮食上主要关注食物是否含有细胞核，凡是细胞密集的生物组织，嘌呤含量就会高，比如动物内脏（肝、肾、脑、脾等），部分水产品（沙丁鱼、凤尾鱼、鱼子、小虾等）。而有些食物就完全没有这些问题，例如一个鸡蛋就是一个细胞，一个细胞只有一套遗传物质存在于鸡蛋黄里，所以，鸡蛋的嘌呤含量非常少。而牛奶里基本没有细胞核，嘌呤含量更是微乎其微。

第二，汤中嘌呤高，因为嘌呤溶于水。

凡是动物性食品煲的汤，尤其是浓汤，含嘌呤就会非常多。例如浓肉汤、浓鱼汤、海鲜火锅汤和羊肉火锅汤等。

第三，豆类和菌类食物含嘌呤高。

每一颗豆子都是一个细胞，因此豆类食物是第二类含嘌呤比较高的食物。如黄豆、黑豆、绿豆、红小豆、扁豆、豇豆、豆芽菜等。食用菌是指子实体硕大、可供食用的蕈菌（大型真菌），通称为蘑菇。中国已知的食用菌有 350 多种，常见的有：香菇、草菇、平菇、木耳、银耳、猴头、竹荪、松口蘑（松茸）、口蘑、红菇、灵芝、虫草、白灵菇和牛肝菌等。真菌是一种真核生物，自然带有遗传物质 DNA。

第四，含水量大的食物含嘌呤量相对会少。

比如水果、蔬菜。这些植物中也含嘌呤，由于含水量大，单位体积中的嘌呤含量会相对低一些。

总结起来，就是动物肝脏、肉汤、火锅、豆类和菌类食物含嘌呤高，水果、蔬菜、蛋类、奶类含嘌呤相对较少。

藏在汤里的嘌呤

有一次，我去海南三亚讲课，有个学员要请我们吃饭。他是一个 50 多岁的东北人，平时住在三亚，这次带我们去吃当地的海鲜自助。一听说是海鲜自助，可以敞开了吃，我高兴无比。

我们一共四个人，一一就座，准备就餐。可是我发现请客的这位学员忙着端各种海鲜和配菜，忙着买单，却不动筷子。

我问他怎么不吃，他说："老师，别提了，我尿酸高，不能吃海鲜，你们好好吃吧！"

我赶紧问："你平时喝酒多吗？吃海鲜多吗？"

他说："不喝酒，海鲜也很少吃。我平时都是很努力地吃蔬菜，但是，尿酸还是高。"

我又问："那你平时吃甜食吗？喝饮料吗？"

他说："不吃甜食，只喝白开水。"

我就纳闷了，一边吃一边琢磨：他既然这么忌口，为什么还会尿酸高呢？

当时，我们餐桌上放了一个电磁炉，炉上放了一个大蒸锅，里面煮了各种海鲜——螃蟹、扇贝、皮皮虾、鲍鱼、海鱼，应有尽有。

吃了不少海鲜，准备吃些蔬菜的时候，这个学员站了起来，说："现在我可以吃些东西了，我就着这些海鲜汤涮些蔬菜、面条吃。我不吃海鲜，尝尝汤的味道就行了。"

我大笑着说："哈哈，我终于找到你尿酸高的原因啦！"

很多人为了控制嘌呤的摄入，很能管住自己的嘴，大鱼大肉、海鲜让别人吃，自己就喝点汤，尝个味，但是这种方法特别容易导致尿酸高。

为什么呢？

我们来了解一下嘌呤的几个特点。

第一，嘌呤存在于有细胞核的生物中，所以，动物性食品中嘌呤含量特别高。

第二，含嘌呤的食物口感上特别鲜。

第三，嘌呤溶于水。

大家一起涮海鲜，蒸锅里已经溶解了很多海鲜中的嘌呤，此时的海鲜汤是高嘌呤食物，他用这样的汤煮面和涮青菜，就把大量嘌呤吃了进去。也就是说，虽然他没有吃海鲜，但他获取的嘌呤量一点都不比吃海鲜的人少。

此外还有个关键点，他是黑龙江人，在黑龙江生活了 50 年，以前很少吃海鲜，饮食环境的影响使他的尿酸代谢能力远远不如海南人，所以当他到海南之后，接触更多的海鲜食物，非常容易得痛风。

我有个朋友，也是这种情况。她吃东西可讲究了：早上喝杂粮粥，中午在单位吃饭，晚上回家煲汤。她很少吃肉，鸡蛋一周吃 3 个，不喝牛奶。她煲的汤质量很好，牛肉汤、鸡汤、排骨汤、菌汤等，里面干货让老公孩子吃，她认为汤有营养，好吸收，能养人，所以汤是不拒绝的。

但是架不住经常喝，大量喝，结果尿酸高了。

煲汤是我们中国人特别喜欢的一种饮食方式。有一段时间我经常去广西讲课，每次吃饭的时候，只要坐下，就会有一盆汤放在桌子上，基本上都是鸡汤、骨头汤、鸭汤。有人说"饭前喝汤既养人又减肥"，但是架不住天天喝，顿顿喝。我顺便调查了一下，广西地区得高尿酸和痛风的人有很多。

那么，怎么喝汤才是安全的呢？

一般来说，排骨汤、猪蹄汤、海鲜汤、鱼汤等这些肉汤里含有丰富的游离氨基酸，所以对于体质虚弱的人来说，的确是很好的补品。但是这类动物性食品的汤里，嘌呤含量较高，不建议尿酸高的人喝。

西红柿汤、紫菜蛋花汤等味道清淡，里面基本不含嘌呤，这个对于痛风患者来说，就比较安全了。

痛风的伴侣：酒

许多痛风患者都有这样的体会：前一天晚上把酒言欢，痛快无比，第二天脚趾关节剧痛难忍。

统计结果显示：每摄取 10 克酒精，痛风发作的风险就会上升 19%。如果平均每天摄入 15 克以上的酒精，即便跑步锻炼的距离与不喝酒者完全一样，痛风发作的危险系数也是完全不喝酒者的两倍。

为什么喝酒与痛风会成为好朋友？

第一，酒中所含的乙醇会在肝脏中转化为乙醛，而乙醛过量形成的代谢产物会引起乳酸水平增加。乳酸属于酸性代谢产物，与尿酸在肾小管中竞争排泄，肾小管的排泄量是有限的，排了乳酸就排不出尿酸，由此导致尿酸增加。

第二，大量饮酒可以促进肝脏 ATP 的降解，嘌呤分解加速，尿酸产生增多。

在红酒、白酒、啤酒中，特别提醒患者不要喝啤酒。一瓶啤酒可使尿酸数值升高一倍。主要原因是啤酒不仅抑制尿酸排泄，而且还含有大量嘌呤成分，这样尿酸产生得多，排出又困难，自然会出现血尿酸值上涨的情况。

另外，要注意的是下酒菜。

我举几个大家常吃的下酒菜：花生米、肉类、煮毛豆、羊肉串、豆制品、小龙虾、大虾、鱼类。发现没有，这些下酒菜大多是高嘌呤的食物，和酒同时下肚的话会使人体摄入的嘌呤增多。

所以，痛风患者最好不要喝酒。

如何巧妙吃火锅？

有人说，得了痛风，要远离很多动物蛋白，就不能吃肉了，其实这样做不太明智。

的确，蛋白质与嘌呤同源，细胞里有嘌呤也有蛋白质，二者都是生命物质。为了减少嘌呤摄入，连蛋白质也不吃，身体缺蛋白质的危害怎么消除？所以在饮食中如何把蛋白质和嘌呤分开，是高尿酸患者要学会的技巧。

我有个男性朋友，50 多岁，患痛风病多年。每年痛风都会发作，尤其是在冬天发病的概率更大。有一天我们几个朋友聚会，去吃涮羊肉，他一瘸一拐地来了，痛风又发作了。

有人提出今天是不是改吃其他餐，他不同意。

首先，他不想让大家失望，因为吃涮羊肉是大家商定好的；其次，他也很久没有沾荤腥了，也确实想开开荤。

我说："没关系，有我在，怎么吃听我的就是了。"

我们要了一个鸳鸯锅，一半锅底是番茄味的，另一半只放开水，基本上让他一个人使用。水开了之后，我让他先吃蔬菜，并且告诉他，桌子上的凉菜、火烧和一些水果也可以吃，但是不要吃蘑菇类的蔬菜和豆制品。

蔬菜吃得差不多了，我才让他涮羊肉。他一个人吃了 100~150 克羊肉，并且主动说不喝酒了。

能和大家在一起谈天说地，还能吃到羊肉和其他美食，他很开心，心满意足地度过了一个愉快的夜晚。

第二天我打电话给他，问他的痛风症状加重了没有，他很开心地告诉我"没有"，而且悟出了既能满足口腹之欲，又不引发痛风的饮食技巧。

聪明的他，在接下来的一年里，果然没有让痛风再发作。

痛风患者该怎样吃肉呢？在饮食上有哪些技巧？

首先，还是要参照前面介绍的嘌呤食物量表，Ⅰ类不要吃，Ⅱ类慎重吃，Ⅲ类少吃一些，Ⅳ类多吃点。

其次，要在烹调方法上下功夫。炒菜之前，先把肉煮一下，四分熟之后，把肉取出来，切成片，再用水焯一下，然后再用这个肉去炒菜。再次叮嘱不要喝肉汤，不要吃盖浇饭。

最后，吃肉要限量，如果没有发作痛风，每天可以吃 100 克左右的瘦肉。

豆类食物最好不要吃，豆腐除外

很多人都喜欢吃豆制品，早上喝豆浆，喝杂粮粥（含豆类），晚上再烧个豆腐，炒个豆芽等。殊不知，粮食和蔬菜之中，含嘌呤最多的就是豆类食物了，如扁豆、黄豆、豆制品等。

现在很多地方都流行做杂粮粥，号称这种粥有养生功效。我们来看看五谷杂粮粥的配料：薏米、荞麦米、红稻米、燕麦米、大黄米、黑米、黑糯米、糙米、红豆、黑豆、莲子，这里面的红豆、黑豆都是含嘌呤较高的食物。

还有人喜欢吃八宝粥。八宝粥原意是指用八种不同的原料熬制成粥，但是在今天，许多"八宝粥"的用料已经超出八种。我们来看看"八宝粥"的配料：一般以粳米、糯米或黑糯米为主料，再添加辅料，如绿豆、赤豆、扁豆、白扁豆、红枣、桃仁、花生、莲子、桂圆、松子仁、山药、百合、枸杞子、芡实、薏仁米等。这里面绿豆、赤豆、扁豆、白扁豆、花生、松子仁都含嘌呤较多。

杂粮粥、八宝粥的营养价值肯定比白米粥、小米粥高，但是，任何好的食物都不能天天吃，大量吃。过去喝八宝粥，一年只有腊八节的时候喝，而如今许多人早晨一碗豆浆，再吃一碗杂粮粥，中午来一碗牛肉面，晚上喝碗八宝粥，加上豆腐丝炒蔬菜——尿酸能不超标?

所以,我们每次在给高尿酸患者开营养处方的时候都要强调:粮食里的豆类最好不要吃,蔬菜里的豆芽菜、扁豆、豇豆、豌豆停一停。

不过,有一种豆制品例外,这就是豆腐。人们在做豆腐的时候,已经把含嘌呤的豆汁基本隔离出去了,所以对于爱吃豆制品的患者来说,这种食物相对来说会好一些。

小习惯,大问题

除了注意这些饮食问题外,还有一些大家不太容易注意的小细节,也会引发痛风。

甜食吃多了也会"酸"

很多年轻人尿酸高,但是不一定是由喝酒、吃肉造成的,十有八九与吃以下食品有关:碳酸饮料、果汁、各种饮品、各种点心、冰激凌、糖果等。

这些甜食和甜饮料里面没有嘌呤,怎么会和痛风、尿酸高扯上关系呢?

这些食品的共同特点是:含有大量的果糖。这种果糖不是来自水果,而是一种食品添加剂,这种添加剂叫作高果糖玉米糖浆(HFCS)。

高果糖玉米糖浆的制造方法是:首先把玉米中的淀粉通过淀粉酶分解为葡萄糖,然后再用酶和离子交换的方式,把部分葡萄糖转变为果糖。根据食品添加的需求,生产出具有不同果糖比例的高果糖玉米糖浆产品。

一般来讲,这种糖浆的果糖含量在42%~65%,结构和甜度类似于蔗糖,制造成本却明显低于蔗糖,其作为一种食用糖类,已被广泛用到食品加工产业中,一不留神就会被我们吃到。

在高果糖玉米糖浆摄入量高的人群中,肥胖以及与肥胖相关疾病的发生率明显高于平均水平,因为其含有的果糖比葡萄糖更容易转化成甘油三酯,最终产生更多的脂肪，成为脂肪肝和腹部肥胖的罪魁祸首。

所以，如果患有痛风，就必须停止含糖饮料的摄入，不去碰各种甜点。

我接触过这样一个患者，他是一个 20 岁的大学生，因为尿酸高来找我咨询。

小伙子胖胖的，178 厘米的个子，不爱说话，话都由陪他来的父母说了。

他高中时开始发胖，体重达到 85 千克，BMI=26.8，算是超重。上大学前体检时，发现尿酸有点高；大学上了一年，体重长到 110 千克，BMI=34.7，绝对属于肥胖。

孩子胖点家长有点着急，但是更让家长着急的，是他的尿酸数值不断地上升。

经过一番询问得知，这个男孩子在家里比较受宠。上大学之前，他每天都回家吃饭，想吃什么，爸妈就做什么，也不让他做家务，觉得只要孩子好好学习就行了。男孩子从小喜欢吃各种面食，尤其是面包、点心，而且特别喜欢喝可乐。面包、点心、可乐，这些甜食里不含嘌呤，但添加的果糖含量很高，会影响肾脏代谢尿酸。

上中学的时候，他的父母不让他过多地吃这些垃圾食品。上大学之后，身边没有父母管了，不想去食堂吃饭的时候，他就去学校超市买零食吃。他这一年狂吃蛋糕，狂喝可乐，几乎把可乐当水喝，迅速增肥，体重一年之内增加了 25 千克，而且最悲惨的是，痛风发作了。

吃了降尿酸的药之后，疼痛消失了，尿酸值也一度下降。孩子回到学校，继续原来的生活方式。半年之后放假回家，家长带他去医院复查，发现尿酸数值又升了，而且以前一向正常的肌酐数值，这次也有轻度增高。这一下家长更急了，肌酐数值高预示着肾脏受累，仅靠吃药控制是不行了。家长找了些文章来看，想着通过饮食来控制病症，让孩子少吃含嘌呤的食物，少吃内脏，少吃海鲜，少吃点肉，不许喝酒。男孩照着家长的话去做，连同学聚会都不喝酒，但是化验结果仍然不尽如人意。

在单独跟孩子沟通中我发现，这个小伙子也知道自己吃得不对，运动太少，但就是控制不住自己。

针对他的问题，我着重跟他谈了自控力。

我说："你都这么大了，应该学会自己管理自己，同时要准备管父母了。你在父母身边的时候，仅仅是会学习，没有机会锻炼生活能力，对于运动安排、时间掌控、科学饮食，几乎都不关注，而这些正是影响你以后是否有所成就的关键因素，它们比学习更重要。几乎所有成功的人都是自控力很强的人，如果你现在不从源头上改变行为，以后麻烦就大了。肾脏坏了是什么结果？要透析！"

我给他写了一个营养处方，告诉他什么东西能吃，什么东西不能吃，孩子认真了解后，保证能按我说的去做。

后来，这个孩子在控制饮食的情况下，痛风慢慢得到了缓解。

所以，痛风没那么可怕，最重要的是学会管理自己。

我也一直在思考一个问题，为什么现在痛风患者的年龄越来越小？其实跟他们从小养成的饮食习惯有很大关系。很多父母只关心孩子的学习，忽略了对孩子生活能力的培养，孩子的时间由父母掌控，饮食由父母确定，当孩子有一天离开家的时候，没有了父母的管束，没有能力控制自己的行为。事实上，在人生的道路上，教会孩子管理生活，控制自己的情绪，往往比成绩更重要。

你也许真没有吃海鲜的基因

我有个四川朋友，在北京工作。有一次他随团去韩国旅游，在旅途中吃了很多海鲜，还喝了很多酒。去了不到十天，回来发现大脚趾关节疼得不行。

他打电话给我，问我这是怎么回事。

我判断应该是痛风。

他说不会的，以前没有尿酸高，怎么可能得痛风呢？

我让他到风湿科看看，结果诊断为痛风，化验显示尿酸值很高。

医生给他开了降尿酸药，嘱咐他降尿酸药要吃半年。他吃药后疼痛很快就缓解了，打电话问我不疼了还吃药吗，我的意见是"可以停药"。

为什么？因为我的这个朋友，从小长在内陆四川，对嘌呤的排泄能力天生不是很强。这一次偶然跑到海边，狂吃那么多海鲜，再加上喝酒，身体受不住，所以尿酸迅速地升高。像他这样的人，也许真的没有吃海鲜的基因。而沿海的人之所以天天吃海鲜都没事，是因为上天给了他在海边生存的体质，他体内细胞的表达形式就是可以承受嘌呤的高摄入、高排出。

现在我的这位朋友已经回到国内，重新回到原来的饮食结构中，接触嘌呤的机会变少了，只要再稍微注意一点，身体基本就会安然无事。果不其然，已经五年了，在一直没有吃药的情况下，他的痛风没有再发作，尿酸值也正常。

所以，我要特别提醒常年生活在内陆的朋友，如果你所处的饮食环境和你自己的饮食结构里很少出现海鲜，千万不要贸然吃很多，人的基因不会轻易改变。

饥一顿饱一顿，不痛才怪

我见过一些朋友，天天说要减肥，但总是控制不住自己的嘴巴。今天吃撑了，产生负罪感，明天再去饿肚子。有的人晚上不吃任何食物，说是过午不食，以为这样对身体有好处。

其实，这样饥一顿、饱一顿地安排饮食，特别容易引起痛风，对减肥更是一点作用都没有。

为什么？

当你处于饥饿状态，很长时间没有进食的时候，人体的能量来自肝脏糖原的释放。如果没有及时补充碳水化合物，会出现糖异生，人体会把脂肪、蛋白质分解掉，在这个过程中会产生酮体和乳酸。酮体和乳酸都属于酸性物质，从肾脏排出，很容易与尿酸竞争同一排出通道，这样造成血液中尿酸堆积。所以，饥一顿、饱一顿减肥的人，很容易出现尿酸增高的情况。

如果在饥饿的状态下去锻炼，这些高尿酸患者非常容易诱发痛风。

常见误区解答

痛风患者不能吃脂肪？

许多人会认为，高尿酸血症患者应减少脂肪摄入。

其实，这是一种认识误区。

第一，脂类中的磷脂不仅对活化细胞，维持细胞新陈代谢、基础代谢及荷尔蒙的均衡分泌有重大作用，而且在调节血脂、保持血管通畅方面更是扮演着重要的角色。

第二，胆固醇是身体细胞组织中必需的主要成分，而且人体内的许多激素也来源于胆固醇。

第三，脂溶性维生素也必须有脂肪做媒介。

第四，嘌呤溶解在水里，从肾脏排出，而脂肪从肠道吸收，从肠道排泄，尿酸高的患者不必为吃多少脂肪而纠结焦虑，喝牛奶没有必要选择脱脂牛奶，适当吃一些肥肉也没有问题。

因此，痛风患者的脂肪摄入可以与普通人差不多，占到每天总热量的30%左右。

对于高尿酸和痛风患者来说，其实最为关键的是要远离含反式脂肪的食物，如蛋糕、精制面包、饼干、蛋黄酱、色拉酱、薯片、糖果、人造奶油等。

多吃蔬菜肯定对？

痛风患者应该多吃蔬菜，但是怎么吃也是有讲究的。有两个因素要考虑：一是吃多少，二是吃哪种。

第一，蔬菜中的嘌呤含量处于"中低"和"低"类别，是痛风和高尿酸血症患者最需要大力增加的食材类别。

第二，每日摄取量最好在750克左右。

在各类蔬菜中，冬瓜、黄瓜、番茄、莴笋之类富含水分，热量很低，又有利尿作用，所以属于鼓励痛风患者食用的食物。

　　绿叶蔬菜虽然嘌呤含量高于冬瓜、黄瓜，但是营养价值很高，多食用它们的利远远大于弊，也鼓励痛风患者足量摄取。吃绿叶菜最好采用煮、焯等方法去做，这样既可以降低嘌呤含量，还可以减少草酸含量，避免草酸干扰尿酸排泄，降低形成肾结石的概率。

　　菌类蔬菜是微生物的子实体，细胞较为密集，嘌呤含量也较高。但是大家要分清菌类到底是干的还是泡水的，这两者的含嘌呤量区别比较大。比如干的黑木耳嘌呤含量为166毫克/100克，为高嘌呤食物，但水发后，木耳重量会增加10~12倍，水发木耳的嘌呤含量会下降为16.6毫克/100克，属于低嘌呤食物。

　　所以，痛风患者在烹调食物时放几朵木耳或香菇都是可以的，不用太过纠结，但是用各种菌做成的浓菌汤就不适合食用了。

　　另外，吃豆类蔬菜时要注意，扁豆、豇豆、豌豆、豆芽等都是高嘌呤的蔬菜，尿酸高的人要少吃。

好好吃药，高枕无忧？

　　很多人认为，我只要好好地吃药，把尿酸值降到正常范围内就可以高枕无忧了。真是这样吗？

　　尿酸值增高是身体代谢综合征的一个窗口，你把窗口挡住，里面发生了什么变化你就无法搞清了。

　　而且，药物降尿酸并不是理想的解决痛风症状的长期方案。

　　常规治疗痛风的药物共有三种，即减少尿酸产生的别嘌醇、用于镇痛的非甾体抗炎药和阻断由尿酸引起炎症的秋水仙碱，一般用于长期预防复发。

　　这些药物短期内可以起到缓解痛风症状的作用，如果长期使用大家要留心药物的不良反应。

　　如痛风发作期使用别嘌醇，可能出现恶心、腹泻和嗜睡的现象，还可能出现出血、感染、肾脏疾病、皮肤眼睛变黄、眼痛、视力改变和不明原因的体重减轻等症状。服用秋水仙碱可能出现恶心、腹泻、痉挛、呕吐、肌肉无力、手脚麻木、心率过速、气短等不良反应。

痛风急性期发作时服用降低尿酸的药能很快见效，有的当天就能缓解症状，但要注意的是，千万不能长期吃这类药，因为治标不治本。

我有一个医生朋友，当院领导，尿酸高多年，疼痛难忍时会服用降尿酸药物。他对我说的营养疗法很赞同，但是，对药物治疗也不反对。有一次他问我："最近我的尿酸又高了，服了药后尿酸已经正常，我是不是应该继续长时间吃药？这样，我的尿酸可以长期保持正常，而且，吃饭也不用控制太严格。"我很理解他，又不想管住嘴，又不想疼痛，我说："河流里发现有一些有害的化学成分高了，你也知道是哪个化工厂排泄出来的，你现在采取的措施是，拿另外一种化学品把河流里的污染物中和掉。这是二重污染，是太痛苦时采用的治标的方法，想要尿酸长期正常，还是治本的方法更环保。"

所以，还是那句话，尿酸高是你看得到、感觉得到的现象，不要简单地用药挡住我们认知身体代谢紊乱的窗口，而要从源头上治理，在生活方式上做出改变，这样才有可能将病情往健康的方向扭转。

扫描二维码
回复"夏萌"

了解更多
痛风患者
饮食方案

如何认识痛风？

痛风，与"三高"（高血压、高血脂、高血糖）一起，并称危害现代中老年人健康的"四大杀手"。它是指遗传性或获得性嘌呤代谢障碍的一组疾病，表现为血尿酸增高，伴有组织损伤。

那么，嘌呤是什么呢？它存在于细胞核里，一部分来源于人体自身细胞的新陈代谢，一部分来源于饮食。嘌呤在肝脏、肠道和肾脏中分解代谢为尿酸。当尿酸升高到一定程度，就会成为痛风。肾脏是痛风患者除了关节以外最常受到侵犯的部位。痛风肾是痛风患者死亡的主要原因。

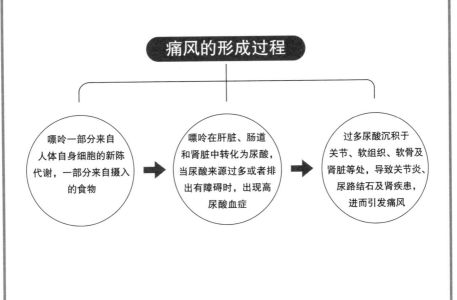

痛风的形成过程

嘌呤一部分来自人体自身细胞的新陈代谢，一部分来自摄入的食物

嘌呤在肝脏、肠道和肾脏中转化为尿酸，当尿酸来源过多或者排出有障碍时，出现高尿酸血症

过多尿酸沉积于关节、软组织、软骨及肾脏等处，导致关节炎、尿路结石及肾疾患，进而引发痛风

造成尿酸异常的因素有哪些？

尿酸的水平，取决于尿酸产生和排泄之间的平衡水平程度。所以我们在面对一个高尿酸患者时，要把这些影响因素排排队：到底是产生的尿酸多了，还是排出的尿酸少了，还是两个因素都有？

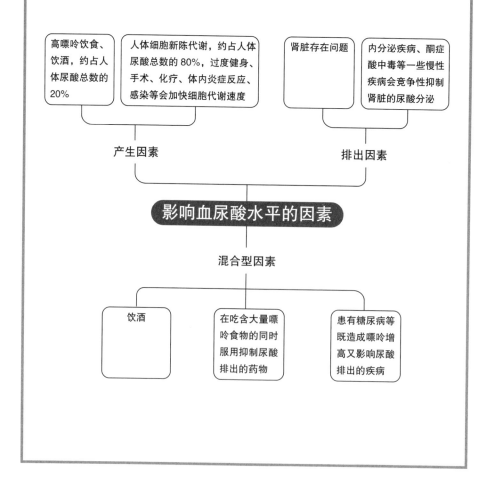

高嘌呤饮食、饮酒，约占人体尿酸总数的20%

人体细胞新陈代谢，约占人体尿酸总数的80%，过度健身、手术、化疗、体内炎症反应、感染等会加快细胞代谢速度

肾脏存在问题

内分泌疾病、酮症酸中毒等一些慢性疾病会竞争性抑制肾脏的尿酸分泌

产生因素

排出因素

影响血尿酸水平的因素

混合型因素

饮酒

在吃含大量嘌呤食物的同时服用抑制尿酸排出的药物

患有糖尿病等既造成嘌呤增高又影响尿酸排出的疾病

快速看懂痛风

痛风患者如何制定营养方案？

痛风会经历 4 个阶段，每个阶段的营养方案是不同的。无症状期，仅有尿酸值增高，没有疼痛感觉；急性关节炎期，出现关节剧痛、红肿、发热症状，并且是急性发作；慢性关节期，多由急性关节炎反复发作发展而来，容易发作急性痛风，出现痛风石；肾结石和肾脏病变期，出现肾脏损害、肾结石等，如果出现肌酐值增高，说明肾功能开始衰竭。

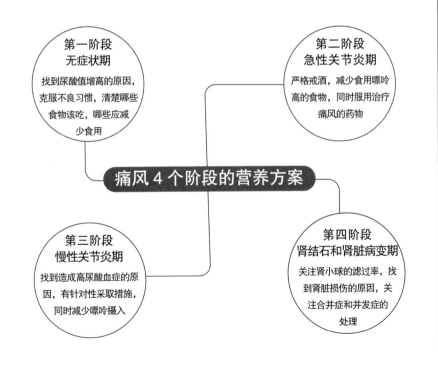

第一阶段
无症状期
找到尿酸值增高的原因，克服不良习惯，清楚哪些食物该吃，哪些应减少食用

第二阶段
急性关节炎期
严格戒酒，减少食用嘌呤高的食物，同时服用治疗痛风的药物

痛风 4 个阶段的营养方案

第三阶段
慢性关节炎期
找到造成高尿酸血症的原因，有针对性采取措施，同时减少嘌呤摄入

第四阶段
肾结石和肾脏病变期
关注肾小球的滤过率，找到肾脏损伤的原因，关注合并症和并发症的处理

痛风人群应该如何饮食？

痛风人群在营养搭配上要遵循6条原则：限制膳食嘌呤摄入，限制总能量，平衡搭配三大营养，多喝水，必须戒酒，注意食品烹调方法。同时注意4点：除豆腐以外的豆类食物不要吃，停止含糖饮料、甜点的摄入，适量吃海鲜，饮食要规律。

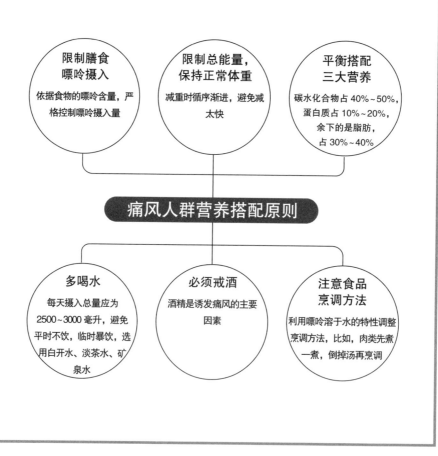

限制膳食嘌呤摄入
依据食物的嘌呤含量，严格控制嘌呤摄入量

限制总能量，保持正常体重
减重时循序渐进，避免减太快

平衡搭配三大营养
碳水化合物占40%~50%，蛋白质占10%~20%，余下的是脂肪，占30%~40%

痛风人群营养搭配原则

多喝水
每天摄入总量应为2500~3000毫升，避免平时不饮，临时暴饮，选用白开水、淡茶水、矿泉水

必须戒酒
酒精是诱发痛风的主要因素

注意食品烹调方法
利用嘌呤溶于水的特性调整烹调方法，比如，肉类先煮一煮，倒掉汤再烹调

常见误区解答

✗ 得了痛风就不能吃肉

很多人以为得了痛风，就不能吃肉了。其实这样做不太明智。痛风患者要学会在饮食中把蛋白质和嘌呤分开。首先要挑对肉：选择含嘌呤较少的肉类，远离内脏类食物和浓肉汤、肉精、浓肉汁。其次要用对烹调方法：不要炖汤，把肉煮了、焯了再去炒。吃肉要限量，每天吃 100 克左右的瘦肉。

✗ 痛风患者不能吃脂肪

许多人认为，高尿酸血症患者应减少脂肪摄入。其实，这是一种认识误区。脂类是身体必需的成分，可以促进细胞的新陈代谢，和嘌呤从肾脏排出的渠道也不同。因此痛风患者的脂肪摄入可以与普通人差不多，应占到每天总热量的30%左右，关键是要远离蛋糕、精制面包、饼干等含反式脂肪的食物。

✗ 多吃蔬菜肯定对

痛风患者应该多吃蔬菜，但是要讲究怎么吃。患者每日摄取蔬菜的量最好在 750 克左右。冬瓜、黄瓜、番茄、莴笋之类嘌呤含量处于"中低"和"低"类别的，鼓励多食用。水发木耳、香菇可少量食用。绿叶蔬菜采用煮、焯等方法做。扁豆、豇豆、豌豆、豆芽等豆类蔬菜要少吃。

✗ 好好吃药就高枕无忧

常规治疗痛风的药物在短期内可以起到缓解痛风症状的作用，但如果长期使用要注意药物的不良反应，并且要知道，用药是治标不治本，药物的使用会让患者有病情好转的错觉。患者只有从生活方式上做出改变，才能真正扭转病情，从根本上去除疾病的根源。

PART 07

———

远离肿瘤，攘外必先安内

他肿瘤标志物值 606 单位 / 毫升，却在 5 个月后完全恢复正常

2010 年夏天，一个朋友来找我，他 50 岁，半年前由于工作原因去了非洲，半年之后，因病回到北京。

什么病呢？胸闷，原因待查。由于他有高血压病史，经常来我们医院看病，所以出现这样的状况，首先怀疑是不是有冠心病，于是来到我们安贞医院心内科就诊。

见到他的时候，我大吃一惊，半年非洲生活把他摧残成一副憔悴的模样，言谈话语中我感觉到他有些焦虑抑郁。

既然他自己描述的情况这么严重，那就先住院再说。一周后检查结果出来了，首先心脏冠状动脉造影显示没有问题，生化和血常规等检查结果也基本正常，但是，肿瘤标志物检查中他的肿瘤标志物（CA19-9）值到了 606 单位 / 毫升，正常人是 ≤ 37 单位 / 毫升。这个数值这么高，往往代表着胰腺癌、结肠癌、直

肠癌这类的消化系统肿瘤可能性大。这还得了，查！

于是，腹部B超、腹部CT、肠道内窥镜，全查一遍，但是，查来查去也没有发现肿瘤。这好比是一个坏分子攥着一颗手雷藏在暗处，谁都知道有危险，但就是找不到他。

怎么办？他愁眉苦脸地来找我。

我听完他的叙述，一阵大笑。

他看我大笑，很生气："我都长肿瘤了，你还笑？"

我问他："肿瘤在哪里？"

他指着化验单说："在肠道里，但是现在的几项检查没有找到它。"

我假装认真地说："由于肠道很长，曲里拐弯地缠在一起，所以B超看不出来，而内窥镜只能看到食道、胃、结肠、直肠的情况，其他地方也查不了。现在只有一个办法可以找到肿瘤，在你的肚皮上开个口子，把肠子提出来，再一点一点地切开，这样或许能找到。"

他听出我是在开玩笑，更生气了："你能不能认真地出点主意？"

我收住了笑容，很正经地对他说："这半年你在非洲吃不好睡不好，还遇到了很多麻烦事，所以你有些焦虑抑郁。在这种情况下，你的免疫力很低。我判断你身上可能已经有肿瘤了，只是它很小，不能被现在的检查手段发现。肿瘤不大，这也是好事。你现在唯一可以做的事是立即提高自己的免疫能力，让自己的免疫细胞去找到癌细胞，把这些坏分子吃掉。"

他将信将疑，但是也没有其他办法，只好听我的，我给了他四条建议。

第一，既然回到了北京，环境很安全，家里很温暖，那就好好睡觉，睡不着就吃药（我给他开了镇静药）。

第二，吃饱吃好，多补一些肉类、动物内脏、鸡蛋，吃新鲜的蔬菜水果，尽量放开吃，不控制数量。

第三，每天出去走一走，找朋友聊聊天。

第四，一个月复查一次肿瘤标志物，观察。

回家后他努力"傻吃猛睡"，很快情绪好转，不用吃安眠药也能倒头就睡。

一个月时间到了，他立即去化验，结果肿瘤标志物数值变成了 360 单位／毫升，比一个月前降低了将近一半。第二个月再去化验，数值降到了 60 单位／毫升。看到肿瘤标志物数值在往下滑，他很高兴。

又过了三个月，再抽血查肿瘤标志物，数值正常了。

他后来问我："是不是你们医院查错了，让我虚惊一场？"

我说："不是，是你回来后这几个月，身体中发生了一场战争，最后你的免疫系统赢了。"

这件事已经过去八年了，我的这位朋友身体一直非常棒。

看到这里，很多人可能也和我这位朋友一样，觉得不可思议。在讲解原因之前，我先提出一个问题请大家想一想：正常人体内的细胞日夜不停地进行新陈代谢，每天可形成 100 万亿个新细胞，每天都会产生异常细胞，但是我们并没有得肿瘤，原因是什么？

带着这个问题，我们来了解这一章的内容。

十年磨一剑，肿瘤是身体里的坏孩子

癌症的发病率非常高，2012 年世界卫生组织公布，平均每分钟有 6 个人患癌症，近年来低龄的癌症患者越来越多，不到 65 岁的人群中，有四分之一死于癌症，甚至有些人 20 多岁、30 多岁就因癌症离开了人世。

为什么现在生活条件好了，反而得癌症的人更多了？而且越来越多，多么恐怖。要解释这个问题，我们先了解一下肿瘤到底是什么，它是怎么来的。

肿瘤是身体内外交困的结果

肿瘤涵盖了 100 多种类型，目前主要根据出现肿瘤的组织来命名肿瘤（表 29）。

表 29　肿瘤的分类

疾病	出现组织	名称
肿瘤	上皮组织	癌
	结缔组织	肉瘤
	淋巴组织	淋巴瘤
	中枢系统神经胶质	神经胶质瘤
	造血器官	白血病

80% 以上的肿瘤好发于上皮组织，因此，大家常常把肿瘤和癌症混淆。

肿瘤的概念有些复杂，肿瘤是指机体在各种致瘤因素的作用下，局部组织的某一个细胞在基因水平上失去对其生长的正常调控，导致其克隆性异常增生而形成的新生物，并且这个新生物逃避了免疫系统对它的监控和围剿。

我们一句句来解读关键内容。

第一句话"肿瘤是指机体在各种致瘤因素的作用下"，意思是说人体长期处于致瘤环境中。环境中的化学品、物理辐射（电离辐射、紫外辐射、石棉）、病毒制剂（EB 病毒、人乳头状瘤病毒）和细菌物质（幽门螺杆菌）等，都会产生对基因的损害。另外，遗传和营养因素也在致癌过程中"发挥作用"。虽然仅有小部分癌症被认为是遗传性的，但是所有癌症在一定程度上都涉及遗传因素。饮食成分的优劣也会影响基因的表达。

第二句话"局部组织的某一个细胞在基因水平上失去对其生长的正常调控，导致其克隆性异常增生而形成的新生物"，是指各种不良刺激长期作用于局部细胞，造成细胞产生变异，如果其中某个异常细胞不受基因控制，无限制地复制自己，就会形成肿瘤。

第三句话"并且这个新生物逃避了免疫系统对它的监控和围剿"，意思是说肿瘤细胞产生了，逃过了免疫系统的监控，没有被消灭。

综上所述，肿瘤是由一个失去了增殖控制的细胞发展而来的。

人体有百万兆个细胞，每天都有几十亿个细胞进行分裂，理论上几乎任何一个细胞都有可能由遗传成分的改变而导致癌变，但实际上并非如此。为什么呢？

肿瘤发生是一个渐进式的过程，细胞的恶性转化需要发生多个遗传改变才能完成。在这个过程中，癌变的细胞如果被免疫系统及时发现并消灭，就不会走到肿瘤这一步；而如果越来越不受体内调节机制的控制，最终完全脱离约束，不断繁殖长大，形成局部肿瘤，并且这个肿瘤组织逃避了免疫细胞的监视和围剿，最终就会形成医生能检查到的肿瘤。

从细胞的 DNA 不断地发生改变到能够通过检查看到肿瘤组织，整个过程需要 10~30 年。

也就是说，当医生通过医疗手段发现你身上的肿瘤时，这个肿瘤细胞已经经历了不断变异，终于有一个细胞把自己变得不会死亡，得到永生，偷偷地长大，最终被你发现。

所以，肿瘤不是昨天长出来的，当你发现肿瘤的时候，你要想一想两个问题：第一，是什么不良环境因素（外环境和内环境）长期作用于自己身上？第二，自己的免疫系统为什么这么薄弱，肿瘤细胞在身体中出现了这么久，居然让它们逃逸了？

我有一个老患者，其实才 35 岁，有多发性硬化，长年吃激素类药物控制。由于她行走困难，所以每次来复诊的时候都是她老公陪着，时间长了，我们成了好朋友，他们俩经常讲家里的一些事给我听。

她老公比她大三岁，很爱家，挣的钱除了抽烟、喝酒以外全部上交给老婆。我问她老公为什么一定要抽烟、喝酒。

他说："人生就这点乐趣。"

四年后的一天，我去呼吸科办事，突然看见我这位患者的老公穿着病号服站在呼吸科楼道里。

我脑子里一下子闪出两个医学名词：炎症？肿瘤？我希望是炎症，肺炎、气管炎都行，哪怕是肺结核。

我赶紧问他："你怎么住在这里？"

他　字一顿地回答："我得肺癌了。"

"为什么？"我的眼睛瞪得圆圆的。

他的表情很严肃："抽烟多造成的。"

半年后，她这位爱家爱老婆的老公走了，后来由她上初中的女儿搀扶着她来看病。

最常见的四类致癌因素

第一类，物理致癌因素。

离子辐射会引起各种癌症，长期的热辐射也有一定的致癌作用，临床上有一些肿瘤还与创伤有关，骨肉瘤、睾丸肉瘤、脑瘤患者常有创伤史。人长时间暴露在紫外线强度太高的环境里，容易得皮肤癌。电脑、手机、电场等造成的电辐射，对身体有一定的影响。放射线引起的肿瘤有甲状腺肿瘤、肺癌、骨肿瘤、皮肤癌、多发性骨髓瘤、淋巴瘤等。

第二类，化学致癌物。

芳香胺类与氨基偶氮染料、亚硝胺类、真菌毒素、多环芳香烃类（存在于汽车尾气、煤烟、香烟及熏制食品中）、烷化剂类、氯乙烯（目前应用最广的一种塑料聚氯乙烯，由氯乙烯单体聚合而成），可诱发肺、皮肤及骨等处的肿瘤。

某些金属，如铬、镍、砷等也可致癌。

汽车尾气、雾霾、厨房的油烟、烟草刺激等会增加得肺癌、膀胱癌的风险。

第三类，病毒和细菌致癌。

RNA 致瘤病毒和 DNA 致瘤病毒，如人类乳头状瘤病毒（HPV）与人类上皮性肿瘤尤其是子宫颈和肛门生殖器区域的鳞状细胞癌的发生密切相关。乙型肝炎病毒感染与肝癌有密切的关系。

第四类，免疫力下降。

人体对肿瘤的反应被称作肿瘤免疫，肿瘤免疫以细胞免疫为主，体液免疫为辅，免疫细胞参与的免疫应答在杀伤肿瘤细胞、控制肿瘤生长中起重要作用。参加细胞免疫的效应细胞主要有细胞毒性 T 细胞（CTL）、自然杀伤细胞（NK）和巨噬细胞。

虽然每天身体中都会有一些坏的细胞，或者有癌细胞产生，但是人体的免疫细胞每时每刻都在血液中巡逻，发现异常细胞马上会识别出来，很像现在的人脸识别技术。负责监视的免疫细胞主要是单核巨噬细胞。单核巨噬细胞发现异常细胞后会立即捕捉，把这个坏分子消灭掉，如果自己的能力不够时，它会把信息传递给淋巴细胞，这个过程叫作免疫监视和免疫呈递。免疫监视和免疫呈递是免疫系统抗肿瘤的第一步和第二步，在抗肿瘤机制中至关重要，在有免疫缺陷病和接受免疫抑制剂治疗的患者中，恶性肿瘤的发病率明显升高。由于人体免疫力的下降，肿瘤细胞逃过了免疫系统的监视和清除，于是，坏分子在人体中得以生存和生长。

造成免疫力下降的原因和表现在后面还有具体描述。

总的来讲，肿瘤的发生原因包括外因和内因，前面介绍的物理因素、化学因素、生物因素，这些不良刺激长年积累，不断地刺激局部组织，引起体内环境紊乱，特别是免疫系统的功能失去常态，突变的肿瘤细胞逃脱了免疫系统的监视和清除，外因的长期累积加上内因的不争气，最终形成可以被发现的肿瘤。

癌症很多时候是"作"出来的

很多人以为得癌症是老天对自己不公，是天灾，自己躲不掉，实际上，绝大多数癌症的出现都是有原因的。

前几年有一篇备受大家关注的博客文章《活着就是王道》，准确来说那是一部遗稿。书的作者叫于娟，32岁，博士学历，曾是复旦大学的优秀青年教师，也是一个2岁孩子的母亲。写文章的时候，她正处于乳腺癌晚期。

在她去世前的两年，她在与癌症做斗争的同时不断地剖析自己，分析得癌症的原因，她很希望自己犯的错误别人不要再犯，她认为这些文稿要比自己的博士论文有价值得多。通过她的分析，发现癌症找上门一定是有原因的。

第一，瞎吃八吃。于娟的父亲是山东省一个有名的厨师，他的弟子遍布全国各地，所以于娟走到哪里都亏不了嘴，父亲的弟子们总会把各种各样好吃的留给她。于娟还能经常吃一些奇奇怪怪的食物，比如蛇肉、孔雀肉等大家很少吃到的食物。于娟后来反思，这种瞎吃八吃的吃法对她的身体伤害极大。

第二，暴饮暴食。于娟说她自己经常暴饮暴食，饭量超过一般男性。后来她得了癌症，刚做完手术，居然一下子吃了7只螃蟹。

第三，经常熬夜。她每天很晚睡觉，考试前两周基本上不睡觉，考完了再去睡。每年要这样连续作战四五次。

第四，环境致癌。于娟家一套用了10年的家具，想要淘汰，于是放在她老公办公室里，恰巧她老公是搞环保的，家具进到办公室，被测出甲醛超标10倍。用了10年之后，甲醛竟然还能超标10倍！

第五，过度劳累。于娟是个工作热情十分高涨、不知疲劳的人，她一边工作，一边考试，考了两个博士学位，还生了孩子，工作、学习、生产三不误。生了孩子之后，她要操心的事更多了，保姆的事儿、母亲的事儿、老公的事儿她都管，比如搬家这个活儿她自己都大包大揽，找个搬家公司，自己收拾收拾，搬完家通知老公一声到新的住址去。

人不是万能的，不能什么都亲力亲为，也不可能事事都能做得优秀。于娟不断付出，把自己的能量用到极限，再加上脾气急，这些都为得乳腺癌留下了隐患。

网友都在说于娟乐观、坚强、淡定，一直带着笑容与癌症做斗争，但是仔细分析她得癌症的过程，从中吸取教训，才能使大家警醒。

防治肿瘤，提高免疫力最关键

发现肿瘤后，大多数人的做法是先手术后化疗，希望用化疗的方式把癌细胞彻底消除，但是通常治疗之后不久，癌细胞又出现了。实际上化疗方式只能斩草不能除根，它只是把癌细胞缩小，或者暂时压住，所以才会春风吹又生。

想要彻底治愈肿瘤，只有一个办法，就是提高自己的免疫能力，免疫细胞可以精准地找到每一个变异的细胞，将癌细胞彻底消灭掉。

免疫系统是一个人出生时就具备的武装力量。

一个婴儿来到这个世界的瞬间，面临的是空气和环境中的细菌、病毒还有污染物的侵袭。即便是小婴儿吃吃自己的小手，小手上也是有细菌的，哪怕你把他的小手洗了又洗，洗干净了，也不能保证空气中没有细菌和病毒。这些对身体不利的因素，必须靠免疫系统来防护、抵抗。

人体中的免疫系统特别像在身体中驻扎着的一支军队，有对外作战的能力和对内稳定的作用。就像咱们中国军队包括两部分，一是中国人民解放军，主要功能是对外作战；二是中国人民武装警察部队，主要功能是加强对内的稳定。

我们体内的反恐部队

我们先来说对外防御的功能。

如果环境中的细菌、病毒侵害了人体，被侵害的人会发热、咳嗽、打喷嚏，或者有腹泻、呕吐等症状表现，这些就是人体免疫系统抵抗入侵的外部表现。免疫系统通过一些方式把这些坏东西排出体外，人体就会慢慢恢复健康。如果问题实在严重，我们可以用点抗生素来帮忙抵抗细菌，但是，抗生素同时会把肠道中正常的菌群也杀死。

如同一个体弱的人，老有坏人欺负他，还跑到家里欺负他，他请一个会打架的朋友来帮助，这个朋友和坏人在他家里打了一仗，坏人跑了，自己的家也会被搞得一塌糊涂。没多久，坏人又来了，甚至带了更多的帮凶，他只能又把朋友叫来帮他。这样的过程反复出现，这个人的家就一直无法维持正常生活状态——用了抗生素的身体，会越来越虚弱，状态越来越糟。

我有一个女性朋友，总是反反复复泌尿系统感染，平时做尿液化验时白细胞比较多，但没有什么不适的感觉，可是当她最近劳累受寒的时候，就会出现尿频、尿急、尿痛的症状，尿液化验里的白细胞数量猛增，每次遇到这种泌尿系统急性感染的情况，她就跑到医院打静脉点滴抗生素半个月。

她问我怎样才能去根，我告诉她："你的抵抗力太差了，这是外面的细菌从尿道口进入了膀胱，细菌没有被清除掉，就造成了膀胱炎。如果细菌继续向上走，有可能会得肾盂肾炎。"

她说："我打了好几次抗生素，还总是反复，你再帮我看看，有没有更好的药物？"

我说："你的观念是错的。你身体里就有特别好的武装力量，特种兵很多，可以抵抗那些细菌，你都没有用它们——你只有把自己的免疫能力提高，才能解决根本问题。"

这样说，是因为我太了解她了。40岁了，为了保持身材苗条，每天很少吃东西，而且还特别爱运动，造成了营养不良和轻度贫血的后果，抵抗力当然会很弱。

血液中的白细胞有对外战斗的功能，所以当人发热的时候，医生会让你去查一下血常规。白细胞高了，医生会说："细菌感染，用点抗生素。"如果白细胞正常，医生会说："病毒感染的可能性大，抗生素没有作用，靠自己的抵抗力扛扛就好了。"

于是你回去好好睡觉，多吃水果蔬菜，多喝水，一周之后，全身疼痛和发热的症状就基本消失了，然后开始咳痰，没有胃口吃东西，身体有些软软的，想睡觉。有的人还会出现口腔溃疡，这是因为这一周免疫细胞在战斗中牺牲了很多，并且消耗了大量的维生素、矿物质、能量、蛋白质，此时你要多休息，多吃些营养丰富的食物，补上前一段时间的消耗。而且，呼吸道黏膜损伤很厉害，此时的咳痰现象增加，实际上是身体在打扫战场，你只要把修复组织的营养成分补充好，症状就会很快好转。

免疫细胞是战士

血液中有三种常见的细胞，分别是血常规化验单里面的白细胞、红细胞和血小板。其中，白细胞就是免疫细胞，负责每天在血液中巡逻。如果发现异常情况，白细胞就会冲过去，聚集起来，发起冲锋，把敌人消灭。正常情况下每微升血液中有4000~10 000个白细胞。如果最近身体状况良好，没有对外反击和对内稳定的工作，白细胞自生自灭，生存期是 7~14 天。如果近几天身体发生感染，或者有炎症，白细胞的数量会增加很多，同时，也有很多白细胞在战斗中牺牲，这些充当战士的白细胞的生存期就比较短了。

白细胞可以细分为五种类型，包括嗜中性粒细胞（占 50%~70%）、淋巴细胞（占 20%~40%）、单核细胞（占 3%~8%）、嗜酸性粒细胞（占 1%~5%）、嗜碱性粒细胞（不超过 1%）。它们都是保护身体的战士，像海军、空军、武警、民兵、防化兵一样，有着不同的分工。

嗜中性粒细胞是白细胞中数量最多的一种，具有活跃的变形运动和吞噬功能，起着重要的防御作用。其吞噬的对象以细菌为主，也吞噬异物，主要参与非特异性免疫。

单核细胞经常被称为单核巨噬细胞，因为单核细胞在血液中停留 2~3 天后进入组织中，成为巨噬细胞。单核巨噬细胞的吞噬能力非常强，可以吞噬体积很大的细菌和异物，它在特异性免疫应答的诱导和调控中起关键作用。

淋巴细胞是免疫细胞中的特种兵，主要参与机体的特异性免疫。淋巴细胞分成 T 细胞和 B 细胞两类。T 细胞主要与细胞免疫有关，B 细胞则主要与体液免疫有关。另外，血液中还有一类淋巴细胞，它们既不归属于 B 细胞，也不归属于 T 细胞，叫作 K 细胞和 NK 细胞。

嗜碱性粒细胞与人体的过敏反应关系密切。嗜酸性粒细胞与寄生虫感染、过敏等情况有关。

我们体内的维稳警察

人体免疫系统对内的工作是处理衰老、损伤、死亡、变性的自身细胞，识别和处理体内突变细胞——识别出哪个细胞是在正常运转，哪些已经老化应该更新，哪个是应该清除掉的坏分子。

比如，人体的红细胞能存活 120 天，120 天之后，红细胞皱缩，被白细胞发现，然后吞噬掉，细胞里面有很多酶，把吞噬进去的衰老红细胞分解掉，变成胆红素、铁等化学成分，然后释放到血液中。这些胆红素和铁元素的一部分被代谢掉，另一部分被回收再利用。氧化性低密度脂蛋白是变异的低密度脂蛋白，由于它被氧化而出现了空间结构的异常，被单核细胞识别出来，吞噬后进行分解，同时进入内皮细胞下层，成了泡沫细胞，这与动脉粥样硬化的形成有关，所以，免疫作用具有双重性，它好的方面就不赘述了，不好的一面稍微说两句。比如，自身免疫性疾病，就是免疫细胞把自己身体里某一器官组织细胞看成坏人，产生抗体，从而损伤了器官组织。再如，过敏，就是免疫细胞对人体接触的某一类化学物质具有特别过激的反应，造成了人体的炎性反应。刚才说的动脉粥样硬化斑块形成，是单核吞噬细胞在血管的局部吞噬了大量的脂质物质和一些破损的内皮细胞，这些垃圾堆积在那里，积累到一定程度，造成血管堵塞。

每天我们身体内都会有一些细胞的 DNA 发生变异，这些变异的细胞很快被白细胞识别，并立即组织力量发动攻击，因此，绝大多数人体没有患肿瘤。

肿瘤发生的第一个原因是环境因素不断地刺激造成细胞 DNA 突变。

第二个原因是肿瘤细胞存在免疫逃逸现象，就如同坏分子到处做坏事，警察工作懈怠，不知道出现了问题，让坏分子从他眼皮底下逃跑了。

肿瘤的发生与否及转归如何主要取决于这两个方面的博弈。

免疫系统这样赶走肿瘤细胞

肿瘤的免疫属于特异性免疫，主要是细胞免疫方式，最重要的战士是 T 淋巴细胞。

可是，人体是如何发现肿瘤细胞的呢？

单核巨噬细胞是白细胞的一种，负责监视，每天在血液中流动，像是巡逻兵，一旦发现异常细胞，就会立即冲过去，伸出伪足，像八爪鱼一样把它抓住，并吞噬进去，同时用细胞内的溶酶体和蛋白水解酶将异常细胞分解溶化掉。

单核巨噬细胞不仅有吞噬能力，还有呈递功能，也就是说它把癌细胞咀嚼之后，能分析出这种癌细胞特有的标记，然后把这个标记以信息传递的形式告诉特种兵淋巴细胞。

平时淋巴细胞在血液中流动，表面比较光滑，球形状，当它接收到单核细胞传递来的信息后，会立即被激活，变得张牙舞爪，很有战斗力。淋巴细胞是免疫细胞中的一大类细胞，主要参与机体的特异性免疫应答反应。

T 细胞收到信息后，直接冲到癌细胞旁边，用自己的身体去接触肿瘤细胞，并向肿瘤细胞内注射蛋白质，这种"死亡之吻"很有杀伤力，肿瘤细胞很快就会死亡；B 细胞产生特异性抗体（免疫球蛋白），把它散布到全身体液中，形成"体液免疫"战场。如果有癌细胞跑到血液中或者淋巴液中，免疫球蛋白就派上了用场。

在与癌细胞真刀真枪的斗争中，T 细胞和 B 细胞相互传递信息，单核巨噬细胞也全力以赴，还要把非特异性免疫拉过来一起参战，以确保免疫系统在战斗中大获全胜。

所以，免疫系统正常的人是不容易得癌症的。

了解了这个过程，我们会发现，一般身体内出现肿瘤，会有这几种原因。

第一种情况就是负责免疫监视的单核巨噬细胞失职，不知道跑到哪里玩去了，敌人出现了都不知道。

第二种情况是淋巴细胞接到了消息，也往癌细胞周围集中了，虽然包围了肿瘤细胞，但是淋巴细胞的活力不足，蔫头耷脑的，战斗力不足，打不过肿瘤细胞。

我们在临床上看到肿瘤切片，会发现在肿瘤周围有一层一层的白细胞，尤其是淋巴细胞。

第三种情况是发现的肿瘤是转移过来的，原发灶不知道在哪里。例如，神经外科的医生经常发现患者脑子里的肿瘤是转移癌，然后倒着查，很多时候会发现来自肺，但是患者常常不知道自己已经患有肺癌。这种情况说明患者免疫系统完全失职，免疫监视功能丧失，T 淋巴细胞没有功能，B 淋巴细胞也没有战斗力，这样的癌症患者预后情况会极差。

得了肿瘤怎么办？

得了肿瘤，说明患者的身体长期暴露在某些致瘤因素中，并且免疫系统出了问题，不要仅仅想着把这个肿瘤切掉，或者用药物杀掉——这两种方法都不能把癌细胞杀干净，当务之急是找到属于这个患者的损伤因素，提高身体的免疫力。

发现肿瘤，第一时间就要切吗？

我有个朋友，经常出现腹痛、大便干燥的情况，有的时候大便不成形，偶尔还有大便中带血的症状，而且这些症状持续了很多年。

有一次单位体检，她把情况讲给了体检医生，医生告诉她去消化科做结肠镜检查。一周后，结果出来了，她被诊断为结肠癌。全家都急了，到处找人帮她安排手术。

她打电话给我，想咨询患肿瘤后的营养补给问题。

我问她：“你准备什么时候手术？做多大的手术？在哪个医院做？”

因为手术前、手术后、康复期的营养方案是不同的，而且医院的级别以及医院的优劣势对康复也很重要。

她说：“三天前拿到检查结果，已经确诊了，明天就手术。”她不能让肿瘤在身上多待一天。

我说：“你别着急，一般来讲，从细胞变异到出现肿瘤细胞，再到肿瘤细胞长大，整个过程需要 10～30 年，所以肿瘤在你身上已经好几年了，只不过这次让你发现了罢了。你应该静下心来，好好想想这个问题为什么在你身上发生，你现在的营养状态是不是适合马上手术。你的术前化验单我还没有看到，不太了解你现在的营养状态是否可以迎接手术。你找的医院是消化科专长医院吗？这点很重要。你要找一个在治疗消化系统肿瘤方面很有特长的医院，找个经常做这方面手术的人。你再等几天，多做些准备。”

一听说让她再等几天，她又急了：“不行，我睡不着，我要把肿瘤赶紧拿下来。我已经办了住院手续，明天就手术。"

手术后还没等身体康复，她又立即去化疗，三个疗程下来，人变得虚弱无力，连走路的力气都没有了。我告诉她要停一停，先把自己养好，再进行下一步的化疗。她说："不行，我再坚持一下，挺过这段时间就好了。医生说我的肿瘤旁边的淋巴结已经有转移，这次化疗要把规定的流程做完，这样才能把残余的癌细胞都杀死。"

我说："你的身体这么虚弱，先养养自己，让抵抗力提升一些。即便带着肿瘤生存也没有关系，人与肿瘤可以共生很多年，你要做到的是一边养自己，一边经常监测肿瘤的发展趋势。"

但是，她不同意。

之后是一连串的化疗和放疗。一年半之后，她走了，终年 49 岁。

肿瘤细胞是自己身体中长出来的，不像细菌那样，是从外界进入身体的。对于外界来的侵略分子，当我们自身的防御力量不足的时候，可以请外援（抗生素）来临时帮助打仗。而肿瘤的发生是自己体内的细胞变异及免疫系统功能低下的结果，此时，仅仅依靠药物的力量绝对是错误的选择。

化疗是一把"双刃剑"

不管怎样，用抗生素去杀灭侵入身体中的有害细菌是不得已而为之的下策，这种对某种坏分子进行有针对性对抗的方法叫作对抗疗法。肿瘤的化疗就属于这种对抗疗法。

抗癌药种类繁多，按其作用机理分为四类。

·影响核酸合成类，如氟尿嘧啶、甲氨蝶呤、羟基脲、巯基嘌呤和阿糖胞苷等。

·影响蛋白质合成类，如长春新碱、门冬酰胺酶等。

·直接破坏 DNA 类，如氮芥、白消安、博来霉素、丝裂霉素、正丙胺和环磷酰胺等。

·嵌入 DNA 中干扰模板作用类，如阿霉素、普卡霉素、米托胍腙、柔红霉素等。

看看这些药物的作用机理我们就知道了，这是用药物来影响细胞的形成和成熟过程，通过药物影响核酸合成、蛋白质合成来抑制肿瘤细胞的生长和扩散。

那么，请问你自己的其他细胞难道不要核苷酸合成，不要蛋白质合成？药物直接破坏 DNA 或者嵌入 DNA 中干扰模板作用，请问，目前世界的科技水平能达到抗癌药物准确无误地切入癌细胞的 DNA 模板中而不影响其他正常细胞的 DNA 模板吗？

我不是说抗癌药一点用没有，只是想说，很多患者对药物功效的想象与它的现实作用有很大差距。

肿瘤是怎么形成的，咱们再回顾一下前面说过的。

由于多种不良的环境因素在身体中长期作用，造成细胞的 DNA 编码错误，其中某一个细胞出现了失控，不断地复制自己，成为肿瘤，这个过程中你自己的免疫系统没有很好地执行对内稳定的功能，防御系统形同虚设，身体中的武装警察部队没有战斗力。

现在发现了肿瘤，如果这些不良刺激依然存在，身体的免疫力依然很低，在这种情况下，又是手术又是化疗再加放疗，身体内部环境会大乱。本来肿瘤的发生就与免疫逃逸有关，现在赶紧亡羊补牢为时未晚，可是，几乎所有的化疗患者都面临白细胞减少的问题。白细胞是我们体内的战士，如果它们不断地被杀死，那么人体的免疫能力会怎样？之后的结局不言而喻，癌细胞产生的变异更多，更为猖獗，而身体免疫系统没有力量去剿灭它们。

结果是，肿瘤还在，人没了。

用营养重建免疫力

你可能会问，这个时候免疫力还能恢复吗？

讲一个故事吧。

我们医院的临床营养科医疗团队由临床医生、护士和营养师组成。其中有一位博士，从心内科调到我们临床营养科，她刚到我们科 3 个月，有一天心事重重地来上班，原来她母亲得了肿瘤。

她妈妈 50 多岁，东北人，有一阵经常肚子疼，她从东北来到北京，想检查一下身体，顺便看看外孙子。

检查的结果让她很难过，是卵巢肿瘤晚期，腹腔里已经有多处转移灶，腹痛是因为肿瘤压迫了肠管，造成不全梗阻所致。此时只能是手术，不可能把肿瘤全部除掉，切掉了一段被肿瘤细胞压迫坏死的肠道，然后把前后两端肠管接起来。

我们科室的医生、护士、营养师都跑到病房去看望她的母亲。患者很瘦，脸色白白的，一副贫血的面容，好在她天性乐观，心态很好。我们一起商量了一下，确定了后面的营养治疗思路。

第一，让患者肠道的伤口尽快长好，充分利用肠道的功能。

第二，当患者的营养状态好转之后去化疗。换句话说，如果营养状态上不去，就先暂停化疗。

在大家的指导、鼓励之下，这位博士的母亲努力补充营养，恢复得非常好，在身体各项指标基本正常的情况下完成了全部化疗过程。

现在，已经是手术后的第 6 个年头了，这位患者还活着，而且很健康，每天家里家外地忙。

那究竟如何进行营养支持或治疗呢？

肿瘤患者食愈方案

肿瘤的营养治疗分为两个部分：治疗期的营养支持和恢复期的营养管理。不管是哪个阶段的营养治疗，我们都要遵循营养诊疗流程。在开始这个诊疗流程前，我们先要了解非常重要的一点：终止伤害。

终止伤害是营养治疗第一条

我有个同事患胃癌时才 36 岁。

由于平时忙于工作，再加上她比较大意，尽管经常出现胃痛现象，但是没有及时做胃部检查。

有一次，她觉得上腹部疼痛实在难忍，才去做检查，结果显示是胃癌晚期，癌细胞已经转移。由于局部肿瘤太大，堵住了幽门，她只得做了胃大部切除，把剩余的一点点胃与小肠连接起来。

又因为身体状态太差，肿瘤医院的医生让她先回家养一养，先不要化疗。

大家都知道，医生工作很辛苦，经常值夜班，还要写论文，再加上要照顾孩子和老人，她作为临床科室的中坚力量会有很多理由说自己多么辛苦，说压力、劳累等都是诱发癌症的因素。

然而，我要说的是，为什么偏偏是她？哪方面的错误是专属于她的错误？

我去她家看望她，发现她比以前更瘦了，脸上几乎没有血色。刚刚做了手术，胃只剩下一点点，给这样的患者补充营养是个挑战。

我先针对她发病之前的饮食习惯做了调查，发现她实在太对不起自己的身体了：经常不吃早饭，经常饥一顿饱一顿，从不在意吃什么，只要不是十分饥饿就可以。

现在，已经做了手术，这些天在家是怎么吃的呢？

她说："自己一个人在家，凑合呗。晚上等家里人都回来了，再吃得好一些。"

他们家的餐桌上一大堆食品吸引了我的眼球。仔细一看，全是小食品，有果丹皮、山楂片、饼干、蛋卷、雪饼、火腿肠等，还有方便面。我惊讶得不得了，问她这是怎么回事。

她说："以前我经常吃这些食品，现在，懒得做饭时就吃一点，大多都给闺女吃了。"

我说："你自己得肿瘤和吃这些垃圾食品有关，一定要让孩子远离这些不健康的食物。我看看你们家冰箱，看看你最近都在吃什么东西。"

经过同意，我打开了她家的冰箱，里面有 4 个扣着盖子的盘子。打开一看，是各种剩菜。她解释说："家里只有我一个人，懒得做饭炒菜，每次家里人到齐的时候就多做一点，这样，白天再用微波炉热热就可以了。"

我问她："剩菜里有什么？"

她愣了一下，然后不好意思地回答："亚硝酸盐。"

我们这位好医生工作上认认真真、全力以赴，饮食上却是马马虎虎、得过且过。

我指出了她的错误："胃癌主要是不良刺激经常存在而细胞修复不足的结果。你以前吃了很多垃圾食品，而且剩菜中有很多亚硝酸盐，这些化学物质会刺激胃黏膜。胃黏膜细胞修复需要大量的蛋白质、胆固醇、磷脂、维生素等营养素，你经常饿肚子，没有及时补充进去，于是得了胃癌。现在你要尽快把免疫力提高上来，所有我刚才说的营养素要迅速补充上来，把你们家的这些垃圾食品扔掉，免得以后你家闺女也出现问题。"

然后我给她出了一个饮食方案。

她现在的主要问题是要纠正营养不良，但是由于大部分胃已经切除，每一次不能给太多的食物，所以要少吃多餐。一天吃多少次呢？八次，每两小时吃一小碗东西。

每一次必须保证营养密度是高水平的，一小碗的易消化食物要包括很多种，有动物性食物也有植物性食物，可以用搅拌机一次多打几种。例如，酸奶 100 毫升 + 鸡蛋半个 + 坚果 5 克 + 胡萝卜 20 克；猪肝粥 + 芝麻 5 克 + 枸杞 5 克 + 绿叶蔬菜 20 克；水果 50 克 + 鸡蛋半个 + 椰子油 5 克 + 坚果 5 克。

除了给饮食方案，我还给她讲了讲提高免疫力的方法，比如一定要早睡觉，一定要保持乐观心态，每天要出去走走，等等。

后来她挺过化疗，又活了 4 年。

肿瘤营养治疗的第一步是让患者不要再伤害自己，边修长城边拆长城，长城永远也修不好。

7 步营养评价

对于所有的肿瘤患者，都要调查他现病史、既往史、个人史、家族史、生活习惯、饮食方式，必须知道他所有与肿瘤有关的治疗经过。营养筛查是必做的一项，用来确定患者是否有营养风险，目前最常用的是肿瘤患者营养评估量表（PG~SGA），临床研究提示，这是一种有效的肿瘤患者特异性营养状况评估工具，得到美国营养师协会和中国抗癌协会肿瘤营养与支持治疗专业委员会的大力推荐。

它由患者自我评估及医务人员评估两部分组成，具体评估内容包括患者的体重、摄食情况、症状、活动和身体功能、疾病与营养需求的关系、代谢方面的需要、体格检查 7 个方面。

要建立一份全面的营养评估检查数据，内容一定要全面，需要包括人体测量、生化数据、医学体检、营养体检、治疗／替代药物、食物／营养相关史等在内的数据。一定要记录体重的变化，如果出现体重减轻的情况，就需要确定这种体重减轻是自愿的还是不知不觉发生的。如果是不知不觉地出现体重减轻的情况，必须调查其原因。

对于癌症患者来说，体重改变可能与多种因素有关：药物、手术、厌食、沮丧、焦虑、恶心、呕吐、味觉改变、口干、腹泻或便秘。如果患者身上有水肿（骶骨处肿、脚骨处肿、腹水）现象，那么应做好记录。

人体测量值也十分有用，它包括皮肤褶测量值（测量皮下脂肪）和中臂肌肉周长测量值（测量去脂体重）。当监测体重时，如果想确定身上的脂肪／去脂体重是否减少或增加，那么连续测量值是十分有用的。

血清蛋白质方面的检查，如总蛋白、白蛋白、前白蛋白和转铁蛋白，是营养评估过程中最常见的监测项目和最需要通过评估获得的生化数据。尤其是血清白蛋白值，可以帮助预测患者出现严重营养不良的风险。一旦血清白蛋白值、前白蛋白值、转铁蛋白水平下降，对患者的营养支持就要非常积极。但要注意的是，对肿瘤患者而言，血清白蛋白水平受许多因素的影响，如恶心、呕吐、腹泻、黏膜炎造成的继发性脱水，消化道出血，肾脏和肝脏损伤，术中失血，还有化疗。

因为血清白蛋白值受如此多因素的影响，其中一些或所有因素都可能出现在癌症患者身上，所以在评估癌症患者营养状况时，它并不是最理想的生化工具。尽管如此，血清白蛋白水平评估，仍是癌症患者生存率的最佳预测者。

C- 反应蛋白（CRP）水平也是要关注的指标。它的浓度数据值过高代表患者体内炎症反应明显。但是 C- 反应蛋白数值很低也不一定是好事，可能与患者营养状况下降有关，一般会认为是患者恶病质的先导。

精准营养诊断

营养诊断包括不自觉的体重减轻，能量和蛋白质需求增加，消化系统功能改变，经口摄入营养不足。

除了我们常规的营养诊断内容以外，诊断时还要确认几个问题：患者目前可以耐受哪些食物；患者是否正在接受一些特殊的饮食，包括替代饮食、中药疗法、营养补充剂。

许多患者在癌症确诊后寻求补充替代疗法，比如，食用某种代餐品或者被认为有治疗功能的营养补充剂。实际上仔细研究会发现，有些代餐品或补充剂里面的营养成分不足，对标准的营养疗法会造成干扰，而且有可能对人体有害，所以当患者正在吃某种补充剂或者代餐品时，我们会让他 / 她把有关替代疗法和特殊补充剂的所有资料拿过来仔细研究，特别是要评估一下这些替代疗法和特殊补充剂是否会引起潜在伤害。

规定充足的能量值对维持当前体重和预防体重减轻十分有必要。可以使用以下能量需求等式来确定癌症患者的能量需求：

- 肥胖患者：21~25 千卡 / 千克；
- 非卧床或久坐患者：25~30 千卡 / 千克；
- 代谢稍微过盛，或需要增加体重，或合成代谢的患者：30~35 千卡 / 千克；
- 代谢过盛或严重紧张的患者或吸收不良的患者：35 千卡 / 千克或以上。

为了预防营养不良，必须满足患者身体对蛋白质的需求。根据标准体重（千克），可以计算出患者的蛋白质大致需求。

· 正常或维持蛋白质需求：0.8~1.0 克 / 千克；

· 无力的癌症患者：1.0~1.5 克 / 千克；

· 骨髓移植或造血干细胞移植患者：1.5 克 / 千克；

· 蛋白质需求增加（肠道有蛋白质流失，代谢亢进，极度消瘦）：1.5~2.5 克 / 千克；

· 肝损伤或肾损伤，包括 BUN 接近 100 毫克 / 分升或氨升高：0.5~0.8 克 / 千克。

要关注患者是否有脱水现象，尤其是正接受放 / 化疗的患者，更容易出现脱水的情况。患者服用的化疗药物会损伤其消化系统黏膜，引起腹泻；接受头颈部放疗的患者，因为他们不能经口摄入液体，若同时继发疼痛和口腔、咽喉、食管炎症，都有可能出现脱水现象，所以，应频繁评价高风险脱水患者的脱水症状，例如，尿液颜色深、浓，排尿次数是否减少，是否口干，有没有严重的体重减轻，等等。

癌症患者易缺乏维生素，尤其是叶酸、维生素 C 和维生素 A，另外，也容易缺乏矿物质中镁、锌、铜和铁等营养素。每天补充＜ 150% DRI（正常人的膳食营养素参考摄入量）复合维生素和矿物质，对于大多数正在接受化疗 / 放疗的患者来说都是有益的。

全面营养干预

正在治疗的患者（化疗、手术、放疗等）要防止出现营养不良和恶病质。营养不良可能引起患者治疗耐受性下降，导致治疗机会减少，并发症发病率和死亡率增加，住院时间延长，生存期缩短等问题。

国内外大量循证医学证据表明，营养治疗作为临床治疗及康复的基础手段之一，合理、有效地提供营养支持，可明显改善肿瘤患者术后营养和免疫状况，减少术后并发症和感染的发生，提高患者救治率，降低病死率，降低药占比及医疗支出。

在治疗前要进行营养筛查和评估，对于有营养风险的患者要积极地采取营养支持手段，改善患者营养不足状况，减少患者体重丢失，最大限度地让患者保持经口进食。当患者不能经口进食或者经口进食不能满足其身体的营养需求时，尽早下鼻饲，依然要通过肠道补充营养。当鼻饲补充还不能达到营养目标时，应及时增加肠外营养。

在所有的医学治疗过程中，一定要同时接受自然疗法的治疗，包括精准的营养指导、增加运动、心理治疗、中医疗法等。

营养效果监督和评价

在营养治疗的过程中，要不断地进行疗效评价，包括症状、饮食、体重、化验结果、生活质量等；要不断地与患者和家属沟通，明确目标，调整营养方案。

由于大多数患者在化疗、放疗期间都会出现消化系统方面的问题，因此，要达到营养目标，面临很大挑战。一方面食物消化吸收的过程受到影响，另一方面不能出现营养不良，那么营养目标该怎么实现呢？

100% 满足身体蛋白质需求

高蛋白饮食对肿瘤患者有益。蛋白质需要量应该达到满足机体 100% 需求的标准，推荐范围为每千克体重每天 1~2 克。肿瘤恶病质患者蛋白质的总摄入量（静脉＋口服）应该达到每千克体重每天 1.8~2 克。举个例子，如果一个人身高 175 厘米，不胖不瘦，他的标准体重是 175-105=70 千克，于是，最低的蛋白质补充是每天 70 克，最高是 140 克。如果已经出现了恶病质，要尽快达到蛋白质补充的高标准值。

对于严重营养不良的肿瘤患者来说，在短期冲击营养治疗阶段，蛋白质给予量应该达到每千克体重每天 2 克；对于轻、中度营养不良的肿瘤患者来说，在长期营养补充治疗阶段，蛋白质给予量应该达到每千克体重每天 1.5 克左右。

很多专家推荐肿瘤患者在营养治疗中可以增加支链氨基酸的应用，这种制剂可以改善肿瘤患者的肌肉减少状况，维护其肝脏功能的正常。

当患者可以自己进食，而且消化能力尚可时，选择整蛋白型制剂；消化功能受损伤的患者可以选择短肽制剂。

一定要注意的是静脉点滴的白蛋白不能当作营养品，也不能算作营养治疗的手段，只能作为抗休克和减少水肿的治疗手段。

针对患者营养不良的症状，一般可采取五阶梯治疗模式。

第一个台阶：首选经口进食，通过营养教育，帮助患者改掉不健康的饮食习惯，补充的营养目标能在每天的饮食中完成。

第二个台阶：如果日常饮食不能完成营养目标，可以选择口服营养补充剂。当然，如何选择，里面的学问很大，一两句话说不清楚，遇到这类问题，可以去咨询医院里临床营养科的工作人员。

第三个台阶：完全肠内营养。这是指患者通过经口进食和补充营养素都不能完成营养目标，比如，意识不好；又如，咽喉部、食道或者胃部做了手术，这时，就要打通输入营养的渠道，尽快下鼻饲管或者鼻空肠管，把食物和营养素打成液体状推入管子中。

第四个台阶：部分肠外营养。当给予的肠内营养不能达到营养目标时，通过静脉营养途径，把部分营养素补充进来。例如，鼻饲患者的胃肠功能很差，肠内营养液 24 小时缓慢滴注都不能满足一天整体营养目标，这时，需要计算一下还有多少能量、蛋白质、脂肪、电解质等不能完成，把这些不能完成的营养素、能量、液体计算出来，通过静脉补充进人体。

第五个台阶：全肠外营养。如果患者连一点儿肠内营养都进不去，只好用最后一招，就是全部用静脉补充营养。一般来讲，全肠外营养不是长期用的，如果肠道能使用一点还是尽快使用，能使用多少就使用多少。

举个例子，一个患者在化疗中出现恶心呕吐，一点儿食欲都没有，全身无力。此时首先要看患者是否脱水，是否有电解质紊乱，这比给能量更重要。然后计算出这个患者的营养目标，包括能量、蛋白质、碳水化合物、脂肪、维生素、膳食纤维、矿物质和水。

下一步：决定用哪个途径完成这个目标。这时候就采取五阶梯治疗模式，看经口能进入多少。你可能会说，患者恶心呕吐，直接给静脉就是了，这种想法不对。患者恶心呕吐的间歇时间里可以吃点东西，哪怕是喝点水果汁、酸奶也好，还可以用一些全营养素，多次冲服。如果试了三天，患者摄入的营养达不到设定目标的一半，或者病情在加重，要立即把鼻饲管放下去，保持了这个通道以后，补充液体、电解质、能量等都比较方便，不要犹豫，否则会贻误治疗时机。如果患者肠道不能用，或者只能进入一点点，那么，能用多少用多少，再静脉补充一些便可。

目前，所有国际国内肿瘤营养治疗方面的研究，都没有足够的证据表明营养治疗会促进肿瘤生长，所以在治疗过程中不要考虑是否会促进肿瘤生长这个问题。而且对于终末期肿瘤患者，营养治疗有可能提高部分患者的生存质量。

肿瘤患者每日餐单举例

举个例子。

一位患者在肺癌化疗第二期，近一周出现恶心呕吐，没有食欲，全身无力，体重以前是 78 千克，这两天减少 2 千克。身高 175 厘米，年龄 57 岁。以前抽烟喝酒，胡吃乱吃。

营养目标计算：

他以前的 BMI=25.5，现在是 24.8。现在进食困难，体重正在下降，有营养不良的风险，要积极地给予营养支持。他的标准体重是 70 千克。

能量：70×30=2100 千卡／日。

蛋白质：按照每千克体重每天 1.8 克计算，70×1.8=126 克／日。相当于 504 千卡。

脂肪：按照 40% 计算，2100×40%÷9=93 克／日。相当于 837 千卡。

碳水化合物：（2100-504-837）÷4=759÷4=190 克。碳水化合物大约占总能量的 36%。

这样的目标怎么完成？

为了能达到营养目标，患者需要增加每天的进食次数，最好每天进食 5~6 餐，做到少食多餐。可以增加一些全营养素类的特殊用途营养食品，如果仍然不够，可以肠外补充营养。此时千万不要只是喝粥吃面条，每一次进食都是在治疗。

我这里的计算是拿日常食物来举例子的。

碳水化合物一天 190 克：水果 400 克，150 克米面类食物（算生重）。

蛋白质一天 126 克：动物蛋白占一半，为 63 克。相当于 2 个鸡蛋、1000 毫升酸奶、100 克肉类（鱼肉、猪肉、牛肉、肝脏等都行）。之所以设计这么多酸奶，是因为在患者恶心、没有食欲的时候，往往可以接受酸奶。当然，如果患者可以多吃一些肉类，可以适当地把酸奶减少一些。

脂肪一天 93 克：动物油占一半，不去计算，我们来算植物油，为 46.5 克，可以给椰子油 20 克、坚果 20 克、炒菜用的烹调油 26.5 克（大约 3 勺 / 日）。

蔬菜一天 500 克：叶子菜、瓜类、果类都可以。

可以把上述食物均分到 6 次进食中，做法上要选择患者喜欢吃和能够吃的方式。比如，鸡蛋可以做成鸡蛋汤、鸡蛋羹、炒鸡蛋，水果可以分次吃，也可以打成水果汁或者做成奶昔，打水果汁的时候可以放一些坚果和椰子油。

好钢用在刀刃上——如何应对肿瘤治疗不良反应

恶心和呕吐：可考虑止吐药

恶心 / 呕吐是肿瘤治疗中最常见的不良反应症状，该症状出现后会使患者更加衰弱。癌症患者恶心呕吐的原因包括化疗、放疗，使用麻醉性镇痛药，吸入某种气味以及胃排空延迟。与化疗有关的恶心呕吐可以分为急性恶心呕吐、延迟恶心呕吐或提前恶心呕吐。

急性恶心呕吐发生在化疗后的 24 小时内；延迟型恶心呕吐通常发生在化疗24 小时后，这种反应可能会持续一周，延迟型恶心呕吐通常在使用化疗药物后出现；提前型恶心呕吐常发生在化疗前，与放射治疗相关的恶心呕吐取决于辐照部位。

因某种气味而发生恶心呕吐的患者，应采取预防措施让患者避免闻到这种气味。可以通过使用微波炉、烹饪时开窗户、做饭时出门散步等方式来最大限度地降低患者因做饭而引起的恶心。

当出现恶心呕吐时，要把所有患者用的药都反复看一下，看是哪种药有如此严重的不良反应。

到目前为止，癌症患者恶心呕吐最常见的原因是化疗。

此时的干预方法是：患者可以服用内科医生开的止吐药。最好在饭前 30~45 分钟服用。尤其是在治疗的活跃期，即使患者不想呕吐，也鼓励他们服用止吐药。如果患者呕吐严重，用止吐药无效，建议暂停化疗。

过早饱腹：减少蔬菜摄入

癌症患者常见的抱怨是"我吃不下去"或"我刚开始吃就饱了"，这样的描述是过早饱腹的症状，是胃排空延迟导致的。

过早饱腹的患者应该少食多餐，保证食物的营养丰富，应减少蔬菜的摄入。

此时服用促胃动力药对增加胃排空非常有用。

黏膜炎：奶昔是不错的选择

黏膜炎，也被称为口腔炎，是胃肠道黏膜上皮细胞受到刺激而引发的炎症，从口腔到肛门的任何消化道部位都可能发生。一般表现为肿胀和炎症，严重的会出现明显的溃疡和出血。

癌症疼痛中有很大一部分是与黏膜炎相关的疼痛。黏膜炎有时会严重到患者完全放弃摄入任何食物或液体的地步，这将导致患者脱水和体重急速下降。

化疗引起的黏膜炎通常发生在化疗后的 5~7 天。

一般认为，黏膜炎与以下因素有直接或间接关系：细胞毒性、局部组织细胞因子和免疫活性、溃疡病变的细菌定植、真菌感染、辐射、干细胞移植治疗等。

为了预防感染，口腔黏膜炎患者应该保持良好的口腔卫生。口服谷氨酰胺可以预防和治疗正常人的口腔黏膜炎，但是，尚无研究证明，谷氨酰胺对预防放 / 化疗患者的黏膜炎有益。

在饮食方面，一般建议癌症手术后黏膜炎患者吃质地松软、无刺激的食物，不要太酸太甜太烫，鼓励患者喝水，以防脱水；补充流食中的营养质量非常重要，可以补充高能量、高蛋白质的奶昔或营养补充剂。

有一次我朋友的老公在化疗，口腔黏膜多处溃疡，嘴巴疼，肚子也疼。那里的医务人员不懂营养，告诉患者只能喝小米粥和白米粥。其实，这个时候患者需要大量的营养素，由于消化道黏膜有破损而引发疼痛，如何能在不刺激疼痛部位的情况下满足患者身体的营养需求是此时的关键。我教给家属的方法是：把需要的食物打成汁，尽量选用熟食，各采集一点，鸡蛋＋牛奶＋主食＋蔬菜＋盐＋水＋水果（生的）＋油。比如，一个熟鸡蛋+200毫升牛奶+50克米饭＋半根煮熟的胡萝卜＋一个苹果+10毫升橄榄油＋适量水，一起用绞碎机搅拌1分钟，尝一尝，不要太酸太甜太烫。能喝多少喝多少，一天多次地喂进去。后来，这位患者很快地度过了最困难的时期。

腹泻：多次喝水或服用止泻药

腹泻是化疗中的常见症状。当发生口腔黏膜炎时，黏膜炎也可能出现在胃部、小肠和大肠内，引起腹泻。

患者腹泻很严重的时候，会迅速出现脱水现象。一般建议出现腹泻现象的患者一天少量多次喝水，最好是摄入电解质水、专门制作的营养饮品，避免摄入大量的果汁（市面上的果汁饮料），因为过多的果糖会加重腹泻。

可以服用止泻药对症治疗，或者增加一些益生元、谷氨酰胺，如果经口补充不了很多液体，可以通过静脉补充。

味觉障碍：调味剂很重要

"肉是苦的""菜是淡的"，这些常见的抱怨可能与癌症患者的另一种典型营养问题有关——味觉障碍。某些肿瘤会引起味觉改变，如头颈部放疗，或者使用一些化疗药物，尤其是顺铂，都会引起味觉障碍。

味觉改变包括：口中出现金属味、无味，偏爱某种味道或讨厌某些过去喜欢的食物。味觉改变会导致患者不能充分摄取营养。

口中有金属味的患者应该避免使用金属餐具，而用塑料餐具取而代之。由于患者不能耐受肉类，为了保证摄入充足的蛋白质，应鼓励患者在饮食中加入其他高蛋白质食物，包括酸奶、牛奶、鸡蛋、花生酱和豆制品等替代物。口中无味的患者可以多食用有调味料和有风味的食物。

口腔干燥：少量多次饮水

口腔干燥，即唾液分泌减少，是头颈部放化疗的常见不良反应之一。用于治疗癌症的药物会使唾液黏稠，引起口腔干燥。

口腔干燥的治疗可以增加饮水次数。一般来讲，口腔干燥的病程较短，当患者能够吞咽后，口腔干燥很快就能得到缓解。

厌食：选择可耐受运动

缺乏食欲或厌食，在癌症患者中的发生率约为 50%。癌症患者出现厌食的原因比较复杂，包括治疗（手术、放疗、化疗）、情绪问题、疲乏无力等。

患者的慢性厌食，减少能量摄入会导致体重减轻，加剧营养不良。锻炼的方式可以帮助患者增加食欲，但是许多患者由于诸多原因不能增加锻炼，比如患者极度疲乏，严重的血小板减少症，严重的治疗的不良反应（如恶心、呕吐或腹泻）。

其实，锻炼能预防肌肉萎缩，能让人心情愉悦，可以采取循序渐进的方法，逐渐增加可以耐受的运动程度。

研究发现，药物干预对刺激癌症患者的食欲比较有用。到目前为止，已经有两种药物被用于刺激食欲：甲地孕酮醋酸和皮质类固醇。

这些药物的不良反应包括高血糖、外周水肿、发生血栓的风险增加、突发子宫出血、高血压和库欣综合征，因此，癌症患者慎用为好。

癌症三分之一可防，三分之一可治，三分之一可缓解

前面介绍了肿瘤患者在治疗期间应该如何进行营养支持，后面，我介绍一下如何在肿瘤预防方面发挥营养治疗的作用。

国际抗癌联盟认为，1/3 的癌症是可以预防的，1/3 的癌症如能早期诊断是可以治愈的，1/3 的癌症是可以通过治疗，减轻患者患病时的痛苦，延长生命的，据此提出了恶性肿瘤的三级预防概念。

这样做，他的癌症 5 年无复发

一级预防是通过消除或减少可能致癌的因素，防止癌症的发生。

约 80% 的癌症发生与环境和生活习惯有关。改善生活习惯，如戒烟、限制饮酒、食物多样化、少吃腌制食品、控制体重、适当运动，注意环境保护、鉴别环境中致癌和促癌剂、加强职业防护等，均是较为重要的防癌措施。

二级预防是指癌症早期筛查，包括：①对癌症危险信号（如持续性消化不良、绝经后阴道流血、大小便习惯改变、久治不愈的溃疡等）的认识和重视；②对高发区和高危人群定期检查；③发现癌前病变并及时治疗；④加强对易感人群的监测；⑤肿瘤自检（对身体暴露部位定期进行自我检查）。

三级预防是针对已经患了肿瘤的患者，在治疗之后的康复阶段所采取的预防手段，可以防止病情恶化，提高生存质量，减轻痛苦，延长生命。

有个 60 岁的男性，患有肺癌，做过手术之后从上海来到北京找我，原因是他太瘦，医生不给他化疗，而是建议他增加营养。

这位患者身高 175 厘米，体重 49 千克，BMI=16。正常人的 BMI 是 18.5~23.9，他显然有严重的营养不良。他说他以前就很瘦，手术后体重又掉了 4 千克。

大家都知道，喜欢吸烟的人容易得肺癌。我仔细问了一下，他从来不抽烟，而且基本上不喝酒，对自己的饮食作息习惯要求非常严格，起居有序，早睡早

起，从不熬夜，喜欢读书，经常读健康保健方面的文章，每天运动 1 小时以上，饮食上做到了低脂、低盐、低糖。

听起来是不是很健康？

其实他的饮食方面的问题有很多。每天早上喝粗粮粥，吃一个鸡蛋；中午吃白薯和炒菜；晚上吃 1 两米饭加上一个炒菜和一个清汤。一天所有的肉类摄入量加起来大约是 50 克，不吃油炸食品，不吃内脏和肥肉，蔬菜食用量在 600 克左右，水果 100 克，很少吃坚果。

营养诊断很清楚：营养不良，能量不足，蛋白质缺乏，脂肪不足，脂溶性维生素不足，运动过多。

我给的营养治疗方案是这样的：

总能量增加至 2450 千卡 / 日，另外把运动量减少一半。增加蛋白质和脂肪的摄入量，一天吃 2 个鸡蛋、150 克肉类，喝 400 毫升牛奶，而且必须吃内脏。

他非常不解，问："不是让少吃鸡蛋，少吃内脏，少吃油，多吃蔬菜吗？"

我和他讲了，肿瘤患者必须增加营养，千万不能降低体重。营养不良的人免疫力很低，很容易使肿瘤复发。

这位患者非常听话，坚持照我说的去做。到现在为止，已经 5 年了，癌症没有复发。他的心态也很好，全国各地到处玩。

这个患者就属于三级预防成功的典型案例。

吃对了，癌前病变不可怕

要想预防癌症，就要踏踏实实地调养身体，让自己的免疫系统达到极好的状态。正气存内，邪不可干，肿瘤会离我们远远的。

那么，该怎样调养身体，建立足够强大的自我防御系统呢？我再给大家讲一个病例。

我有一个朋友，54 岁，经常腹胀，返酸嗳气，多吃一点肉就消化不了，到医院去检查，被诊断为消化不良。

为了改善病症，他早上喝起了各种各样的所谓养生粥，晚上吃面条；一周吃三个鸡蛋，不喝牛奶；从来不敢吃油炸食物和内脏，更不敢碰肥肉。他喜欢交朋友，经常和朋友小酌一下，但不喝大酒。

有一天他找到我，告诉我体检查出胃里有黏膜化生了。

黏膜化生属于癌前病变，如果任其发展下去容易得胃癌，所以他很紧张。

我说："你又是喝粥，又是吃面条，还常常喝点酒，这么烫一下，烧一下，对胃来说伤害很大。"

他很着急："医生说每年要复查一次胃镜，怕转化成癌症。"

我叮嘱他把饮食习惯调整了，不喝粥，别吃面条，改成喝牛奶，吃鸡蛋，吃肝脏，让胃黏膜有丰富的修复原料，如果喝不下牛奶，可以喝些酸奶。

他执行得很好。半年后我见到他，看他气色明显好转。

我问他："这半年身体怎么样？"

他说："你说的话我都记着，绝对执行，但是在喝粥问题上有时候没忍住，偶尔喝一两口。"

我告诉他："喝粥不是绝对不可以，偶然喝还可以，另外别太烫了，老百姓常说要趁热吃，其实不太对，太烫的水和饭菜都会伤到食道和胃。"

一年后，他要去复查胃镜，说："我现在腹胀、返酸、嗳气症状都消失了，但心里还是不踏实，去年医生告诉我要监视黏膜的变化，一年要做一次胃镜，我去检查看看，怕得癌症。"

他住院一个星期，做了全面的体检。一个星期之后，他非常高兴地跑来找我："夏医生，我告诉你，我的胃里居然一点事儿都没有了。而且我以前胆固醇高，现在也正常了，所有的化验都正常。"

从我这个朋友的例子就可以看出，遇到癌前病变，如果做了有针对性的营养调理，我们身体的状况其实是可以向好的方向发展的。

人很像一棵树，根系在土壤中吸收营养，树叶享受雨露和阳光。大树在环境中生存，自然会遭受各种不良因素的侵害，各种风寒湿热、病菌、污染物无时无刻不在影响我们。躲避这些不良因素固然重要，但最为关键的是要有一片好的土壤，好的土壤可以帮助树木成长和抵御各种伤害，即便是某片叶子掉了，过几天也会长出来。

用营养调理疾病的思路就像是给土壤看病，先看看这片土壤缺什么成分，然后看增加哪些养料能慢慢把土壤这个大环境调理好，土壤好了，扎根在它上面的树也会长得好，所以我常常和朋友开玩笑说：我和袁隆平干的工作差不多，只不过我是给人体调节土壤。

云南气候温润，土地肥沃，在这样的环境中植被生长茂盛，四季花开不断。而内蒙古气候干燥寒冷，风沙遮天盖地，那里生长野草、沙棘和仙人掌。两个地方的环境不同，能生长的植物也不同。

我们不想让身体中长出仙人掌，希望百花盛开，四季如春，所以我们就要注意给自己创造一个良好的内环境。我们的生命就像一棵小树，需要精心地浇灌、呵护才能茁壮成长起来。

防癌饮食九法则

养成健康的饮食习惯，就像是给自己的生命之树培土施肥。吃对了，躲开癌症其实不难，下面是饮食方面的几个注意点。

大家知道空气污染和吸烟会引起呼吸道肿瘤的高发，但很多人不知道炒菜中的油烟也是致癌因素。

中国人做菜喜欢用煎、炒、炸等高温烹调方式，这种做法很容易产生大量油烟，油烟中夹杂着不少烷烃类致癌物。如果没有很好的排烟设备，家庭主厨们的呼吸系统会很遭殃。当然，生活习惯中的致癌物质不止这些，下面我们了解一下。

第一，烧烤中常见的多环芳烃类化合物，这类致癌物的生成主要与有机物在高温条件下不完全燃烧有关。

苯并芘是最常见的多环芳烃类化合物，是多环芳烃中毒性最大的一种强烈致癌物，存在于煤焦油、烟草与木材燃烧产生的烟雾、炭烤食物中。它在熏烤食物的过程中会产生，可以诱发多种癌。研究发现经常吃烤牛肉、烤鸭、烤羊肉等熏烤类食物的人，容易得食道癌和胃癌。在柏油马路上晾晒粮食，使用油墨未干的纸张包食物，这类操作也会使人体直接接触到这一致癌物。

第二，洗菜不净常遇到农药残留。

农药中的有机磷、有机氯和氨基甲酸酯类杀虫剂、杀鼠剂等污染了食物，也可以诱发乳腺癌、脑瘤、前列腺癌、肾上腺肿瘤等疾病，所以洗菜时要多泡一阵，多清洗几遍。

第三，水和深海鱼中可能含有有害金属。

地壳和岩石中含有 80 多种重金属元素，由于现在工业和科技的发展，人们把大量的重金属从地下翻到了地上，水源可能被污染，鱼类可能被污染。我们的身体无法承受和这么多重金属的直接接触，而其中的镉、铅、砷三种金属对人体致癌性最强。

第四，塑料制品中含有环境雌激素。

随手丢弃的塑料制品、薄膜等，已成为污染全球大气、水源、土壤的"环境荷尔蒙"，很多人用塑料装饰或者包装食物，造成环境雌激素物质进入人体。环境雌激素与人体正常分泌的激素竞争，结合细胞中的激素受体，造成某些激素过剩，内分泌系统紊乱，使人体出现各种机能障碍。例如，女性多出现子宫内膜异位、子宫肌瘤、卵巢癌、乳腺癌等疾病；男性多出现睾丸癌、前列腺癌、精子的数量与质量下降等症状。

第五，适度饮酒，远离糖。

美国一份最新报告显示，人们患胃癌的风险与饮酒量成正相关；过量饮酒和患肝癌密切相关；经常喝啤酒或其他含酒精饮料的人，结肠癌发病率高。

经常酗酒，会损伤胃黏膜，引起慢性胃炎。酒精也会促进致癌物质的吸收，并损害和减弱肝的解毒功能。

中国癌症基金会建议酒精摄入量：男性每天不超过 20～30 克，女性每天不超过 10～15 克。

研究表明，高糖饮食与癌症有关。瑞典科学家曾对 8 万人进行了长达 9 年的跟踪调查，发现摄入过多的糖、甜饮料、果酱等食物会增加患胰腺癌的风险。因为吃糖会导致人体大量分泌胰岛素，使胰岛功能受损，而胰岛功能受损是诱发胰腺癌的潜在因素之一。大量糖的摄入还可能增加乳腺癌的患病风险以及癌症向肺部转移的风险。

第六，远离腌制食品、剩饭剩菜、霉变食物。

包括鱼干、鱼酱、腊肉、腊肠、腌菜等在内的腌制食物风味独特，口感很好。但这类食物中往往含有大量硝酸盐，会在胃里转变为亚硝酸盐，然后与食物中的胺结合成亚硝酸胺，而亚硝酸胺具有极强的致癌性，会导致胃、肠、胰腺等消化器官发生癌变的概率升高。

一份由美国癌症研究所与世界癌症研究基金会联合发表的报告显示，食用培根等加工肉制品会提高下腹部癌变（如结直肠癌）的风险。剩饭剩菜中硝酸盐、亚硝酸盐含量也高，所以，不要长期吃剩饭。

调查还发现，胃癌高发区的粮食与食品受霉菌污染严重，在胃癌患者的胃液中，能检出霉菌及其毒素。

第七，进食有规律，不暴饮暴食。

暴饮暴食容易引起胰腺癌和胃癌。常见的与饮食有关的癌症类型如表 30 所示。

表 30 与饮食明显有关的癌症类型

癌症种类	关联不良饮食习惯
食道癌	1. 缺乏微量营养素，例如缺少维生素 A、维生素 C、维生素 E 和某些微量元素，如钼、锌、镁、硒等； 2. 吃腌制和霉变食物； 3. 饮酒、吸烟过多； 4. 吃过烫、过硬食物
胃癌	1. 常吃熏烤食品； 2. 三餐不定时； 3. 习惯吃过烫食物或喝过烫的水； 4. 经常不吃早饭； 5. 暴饮暴食； 6. 爱吃腌肉熏鱼

表 30（续）

癌症种类	关联不良饮食习惯
肝癌	1. 吃发霉食物； 2. 水源污染，特别是饮用沟塘水； 3. 饮酒； 4. 通过未消毒餐具或者饮食传染的乙型肝炎病毒
结肠、直肠癌	膳食纤维摄入不足
鼻咽癌	饮食中含有亚硝基化合物，例如广式香肠

第八，均衡饮食，食物要做到多样化。

保证食物中有很多防癌的营养素，如维生素 A、维生素 B 族、维生素 C、维生素 D、维生素 E，碘、锌、硒等微量元素，以及一些植物营养素，如黄酮类、萜类、有机硫化合物、多酚类、胡萝卜素类等。此外，还要摄入充足的膳食纤维，有益于防止直肠癌、结肠癌的食物。

每天食用蔬菜 500 克左右，水果 300 克左右，这 300 克尽量包括三种以上水果。限制甜食，尽量选择吃复合的碳水化合物食物。一天吃 1~2 个鸡蛋，喝 300 毫升牛奶，吃 100~150 克肉类，每天四条腿、两条腿、没有腿的肉类都可以吃。此外，每周要吃一些内脏。

要尝试着吃一些脂肪类的食物。含有饱和脂肪酸、单不饱和脂肪酸、多不饱和脂肪酸的食物都可以吃，最好经常吃一些含有 ω-3 脂肪酸的海鱼，还要吃一些坚果。一定不要吃含反式脂肪酸的加工类食物。

主食选择要小心。要多选择复合型的碳水化合物，比如全谷物食物，包括全麦食品、玉米、高粱等。另外，土豆、南瓜、山药都是非常好的主食。精米精面尽量少吃。

蛋白质极为重要。蛋白质是人体的基本结构成分，细胞结构、各种酶的成分，以及免疫球蛋白、淋巴因子都必须有蛋白质做基础。尤其是白细胞的更新速度很快，在更新过程中，更需要大量的蛋白质。美国的一些研究资料显示，摄入过多的红肉可增加患病的危险性，不过这些研究是美国人的数据，在中国并不一定适用。而且，大量的研究表明，人体内蛋白质不足时，人容易患各种癌症。

第九，适当选择营养补充剂，不要用代餐品充当营养补充剂。

营养补充剂是指某一种特定的营养成分，里面的营养素含量是稳定的、精准的。应用营养补充剂一定要有针对性，要根据营养需求去选择。而代餐粉里面的名堂就多了，有部分代餐的，有全部代餐的，里面的营养素很难做到标准化。

为什么癌症这么高发？

肿瘤分为良性肿瘤和恶性肿瘤两类。发于上皮组织的恶性肿瘤才叫作癌症，但由于人体 80% 以上的肿瘤发生在上皮组织，所以现在大家几乎用"癌症"代替了"恶性肿瘤"的叫法。

为什么上皮组织好发肿瘤？

上皮组织由大量形态较规则、排列紧密的细胞组成，覆盖在皮肤表面和管腔内面。这里的管腔指什么呢？人体内存在大大小小的管道，遍布我们的全身，大的管道有呼吸道、消化道、血管、泌尿道、生殖道，小的管道还有很多，比如眼睛里的泪小管、内分泌的输出管道，等等。上皮组织就覆盖在这些管道里，形成管道内部的表层，管道里流动的是空气、食物、血液、尿液等人体生存必需的物质和排泄物。

可以说，上皮组织整体来说就是一层"外衣"，位于体表和各个器官组织的最表面，主要作用有四个。

第一，对人体起到保护作用：把空气中的脏东西、肠道中的致病菌隔离出来。

第二，识别功能：上皮细胞可以识别哪些成分是自己要的，哪些是异体的、不好的东西。

第三，吸收功能：把对人体有用的物质从外面吸收进细胞，比如葡萄糖、氨基酸、维生素、氧气等。

第四，排出废物功能：细胞代谢的废物排入管道，再诵过管道排出体外。例如，细胞产生的废物从细胞排泄到毛细血管，通过血管的运输到达肾小球，最后通过尿液排出体外。

通过隔离、识别、吸收、排泄等步骤，上皮细胞帮助人体很好地维持自身内环境的稳定。

由于上皮细胞位于各个器官组织的最表面，因此上皮细胞受到的不良刺激最多，更新周期也相对较快。血管内皮细胞的更新周期是 24 小时，肾小管上皮细胞的更新周期是 17 小时，呼吸道上皮细胞的更新周期是 18~24 小时，胃黏膜的更新周期是 3~5 天。

正常情况下，上皮细胞会不断地老化和死亡，上皮细胞下面的基底细胞再生，补充到缺损的上皮组织上，这样损伤与修复保持平衡，上皮组织保持完好状态。但当损伤的速度快于修复的速度时，就会出现我们常见的溃疡、炎症，甚至是增生、化生等早期的肿瘤表现。

三大癌症营养克星：维生素 A、维生素 C 和锌

防止上皮细胞发生癌症，关键要做到两点：第一是减少对它的刺激，第二是增强其修复功能。

关于第一点前面已经做了不少描述，在这里再强调一下，减少这些伤害对防止癌症非常重要。不要吃很烫的食物；不要吃剩的饭菜和发霉的食物；不要用塑料口袋装食物；不要吸烟；对于水质和农药残留问题要重视。

关于第二点，细胞修复的原料是营养物质，要通过日常饮食把细胞修复的营养素补足。

对于上皮组织来讲，除了搭建细胞结构的蛋白质、脂类、胆固醇等营养素外，还要特别关注维生素 C、锌、维生素 A 等营养元素。

维生素 C 的功能有很多，其中一个重要的功能是参与蛋白的合成过程，如果体内缺少维生素 C，会造成细胞连接发生障碍。

维生素 C 主要在新鲜的水果和蔬菜中。

锌有促进维生素 A 吸收的作用。维生素 A 平时储存在肝脏中，当人体需要时，将维生素 A 输送到血液中，这个过程靠锌来做"动员"工作。由于锌元素可以加速表皮细胞的分裂生长，加快伤口新生组织的形成，增强胶原纤维的能力，使胶原纤维的排列更均匀、有序，这样可以促进伤口的愈合。

锌元素主要存在于牡蛎、蟹肉、动物内脏、瘦肉、鱼肉等肉类食物中。

维生素 A 能维持上皮细胞的正常生长与分化，防止呼吸道、消化道、泌尿道、肠道的上皮细胞功能减退，抑制上皮细胞出现肿瘤。如果人体维生素 A 摄入不足，就会使上皮细胞分化不良，细胞再生的速度受阻。

获取维生素 A 的方法有两种：

一是从动物性食物中直接获取，例如，动物肝脏就是维生素 A 最好的食物来源；

二是从含胡萝卜素的植物中获取。

面对癌症，胡萝卜素和油是最好的战友

一个胡萝卜素分子可以在人体中转化为 2 个维生素 A 分子，但是烹饪时需要油作为媒介，所以有些人不爱吃油性食物，仅仅吃很多蔬菜和水果，也会缺乏维生素 A。

中国营养普查发现，中国人普遍缺乏维生素 A，越是贫困地方的人，缺乏得越明显。经济发达的美国，人们也容易缺乏维生素 A，原因是他们吃油脂很多，但是很少吃肝脏和蔬菜。

所以无论是少了油脂还是少了胡萝卜素，都会好发上皮组织肿瘤。

我的一位 70 岁的老患者，有一天给我打电话，说她最近排尿的时候发现尿中有血块，但排尿时不疼。我想应该是膀胱出了问题。

泌尿系统很长，从肾脏到输尿管到膀胱，会是哪里出现了问题呢？应该是膀胱，因为据她所说，那血块是肉眼可以看到的血块。

我告诉她马上去做膀胱的 B 超，可能膀胱里面有东西，或许是肿瘤或许是结石。

三天后结果出来了，是膀胱癌。好在发现得早，立即做了手术，没有化疗，现在已经三年了，她的状态很好，可以到处走动。

这个患者之所以患膀胱癌是有原因的。

已经过了 70 岁的老年人往往抵抗力比较差，女人的尿管比较短，会阴处的细菌更容易进入膀胱。老年人由于口渴中枢不敏感，如果自己不经常补水就很容易缺水，经常饮水对于膀胱有冲刷作用。

而且我的这位老患者有糖尿病，而糖尿病患者的抵抗力往往很差。

另外，她在饮食方面有一些错误做法，以前基本上不吃肉，很少吃鸡蛋，经过我的不断提醒，这些年每天吃鸡蛋，还经常吃些瘦肉和鱼虾类食物。但是有一条她一直不接受我的意见，我让她每周吃 100 克猪肝或者鸭肝，她听别人讲肝脏有毒，胆固醇高等，因而一直拒绝，而且平时总在讲自己有糖尿病，要清淡饮食，总是躲着油脂。

其实老年人新陈代谢的酶活性降低，多吃一些动物合成好的营养素是个很省时省力的方法。同时，油类的食物不是要减少，而是要多摄取一些。

常见误区解答

肿瘤患者吃素好还是吃荤好？

当一个人得肿瘤之后，周边的朋友都想去帮助他，关怀他，但是，某些帮助却是帮倒忙。一些人认为素食不会给癌细胞提供更多营养，会有利于抑制肿瘤生长，因此提出让患者吃素。实际上对于癌症患者来说，这样做的结果会使病情雪上加霜。

免疫细胞是人体中的健康捍卫者、守护神，每天这些战士都会有一些退役，要不断地更新换代。骨髓用蛋白质、磷脂、胆固醇、脂肪酸等营养成分来造血，尤其是当人体出现炎症或者肿瘤时，机体对这些营养成分的需求量会剧增。碳水化合物在身体中主要起能量供应的作用；维生素、矿物质参与代谢过程；膳食纤维对肠道健康至关重要。每一种营养素都是独一无二的，不能相互代替，在肿瘤治疗上更希望是增加油脂，减少碳水化合物。

有一次我去银川讲课，那里的医疗水平其实不亚于北上广，但是，当地人对于营养方面的知识却知道得特别少。西北地区的人祖祖辈辈都与牛、羊、马、骆驼相随相伴，以前的人们，普遍以肉食为主。但是如今，很多人追求所谓的清淡饮食：早上喝粥，中午吃馒头，晚上吃面条，蔬菜炒得清清淡淡，一周只吃一次鸡蛋，每天吃一点点肉类。因蛋白质缺乏而营养不良的人比比皆是。

于是，胃癌、食道癌、宫颈癌成为当地的常见疾病。最让人难过的是，得了肿瘤的人按理说要赶紧增加营养，但是，一些当地人却让肿瘤患者只吃粮食、蔬菜，甚至吃蔬菜也不让放一点点油，还不让放盐，把盐和油视为洪水猛兽。至于水果、肉类、鸡蛋等营养物质更是让患者远离，结果患者不是死于癌症，也不是死于过度治疗，而是死于营养不良。

癌细胞可以饿死吗？

大多数人体正常组织在有氧时，葡萄糖会进入线粒体进行有氧代谢以获取能量，只有在缺氧时才进行无氧糖酵解。1 分子的葡萄糖在有氧代谢的条件下产生 36~38 个 ATP，1 分子的葡萄糖通过无氧酵解可生成 2 个 ATP。由此可见，无氧酵解消耗的葡萄糖是有氧氧化的 18~19 倍。由于肿瘤组织消耗能量很多，即使在氧供应充分的条件下，也需要通过无氧糖酵解获取能量，但是这样的结果是消耗了体内大量的葡萄糖。

于是有人说，不给癌症患者碳水化合物就好了，这样不就能把癌细胞饿死了吗？

事实上人体即便不摄入葡萄糖，血浆中的葡萄糖数量依然在正常范围内。原因是，当一个人不吃碳水化合物时，肝脏会把脂肪、蛋白质、乳酸、甘油等非糖物质转化成葡萄糖。人体必须保证血糖在正常值范围，否则，会因为低血糖而昏迷甚至死亡。

如果一个肿瘤患者不吃碳水化合物，肿瘤细胞照样会消耗葡萄糖，因此，患者会更快进入恶病质状态。

在患者去世之前，肿瘤细胞都在抢夺身体中的营养成分，即便是患者已经营养不良、骨瘦如柴，癌细胞照样增长。饥饿只会让患者身体能量消耗得更快，加速疾病恶化。

过多的碳水化合物会导致一些肿瘤的发生，但是，碳水化合物也不能太低，一般来讲，肿瘤患者最好能保证每天摄入 100~150 克碳水化合物，而且，这些碳水化合物最好来自水果和根茎类食物。

这些年在肿瘤治疗方面的研究不断有新的突破和新的成果，其中，就有一项研究是所谓的"饿死癌细胞"的方法。具体做法是找到肿瘤之后，再找到相应的给肿瘤组织供应血液的血管，然后用药物（比如苏打水）把这个血管堵住，让肿瘤得不到血液和营养，这个方法在医学上被称为"饥饿疗法"。很多人不明白这种方法的具体内涵，产生了误解，以为喝苏打水也能饿死癌细胞。

根据美国癌症协会研究的结果，癌症患者所需的膳食热量至少应比平时增加20%，且目前并无证据显示人体增加营养会使癌细胞成长更快，反而有许多患者因营养状况良好而得以长期存活。营养状况好的患者在对治疗的耐受性和愈后身体状况等方面都明显要好于营养状况差、消瘦的患者。

吃得越有营养，肿瘤会长得越快？

患上肿瘤后，组织的蛋白质合成及分解代谢都会增强，但总的来说，合成代谢超过分解代谢，甚至会夺取正常组织的蛋白质分解产物，以及合成肿瘤本身所需要的蛋白质，这样会导致机体处于严重消耗的恶病质状态。

因此，有人提出：如果给这个患者吃肉、鸡蛋、牛奶类的蛋白质，肿瘤细胞不是生长得更快吗？这样的想法是没有科学依据的。

首先，一个人的正常细胞需要新陈代谢，在新陈代谢过程中，蛋白质是不可或缺的成分，可以说，没有蛋白质就没有生命，而肉类、鱼类、蛋类、奶类、豆制品是优质蛋白的主要来源，是组织细胞修复的重要原料。人体需要的脂肪酸、维生素、矿物质、葡萄糖等都是绝对不能少的营养成分。

其次，当一个人通过食物摄入蛋白质和其他营养素之后，肿瘤细胞会去抢夺这种营养物质，同时，免疫细胞也会大量摄取这种营养物质。在营养供应充足的情况下，免疫细胞会从萎靡状态变得有战斗力。此时，患者身体的整体状态会出现反转，体内将有足够数量和能力的白细胞向肿瘤组织发起进攻。

少吃发物有利于病情？

所谓"发物"是中国古代民间的一种说法，指能引起旧有疾病复发或新有疾病加重的食物，如古代医书中有记载，豆芽、韭菜、苜蓿、鹅肉、鸡肉、狗肉、牛肉、海鲜等均属于发物。许多患者虽想食用，却又担心引起肿瘤复发，因此敬而远之。

而现代医学中并没有"发物"一说，基本不需要忌口，像"一种食物就能让癌病复发"的说法更是没有科学依据。实际上患者更应该吃一些高蛋白、易消化的食物，只有保证营养充足，才有利于病症的治疗。

目前的研究普遍认为"发物"和人的体质有关。食物与体质应该相匹配，热性体质的人应吃一些寒性食物，而寒性体质的人应吃一些热性食物。如果对应错误，就会产生不良反应。

肿瘤患者身体内部代谢极度紊乱，我们在给患者设计营养方案的时候，要采取因人而异、逐渐增加营养的方法，在确定方案前要了解患者的体质、平时的饮食习惯。在治疗之初，不要把目标定得很高，而应把营养目标分解在患者可接受的范围内完成，所以千万不要因为某种食物是"发物"就不吃了，这样会错失摄入重要营养物质的机会。

多喝汤可以补充营养？

在有些人的传统观念中，喝汤是一种"大补"的进食方式，而有些患者身边更是放满各种汤，如乌鸡汤、牛尾汤、鱼汤、海参汤、猪蹄汤等。实际上，如果按照 100 克单位重量计算，汤里面含的营养成分远远不如汤里的肉多，比如，喝乌鸡汤不如吃乌鸡肉，喝排骨汤不如直接吃排骨肉。如果患者消化能力很差，可以多喝一些肉汤。

如果患者出现吞咽困难、咀嚼困难、发热、没有食欲的情况，可以把各种食材，如粮食类、水果类、蛋类、奶类、肉类、鱼类、豆制品、蔬菜类等放在绞碎机里搅成糊状，这样既便于吞咽又有利于消化吸收。

有些患者整天抱着一碗一碗的粥来喝，说粥养人。如果肿瘤化疗患者存在口腔溃疡、消化不良的现象，可以适当喝些粥；但是如果患者已经出现营养不良，此时仍然只是喝粥，就会占据胃的空间，影响其他食物的摄入，更容易造成营养不良。

所以，我们要采取的方法是摄入密度较高，同时又好消化的食物。按上面说的方法，把这些食材打成汁一起吃下去，而不是单独喝粥。如果患者特别想喝粥，可以做一些猪肝粥、瘦肉粥等来喝。

用药物升白细胞速度快？

一些肿瘤患者在化疗、放疗之后，会出现白细胞数值下降和贫血的情况。通常这个时候，医生会使用一些药物来使白细胞或红细胞数值升高，这种方法短期内看似有效，但实际上会给身体带来一些潜在的危害。

如果说血液中的白细胞是成熟的细胞，那么骨髓里的白细胞还处于"幼年"阶段；如果把骨髓比作军事学校，那么骨髓里的白细胞就是军事学校里的学生。现在，街面上的警察不够，硬是让在校学生出来充数，他们有数量没质量，而且一拥而出会导致后继乏力，如果此时患者遇到感染的情况，由于储备不足，免疫系统反而起不到应有的作用。

所以，白细胞减少是营养不足的明显提示，看到这种情况，需要赶紧补充营养，靠药物催化骨髓中白细胞进入血液的方式并不是最好的选择。

扫描二维码
回复"夏萌"

了解更多
肿瘤患者
饮食方案

如何正确认识肿瘤？

肿瘤通俗点说，是指各种不良刺激长期作用于局部细胞，造成细胞变异，如果其中某个异常细胞不受基因控制，无限制地复制自己，就会形成肿瘤。

肿瘤发生是一个渐进式的过程，从细胞 DNA 不断地发生改变到能够通过检查看到肿瘤组织，整个过程需要 10~30 年。而在这个过程中，癌变的细胞如果能被免疫系统及时发现并消灭，就不会成为肿瘤。

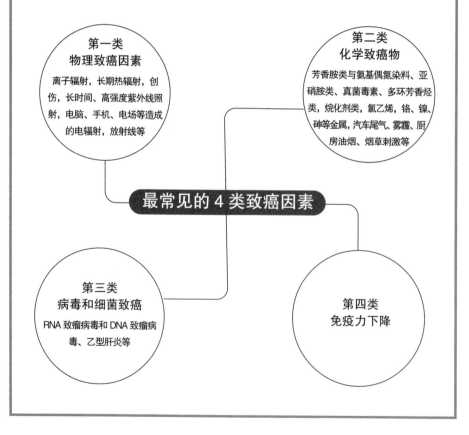

第一类
物理致癌因素

离子辐射，长期热辐射，创伤，长时间、高强度紫外线照射，电脑、手机、电场等造成的电辐射，放射线等

第二类
化学致癌物

芳香胺类与氨基偶氮染料、亚硝胺类、真菌毒素、多环芳香烃类，烷化剂类，氯乙烯，铬、镍、砷等金属，汽车尾气、雾霾、厨房油烟、烟草刺激等

最常见的 4 类致癌因素

第三类
病毒和细菌致癌

RNA 致瘤病毒和 DNA 致瘤病毒、乙型肝炎等

第四类
免疫力下降

快速看懂肿瘤

如何应对肿瘤治疗的不良反应？

在进行肿瘤治疗时，患者会出现恶心呕吐、过早饱腹、黏膜炎等各种不良反应，医生可根据具体情况，采取相对应的干预手段。

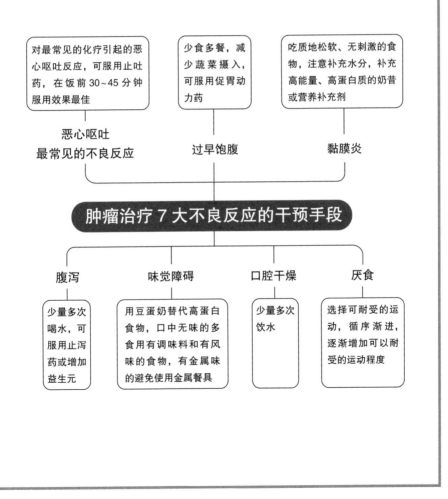

对最常见的化疗引起的恶心呕吐反应，可服用止吐药，在饭前 30~45 分钟服用效果最佳

少食多餐，减少蔬菜摄入，可服用促胃动力药

吃质地松软、无刺激的食物，注意补充水分，补充高能量、高蛋白质的奶昔或营养补充剂

恶心呕吐
最常见的不良反应

过早饱腹

黏膜炎

肿瘤治疗 7 大不良反应的干预手段

腹泻

味觉障碍

口腔干燥

厌食

少量多次喝水，可服用止泻药或增加益生元

用豆蛋奶替代高蛋白食物，口中无味的多食用有调味料和有风味的食物，有金属味的避免使用金属餐具

少量多次饮水

选择可耐受的运动，循序渐进，逐渐增加可以耐受的运动程度

如何预防恶性肿瘤？

国际抗癌联盟认为，1/3 的癌症可以预防，1/3 的癌症如能早期诊断可以治愈，1/3 的癌症可以通过治疗，减轻患者痛苦，延长生命。据此提出了恶性肿瘤的三级预防概念：一级预防是减少或消除可能致癌的因素，防止癌症发生；二级预防是指癌症早期筛查；三级预防是针对肿瘤患者，在治疗之后的康复阶段采取的预防手段。

恶性肿瘤的三级预防

一级预防

改变生活习惯，如戒烟、限制饮酒、食物多样化、少吃腌制食品、控制体重、适当运动，注意环境保护、鉴别环境中致癌和促癌剂、加强职业防护等

二级预防

①对癌症危险信号（如持续性消化不良，绝经后阴道流血，大小便习惯改变，久治不愈的溃疡等）的认识和重视；②对高发区和高危人群定期检查；③发现癌前病变并及时治疗；④加强对易感人群的监测；⑤肿瘤自检（对身体暴露部位定期进行自我检查）

三级预防

肿瘤患者要增加营养，确保能量、蛋白质、脂肪等供应充足，体重不能降低，运动不能过多，以提高免疫力，防止病情恶化，提高生存质量，减轻痛苦，延长生命

哪些营养素能防癌？

肿瘤分为良性肿瘤和恶性肿瘤两类。其中人体 80% 以上的肿瘤发生在上皮组织，而发于上皮组织的恶性肿瘤才叫作癌症。

保持人体的老化与更新平衡是防止癌症的关键。对于上皮细胞，要做到的就是两点，第一是减少对它的刺激，第二是增强其修复功能。细胞修复的原料是营养物质，在饮食上如果吃错了会增加对上皮组织的刺激，吃对了就能增强其修复能力。

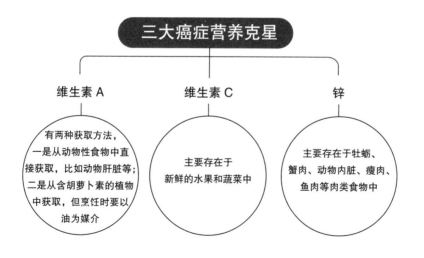

三大癌症营养克星

维生素 A

有两种获取方法，一是从动物性食物中直接获取，比如动物肝脏等；二是从含胡萝卜素的植物中获取，但烹饪时要以油为媒介

维生素 C

主要存在于新鲜的水果和蔬菜中

锌

主要存在于牡蛎、蟹肉、动物内脏、瘦肉、鱼肉等肉类食物中

想要预防癌症应该如何饮食？

养成健康的饮食习惯，就像是给自己的生命之树培土施肥。吃对了，躲开癌症其实不难。

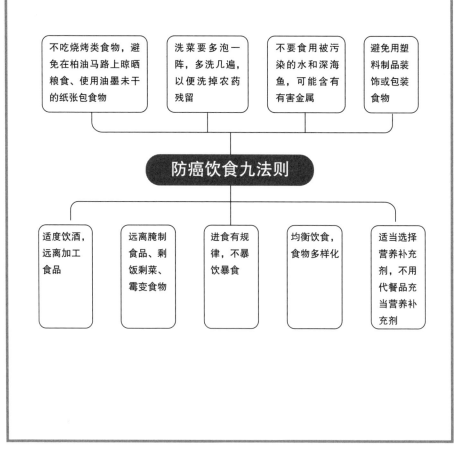

常见误区解答

✘ 肿瘤患者吃素比吃荤好

有的人认为素食不会给癌细胞提供更多营养，有利于抑制肿瘤生长，因此肿瘤患者应该吃素，实际上这样做会使病情雪上加霜。当人体出现肿瘤时，机体对营养成分的需求量会剧增，而且每一种营养素都是独一无二的，不能相互代替。在肿瘤治疗上更希望是增加油脂，减少碳水化合物。

✘ 癌细胞可以饿死

有人说，不给癌症患者碳水化合物就能把癌细胞饿死。事实上，当一个人不吃碳水化合物时，肝脏会把脂肪、蛋白质、乳酸、甘油等非糖物质转化成葡萄糖，对于肿瘤患者来说，肿瘤细胞照样会消耗葡萄糖。肿瘤患者不要吃太多的碳水化合物，也不要一点不吃，建议一天吃碳水化合物100~150克。

✘ 吃得越有营养，肿瘤长得越快

这样的想法没有科学依据。首先，在人体的新陈代谢过程中，蛋白质是不可或缺的成分。其次，通过食物摄入蛋白质和其他营养素后，在肿瘤细胞抢夺这些营养物质的同时，免疫细胞也会大量摄取营养物质。在营养供应充足的情况下，免疫细胞会从萎靡状态变得有战斗力，患者体内将有足够数量和能力的白细胞向肿瘤组织发起进攻。

✗ 少吃发物有利于病情

所谓"发物"是中国古代民间的一种说法，指能引起旧有疾病复发或新有疾病加重的食物。在现代医学中并没有"发物"一说，基本不需要忌口。患者更应该吃一些高蛋白、易消化的食物，只有保证营养充足，才有利于病症的治疗。千万不要因为某种食物是"发物"就不吃了，这样会错失摄入重要营养物质的机会。

✗ 多喝汤能补充营养

在有些人的观念中，喝汤是一种"大补"的进食方式，实际上汤里含有的营养成分远不如汤里的肉多。患者应摄入密度较高，同时又好消化的食物，可以把各种食材放在绞碎机里搅成糊状，便于吞咽和消化吸收。

✗ 用药物升白细胞速度快

一些肿瘤患者在化疗、放疗之后，会出现白细胞数值下降和贫血的情况，这时医生会使用药物来提高白细胞或红细胞的数值。这种方法短期内看似有效，但实际上会给身体带来一些潜在的危害。其实，白细胞减少是营养不足的明显提示，需要赶紧补充营养，靠药物催化骨髓中白细胞进入血液的方式并不是最好的选择。

PART 08

养心就是养命

弄清部位和原因，看人下菜碟

人类的心脏体积相当于一个拳头大小，重量为 250~300 克。别看只有拳头这么大，但是它的作用是任何人也不敢忽视的。

一个人在安静状态下，心脏平均每分钟约跳 70 次，每次泵血 70 毫升，也就是每分钟心脏约泵血 5000 毫升。如此推算一个人的心脏一生泵血所做的功，大约相当于将 3 万千克重的物体向上举到喜马拉雅山顶峰所做的功。

心脏结构表面上比较简单，两个房、两个室、四个瓣膜，还有一个冠状动脉，但是，它做的功非常复杂，受到神经系统，包括交感神经和副交感神经的影响。当你着急有压力的时候，心率会加快，以增加供血供氧；当你安静睡觉的时候，它会减慢速度，以减少能量消耗。

心脏是四种人体组织共同结合的产物，不同的组织有不同的功能，也对应不同的营养素。这四种组织是：肌肉组织、神经组织、上皮组织、结缔组织。在做心脏营养治疗时一定先要搞明白心脏的什么部位对应什么组织，要搞清楚这个人的整体问题，还要知道病情的急与缓，这样才能有针对性地开出营养处方。

如果要问我："我有心脏病，该怎样吃呢？"我会说先要弄清到底是有心肌问题、瓣膜问题、血管问题还是心律问题，因为每一种问题所关联的营养信息都是不一样的。

你一定要知道的四分法

第一种，心肌问题。

心衰是一种比较多见的心肌问题，引起心衰的原因有很多。换句话说，心衰实际上是很多其他疾病累及的结果。

除了心衰外，还有一种心肌问题是肥厚性心肌病。致病因素有先天的，也有后天的。

再有，心肌炎也属于心肌问题。

即便是确认问题出在心肌上，还要分清是什么病因、病情的严重程度。

第二种，心瓣膜病。

心瓣膜病一般分为两大类：一类是风湿性心瓣膜病；另一类是退行性心瓣膜病。虽然病变部位相同，但是造成的原因不同，因此营养治疗的思路也会有所差异。

第三种，心肌传导系统问题。

心脏期前收缩、传导阻滞、房颤等问题都属于心肌传导系统问题。造成心律失常的原因不同，因此很难从饮食上给出共性处方。

第四种，血管问题。

最常见的是冠心病。此外，主动脉弓，胸主动脉、肺动脉、血管畸形问题都属于心脏的血管性疾病。

心脏的疾病可能原发于心脏，也可能是身体的某个疾病累及心脏。比如，肾功能衰竭的后期容易出现心脏问题，自身免疫性疾病也会累及心脏。别看一个拳头大小的心脏，体积不大，牵涉面却很广。正因如此，针对心脏疾病的营养治疗思路，要遵循如下基本原则。

第一，搞清楚到底是心脏的什么部位出现了问题。

第二，搞清楚病因主要是什么。

第三，根据以上两个因素考虑营养治疗问题。

心肌营养离不开的神秘元素

心肌细胞属于横纹肌细胞，除了细胞膜外，细胞内有很多为了实现收缩动作而必备的细胞器，细胞器的膜、细胞膜的结构成分，主要是蛋白质、磷脂、胆固醇。所以，在饮食中一定要注意给自己的细胞摄入这些结构营养素，而且一定保证足够。

有一次，我们医院心外科收治了一个 12 岁的男孩，他患有心衰，准备在我们医院做换心手术。这个孩子很瘦，身高只有 130 厘米。他出生时 3.5 千克，婴儿期、儿童期生长发育基本正常。但是，到八九岁的时候，他经常会喘不上气，跑步也没有力气，到医院做了多次检查，排除了先天病症因素。后来，他的情况越来越严重，最后彻底心衰，无奈之下，决定做最后的努力——换心。由于他的营养状态太差，心外科医生不敢贸然手术，就请我们临床营养科医生去会诊，看看能不能给他一些营养支持。

营养医生会诊，肯定要先了解他平时的饮食习惯。我们的营养医生会诊回来，以非常夸张的表情汇报说："这个孩子 12 年中所吃的食物种类，加起来都到不了 20 种。他一段时间只吃一种食物，直到这种食物吃腻了，才换另外一种。只吃一种食物是什么概念呢？就是早、中、晚就吃这一样东西。比如，他现在想吃西瓜，这段时间就只吃西瓜，直到他不想吃为止，从来没有所谓三餐的概念。"

长期的偏食造成他身体中结构营养素严重缺乏，最终心肌细胞也受到影响。

大家都知道，心脏要一天 24 小时不停地搏动，因此，能量绝对不能缺，不管在什么情况下，心脏都能想方设法地为自己摄取、存储能量，比如，心肌细胞里面就储备有非常丰富的糖原颗粒、脂肪。

一个人吃完饭后，心肌会把血液中的葡萄糖当作能量来源；空腹的时候，心肌的能量有 1/3 来自葡萄糖，2/3 来自脂肪酸；运动过多时产生乳酸，心肌细胞干脆从血液中直接吸收乳酸成为自己的能量；当一个人很多天没有摄入碳水化合物时，身体会产生酮体，此时心肌会利用酮体、乳酸、游离脂肪酸来当作能量……当外援的能量不足时，心肌就会消耗自己的储备，所以在显微镜下看心肌细胞，会发现在细胞质中有很多糖原颗粒。

总之，心脏不会缺乏能源供应，它在任何时候都能把自己的能源供应问题解决好。如果出现心肌无力甚至心衰，往往是这些能源转化的过程出了问题。

心肌能量代谢过程中都需要什么样的营养素呢？

第一，碘、酪氨酸、铁、硒等与甲状腺功能有关的营养素，它们对于心肌代谢来说相当重要。甲状腺功能低下的时候容易导致能量利用发生障碍，心肌收缩性减弱。

第二，维生素 B_1。

维生素 B_1 是糖代谢、脂肪代谢和蛋白质代谢过程中的重要辅酶，缺乏维生素 B_1 时，三大代谢均受到影响，表现为三个方面的典型症状：心功能衰竭、周围神经炎和消化系统症状。

维生素 B_1 广泛存在于天然食物中，含量较丰富的有动物内脏（肝、心及肾）、肉类、蛋、豆类、花生及全谷类食物，特别要说明的是，粮食中的维生素 B_1 主要存在于表皮和胚芽中。

近年来由于大家吃精米精面过多，有的人还天天喝小米粥、大米粥、玉米粥，甚至一些地区的人家为了熬粥的时候烂得快，还会放点碱进去。这样高温加上碱性环境，B 族维生素被破坏得更快。

所以，我们平时要注意多吃粗粮，如豆类、种子类、坚果类食物，还有瘦肉、鸡蛋以及绿叶蔬菜。另外，淘米次数不要太多，蒸米饭不要丢弃米汤，洗菜的时候不要加碱洗。

仅仅注意食材的选择还不够，还要注意烹调方法。

我们平时煲汤、炖肉、做红烧肉的时间过长，也会破坏掉维生素 B_1。我通常都选择这样的方式做牛肉——爆炒嫩嫩的牛肉、牛柳，或者在外面吃饭时点铁板牛柳，这样基本上能很好地保存食物中的维生素 B_1。我们也可以参照外国人吃牛肉的方式，把肉切成片，稍微抹一点酱再烤，这样也能很好地保留维生素 B_1。

有的朋友问用烤箱烤这种方式是不是也不错，其实也可以，但是烤的时间要短一点，肉质嫩嫩的时候就得开始吃。另外，内蒙古人把羊肉挂在火上烤的方法也比较可取——边烤边吃。要注意的是别烤煳了，如果烤焦了，就把黑色烧焦部分舍弃。

说来说去，烤肉是保留食物中的维生素 B_1 非常好的方式之一。

总之，我们意识到维生素 B_1 的重要性后，就要多吃粗粮、鲜嫩的瘦肉和新鲜的蔬菜，在烹饪方式上可以选择烤或爆炒，不要总是水煮。

第三，钙、钾、镁等很多与心肌收缩有关的矿物质。

缺钾最明显的症状是四肢肌肉无力、心律失常、消化系统症状及神经系统传导障碍。

这里特别要强调一下镁离子在心脏功能中的作用。

镁在人体中的含量较多，就重要性而言，在体内仅次于钙的矿物质，在生理学上被称为"第二信使"，在细胞里负责重要的能量传输功能，还能帮助细胞膜适量调节对钙质的需要，促使生理功能正常化。

英国研究人员研究调查了镁对 2300 多名心脏病突发者的疗效，其中半数患者使用镁的水溶液，另一半则按常规疗法使用氯化钠水溶液。结果表明，镁剂使心脏病猝死率降低了 24%；在因心脏病突发而住院治疗的患者中，补充镁的患者心力衰竭率也降低了 25%。

研究还发现，心脏病越严重，心脏中镁的含量越低。据报道，加拿大玛克吉尔大学医学博士汉司·赛莱在研究镁与心脏病的关系后发现，死于心脏病的人，心脏中镁的含量比死于其他疾病的人低得多；生活在硬水城镇的居民患心脏病的人数，要比饮用软水地区的居民少得多，原因是硬水中镁和钙的含量要比软水中的含量高得多。

镁主要存在于紫菜、绿叶蔬菜、粗粮、坚果中。

现实生活中，缺镁的大有人在。

印象比较深的，是一位 78 岁的女性，她起初是因为抑郁问题，经常到我们神经内科门诊来取抗抑郁药。

我习惯于一边开药，一边做些营养宣教。调查了一下，我发现老太太平时吃得太素，总以为年纪大了吃点软的烂的好消化的食物就可以了。我就告诉她，脑细胞特别需要蛋白质、胆固醇和磷脂，这些营养素在肉、蛋、鱼、奶里比较多。她还是摇头说吃不动。

我劝她："您平时不吃肉，那鸡蛋总吃吧？"

老人家一听直摇头："不吃不吃，鸡蛋胆固醇含量多高啊，可不敢吃。"

我耐心地解释："您吃的食物太简单了，这会造成大脑缺乏必需脂肪酸和必需氨基酸，而且胆固醇是大脑的组成成分，您不能让脑细胞总是饿着，如果发展下去，您不仅抑郁状态没治好，还有可能造成痴呆。"

我把这个道理跟她翻来覆去说了很多遍，终于，她想通了，决定好好吃肉、蛋、奶。但是没多久，老太太出现了心律不齐的情况。

我先问了老人家回去以后是不是按照我说的好好吃饭了。老太太很肯定地说："我现在已经开始吃肉了。"我看了看化验单，体内的钾、钠、氯数值都正常。

我仔细地问了问她的饮食安排。

老太太说："我每天喝小米粥或者大米粥，粥里加一点儿肉。中午吃面条，晚上喝稀饭加点炒菜。"

我再问："您一天能吃多少蔬菜？多少水果？多少坚果？"

老太太说："菜有二两，水果和坚果不吃，咬不动。"

尽管化验上看血镁值是正常的，我依然觉得她身体中缺镁，因为镁元素主要在细胞里面，而血浆里面并不多。

我千叮咛万嘱咐："您别喝白米粥、小米粥，可以喝红豆粥、八宝粥，这些粥里的豆类含镁会多一些。吃一些紫菜、海带还有坚果，蔬菜中尽量吃绿叶菜。"

老太太又问了我一个问题："夏医生，您说的这些坚果、红豆、绿豆好是好，可我嚼不动。您说的那些紫菜、海带，做起来很麻烦，您说怎么办好啊？"

我当时就跟老太太讲了两个很简单的方法。

第一，把红豆、绿豆这样的豆子泡一泡，之后煮熟了，取出几勺，加上坚果和酸奶，放到料理机里，打成一杯，还可以加点喜欢的水果。这样蛋白质也补了，矿物质也补了，维生素和膳食纤维也多少摄入了一些。

第二，可以买一点小孩吃的那种海苔，有独立包装的那种，买回来放在桌子上，有事儿没事儿当个零嘴吃着玩儿。

老太太按照我说的去做，效果很不错，复查的时候心律很稳定，睡眠也好了很多。

心脏瓣膜出问题，先把肉吃够

到我们医院做心瓣膜置换手术的人有很多，其中很多是来自山区的农民。

有一个 52 岁的女性患者，安徽人，住在大别山区，5 年前开始心衰，到合肥几家大医院检查，诊断为四个心脏瓣膜都出现硬化和关闭不全，推荐到我们医院置换心脏瓣膜。

心外科的医生看到患者皮包骨头，就请我们临床营养科医生会诊。

我们在营养会诊时首先要调查患者平时的饮食习惯，她告诉我们："每天早上喝白米粥吃咸菜，中午是米饭和蔬菜，晚上是米饭或者米粥和蔬菜。"

"你不吃鸡蛋吗？你们山里不是可以养鸡吗？"我们的营养医生很不解。

患者笑了笑说："我们把鸡蛋攒着卖钱，给孩子上学用。"

我们再追问："您不吃肉吗？内脏也不吃？"

她又笑了笑："一年能吃上一两回肉，也没有内脏吃。"

我们的营养医生只好告诉她："现在马上要手术了，手术中要出血，术后伤口要愈合，都需要蛋白质，您在手术前赶紧补充些肉、蛋、奶，这样手术顺利，可以早回家。"

为什么这样建议呢？

心脏有四个室，四个室自然会有四个门，包括二尖瓣、三尖瓣、主动脉瓣、肺动脉瓣。这些瓣膜是有弹性的，呈单向开放，由于瓣膜后面有肌肉拉着，就像弹簧门，血液冲击过后，立即就会关上。

经常看到一些人的超声检查报告中写着，二尖瓣轻度反流，或者三尖瓣轻度反流。意思是，心脏的门关不严了。如果是严重的心瓣膜病变，就要做手术置换人工心瓣膜。

人的心脏瓣膜是由什么成分组成的呢？本身是结缔组织，主要成分是弹性纤维和胶原纤维，而这些纤维的主要成分是蛋白质，在合成过程中也需要维生素 C 和一些矿物质的参与。像这位安徽女患者的心瓣膜退行性病变，就主要与蛋白质不足造成的营养不良有关，所以我们给了这样的临床营养建议。

心衰营养哪里来？ 低钠高营养

心力衰竭是由"许多风险因素和心血管疾病最终共同导致"的，心室排血或储血能力受损，主要表现为左心室扩大或者右心室扩大，同时射血分数严重下降。

心衰的主要原因是缺血性心脏病、高血压和扩张型心肌病。此外，瓣膜病也是心衰的另一个常见原因。

心衰患者三大常见营养问题

心衰患者中大约有一半的人存在营养不良的问题。由于饮食原因，许多人患上心脏恶病质的营养不良综合征，表现为四肢骨骼肌细胞的消耗、疲劳和厌食。

心衰患者的营养问题包括三种：

第一，胃肠道血流减少引起蠕动减慢和过早饱腹；

第二，肠道血流减少引起营养吸收受损；

第三，药物不良反应，如恶心、呕吐和厌食。这在使用 ACE 抑制剂、β 阻断剂、强心苷和地高辛时常见。

因为钠和液体的摄入能直接影响心衰的进程和管理，所以要准确评估患者的盐摄入量、液体摄入量。急性心衰患者的盐和液体摄入量，甚至每天都要计算一遍。

此外，由于患者消化道症状明显，因此患者的饮食要仔细登记和计算。

特别要注意钠的摄入量，很多患者再次住院和住院费用增加与摄入钠过多有直接关系。

对于心衰患者来讲，低钠饮食是一直要遵守的原则，每天钠摄入量是500~2000毫克，如果按照食盐计算，相当于一天摄入盐1.25~5克。还要严格控制液体摄入，一般情况下一天应摄入1500毫升，最多2000毫升。所有的饮品和液体食物，如汤、粥、酸奶都要计算在内。

由于复合利尿剂的使用会引起多种水溶性营养物质的丢失，包括钾、镁、维生素 B_1、核黄素和维生素 B_6，因此，应尽量从饮食中和静脉中补充。还有一些必需营养素要注意补充，包括精氨酸、卡尼汀、辅酶 Q10、牛磺酸等。

无论是在心衰急性期还是在恢复期，蛋白质和脂类物质的补充都是必需的，基本比例与正常人相当，只不过在急性期由于患者胃肠道水肿，消化能力很差，因此在食物制作过程中要做到可口，易消化。

比如，把米熬成糊会更好吸收一些，但是，一定要知道，这一碗米粥主要是供给人体碳水化合物，同时要注意补充其他营养成分。

在给予患者富含蛋白质食物的过程中，很多家属采用的是煲汤的方法，这一点不太值得认同和鼓励，因为鸡汤、鸭汤里面总会放些盐，而且液体量很难控制。给酸奶、鸡蛋羹、猪肝粥等食物，患者的耐受性会好很多，也可以添加一些质量好的蛋白粉或者全营养素。

如果患者消化能力很差，可以服用肽类蛋白制剂。

反复心衰，问题可能出在饮食上

有一名66岁的男性患者，身高173.5厘米，体重83.6千克，BMI=28，腰围97厘米。他患高血压20年，一直服用降压药。10年前因为患有心衰，于是把烟戒了，同时开始注意饮食问题。但他的病情时好时坏，之后因为心衰住过两次监护室。这是第三次住进监护室，经过治疗症状好转，出院前，医生让他到临床营养科咨询一下。

他有轻度脂肪肝、肝囊肿等问题，化验显示尿酸高、甘油三酯高，已经戒烟，偶尔饮酒，每天散步 30 分钟，按时作息，每天睡眠 8 小时。

再细看饮食习惯：

第一，碳水化合物平均每天摄入 360 克。

每天吃 2 次米饭，每次 75 克；每天早上喝米粥，大约每次 50 克米；每天吃 1 次干的面食，大约 100 克；一周吃 2~3 次面条，每次 75 克；一周吃 2 次粗粮，每次 200 克；水果每天 200 克。

第二，优质蛋白大约一天摄入 26 克。

每天吃 1.5 个鸡蛋，每周吃 1 次瘦肉（50 克），每周吃 2~3 次鱼，每次 100 克。不吃肥肉、内脏、牛奶、豆制品。

第三，蔬菜每天摄入 500 克。

第四，每周吃 3 次坚果，每次大约 10 克。

第五，每天早上喝粥时吃一点咸菜，每天吃一些点心。

营养诊断：钠和碳水化合物摄入过多，蛋白质、必需脂肪酸不足。

我告诉他："你现在有心衰，刚从监护室出来，要特别注意饮食结构的科学性。现在你要做的，一是应该严格控制钠的摄入量。你每天早晨吃咸菜，每周吃 2~3 次面条，一碗面条大约有 5.4 克盐，钠的摄入量太多了。二是要摄入足够的优质蛋白和必需脂肪酸。"

为什么这么建议呢？

第一，大家都知道生理盐水的浓度是 0.9%，当你多摄入钠之后，自然要多喝水，这样血容量迅速增大，会加重心脏负担，所以，心内科、心外科医生见到心衰患者总是非常小心地给氯化钠。

第二，摄入的蛋白质太少，抵抗力和肌肉收缩力自然很差，心肌没劲儿。

动脉粥样硬化营养治疗：好钢用在刀刃上

有一天，我接诊了一个 58 岁的女患者，这个患者身材好，人也漂亮，平时爱运动，热爱参与社会公益活动。有一次，她在支援边疆的活动中晕倒了。晕倒时她神志清醒，就是站不起来，大约过了两小时症状才缓解。回到北京后，她到医院检查，发现颈总动脉分叉处有动脉粥样硬化斑块，动脉管腔已经堵塞了一半。她拿着检查结果来找我，说："我身体一向都很好，而且体重正常，低脂、低盐、低糖、多运动我全做到了。我没有高血压，没有糖尿病，不吸烟，不饮酒，实在搞不懂我怎么会有这样的问题。"

我仔细看了她的各项检查报告，各项化验指标中总胆固醇和低密度脂蛋白胆固醇高，肝肾功能检查正常。

疾病的上游因素调查：生活规律，没有不良嗜好，喜欢运动，心态积极。最大的问题出在饮食上。

吃素并不能缓解动脉粥样硬化

很多人被灌输的想法是，动脉粥样硬化以及高脂血症是由大鱼大肉吃多了造成的，所以饮食上要低脂、低糖、低盐，显然，这位患者就是这样做的。

她的主食以粗粮为主，一天吃 500 克左右蔬菜，一周吃 2~3 次水果，一年吃 2~3 个鸡蛋，一年只吃几口肉，鱼虾也很少吃，绝对不吃内脏，不喝牛奶，基本上是吃素食。

长年吃素食造成了她体内蛋白质、脂质的不足，像前面我在高脂血症一章中讲过的，血液里的胆固醇增高是肝脏制造的胆固醇多，为什么肝脏要造这么多？是因为身体需要很多结构营养素，食物中的蛋白质和脂质摄入太少，不能满足身体需求，肝脏只好多合成一些胆固醇供机体需要。这位女士平时运动较多，加大了这些结构营养素的需求。饮食问题是致病的上游因素，血脂增高是上游因素引起的中游现象，现在正在逐渐向下游更糟的状况发展。如果软斑破裂，会很快形成血管堵塞，发生脑血管病。如果再逐渐发展，血管管径狭窄超过70%，就要做介入手术。

这位患者听了，回去后马上改变了饮食结构。之后，每半年复查一次颈动脉超声。现在6年过去了，斑块在逐年消退。去年的检查报告显示：原来的软斑变成了混合斑，右侧的颈总动脉已经看不到斑块，左侧颈总动脉分叉处管径狭窄值从原来的50%下降到30%。

针对动脉粥样硬化的营养治疗主要是通过干扰斑块形成/抑制炎症反应来实现抑制动脉粥样硬化的目的。当然，除此之外，也应该对其他因素进行管理，包括戒烟，适量运动，减肥，控制高血压、高血糖等。在中游因素中，针对不同的现象，饮食的管理内容有所不同。比如高血压、高血糖、高尿酸患者的饮食，都不一样。

那遇到了动脉粥样硬化这个现象，我们该如何管理日常饮食呢？

动脉粥样硬化患者的饮食要依据中游存在的危险因素、饮食调查结果、生活方式调查结果、动脉粥样硬化的斑块性质等项目综合确定。一般来讲，只要按照营养管理的流程去做，基本上不会跑偏。

首先，在营养评估环节，面对一个拿着动脉超声检查报告说"我有动脉粥样硬化"的患者，营养医生除了关注患者的斑块性质和动脉狭窄程度外，还要仔细调查患者所有与动脉粥样硬化有关的健康信息，包括所有的病史、生活习惯、体重、腰围、各项检测结果等，并且要做详细的饮食调查，这样才有可能开出有针对性的饮食方案。

其次，做营养诊断时，一定要根据详细的饮食调查结果来判断，特别要关注碳水化合物到底是多还是少，胆固醇的摄入量到底够不够一天的需求，脂肪的具体种类要分清（饱和脂肪酸、不饱和脂肪酸、ω-3脂肪酸、反式脂肪酸），蛋白质是否达到足量，当然，还要判断膳食纤维、维生素、矿物质等方面摄入是不是不足。

最后，进行营养干预时，会根据存在的问题和具体的疾病来设定营养目标，包括是否肥胖，是否吸烟，是否有高血压、糖尿病。

抗氧化和控制反式脂肪酸，一个都不能少

除了要把饮食中最严重的错误习惯改掉，根据患者的营养诊断结果来调整方向之外，还要特别注意两点。

第一，在调整中要着重增大抗氧化的力度。

这些年大家也逐渐开始重视用抗氧化来防止动脉粥样硬化，抗氧化可分为基础抗氧化和功能营养素抗氧化两种。

维生素A、维生素C、维生素E具有较强的基础抗氧化作用，这三种维生素被称作"抗氧化三剑客"。

具有抗氧化作用的功能营养素主要包括超氧化歧化酶（SOD）、姜黄素、茶多酚、谷胱甘肽（还原型）、葡萄籽提取物、黄酮类植物、β－胡萝卜素、牛磺酸、花青素、虾青素等。

第二，增加修复斑块的结构营养素。

很多人认为，只要增加蔬菜水果、降低饱和脂肪及胆固醇的摄入，就是抗动脉粥样硬化或者防止冠心病的合理饮食结构，这个观点过于简单和失之偏颇，而且是以美国人研究的结论为基础的。

美国人的研究是在美国的饮食结构基础上做出的结论，美国人吃太多的饱和脂肪及甜食，很少吃蔬菜和水果；中国的传统饮食特点是食用蔬菜较多、食用盐多、碳水化合物多的食物，而肉类、奶类和水果的摄入量不足，所以无法照搬。

越来越多的临床观察显示，对于动脉粥样硬化患者来说，并不是减少脂肪摄入量就好。地中海地区居民饮食中摄入脂肪到40%，比咱们中国居民高10%以上，但是由于该地区居民摄入单不饱和脂肪和ω－3脂肪酸比较多，该地区居民心血管疾病发病率很低。

其实在众多脂肪酸中，最要控制的是反式脂肪酸！

食物中使用反式脂肪酸能延长食物的保质期，并且能获得更好的口感效果，因此食品厂商最喜欢这样的添加剂。但是对于人体来讲，反式脂肪酸会增加血管的炎症反应，导致动脉粥样硬化。

多年来胆固醇为动脉粥样硬化承担骂名。大家普遍认定心脏病营养治疗中，需主要控制饮食中的胆固醇摄入量。这些年来大家饮食中胆固醇的摄入量在逐渐下降，但是动脉粥样硬化及缺血性心脑血管病的发生率却在逐年升高。

坚果中包含很多特殊的脂类（高 α - 亚麻酸、低饱和脂肪、高不饱和脂肪）和大量人体需要的矿物质及脂溶性维生素，每天应该补充一些。同时，高水平的血清同型半胱氨酸与心脏疾病风险有关，因此改变营养结构可以降低体内炎症水平，饮食中应多摄入叶酸、维生素 B_6、维生素 B_{12}。

给予了营养指导意见和健康管理建议之后，一定要对动脉粥样硬化患者进行长期随访，看患者的执行力，看一些关键指标，比如血脂变化（在不用降脂药的情况下的血脂化验值才是真实的）、氧化性 LDL-C 水平、C 反应蛋白、颈动脉超声检查（特别要看斑块性质和狭窄程度的变化）。

冠心病患者怎么吃？疗效藏在细节里

很多人希望有一个专门针对冠心病的营养套餐，实际上冠心病的营养治疗只是个总体原则，具体到每个患者，还要看造成冠心病的危险因素是什么，比如，是高血压还是糖尿病；是肥胖还是高脂血症；除了饮食习惯的错误以外，还有哪些方面出现了问题。

低脂、低盐、低糖？把最好的营养当成了垃圾

有一位科学家，73 岁，患高血压 20 年、糖尿病 18 年，一般使用两种降压药和一种降糖药。3 年前做心脏 CTA 检查，发现冠状动脉有粥样硬化和管腔 50% 狭窄。医生在原来用药的基础上增加了他汀药，同时，告诫他一定要低脂、低盐、低糖饮食，适量运动，控制体重，戒烟限酒，不要着急和激动，保持心态平和。如果不控制生活方式，任由病情发展下去，只能做介入手术了。按照医生要求，老先生每个月去医院检查一次，血脂、血压、血糖控制得都很好。

老先生是个科研工作者，自律能力特别强，他把医生说的话反复想了很多遍：

运动量以前一直是每天 6000～10 000 步，应该还算是适量运动；

戒烟已经 20 年，并且家里和周围环境中没有接触二手烟的可能；

几十年都在想办法控制体重，但是，无奈，减肥是屡战屡败，尤其是肚子越来越大，这一点让他很是气馁。

现在老先生在单位里做顾问，事情不算太多，按时睡觉，倒下就能睡着，也算是心态平和吧。

饮食方面，老先生琢磨得更加仔细：自己及全家执行了很多年的低盐饮食原则，孩子回来说在家吃饭没有味道，看来这方面做得还可以。自己会隔一天吃一个鸡蛋，一天吃三块如大拇指这么大的瘦肉，从不吃肥肉、内脏和油炸食物，也不喝牛奶，这应该是低脂了。从来不吃甜食，连炒菜都不能放糖，也算是低糖了。

老先生想了半天，决定要更加低脂，把鸡蛋彻底停掉，把瘦肉改成一天吃 1 块如大拇指这么大的。

半年后，因为胸闷严重再次做心脏 CTA 检查，发现冠状动脉狭窄加重，赶紧做了个造影检查，发现已经狭窄到 75%，于是放了两个支架。

这件事发生半年后，患者的闺女带着父母来找我咨询。我告诉老先生："大量研究显示，通过生活方式的管理的确可以大大降低冠心病的发病率，但是低脂、低盐、低糖的建议需要再商榷，它是由美国人提出的建议，并不一定适合中国人。您的脂肪摄入量太低了，蛋白质摄入太少了，影响了细胞结构的修复程度，造成动脉粥样硬化狭窄状况加剧。血管内皮每一天都要更新换代，旧的细胞死掉，新的细胞诞生，血管内皮下层的基底膜上有再生细胞，能产生新的内皮细胞，而蛋白质、磷脂、胆固醇是细胞的原料。如果这些原料不足，人体就会拆了东墙补西墙，分解肌肉或者其他组织的蛋白质来补充到这个部位，所以，您会出现四肢无力、抵抗力下降的症状。"

老先生点点头，说："我这段时间腿一点力气都没有，以前能走 10 000 步，现在只能走 3000 步。我觉得应该增加些蛋白质，所以每天吃一个鸡蛋清，不敢吃鸡蛋黄，蛋黄里胆固醇高。"

这种情况我见多了，把最好的营养当作垃圾扔掉了。"蛋黄里的胆固醇正是人体急需的营养成分，是细胞结构的一部分。当你从食物中摄取胆固醇不足的时候，肝脏只能增加一些合成来补充这部分不足，因此低密度脂蛋白会增高。您的做法是拒绝食物中的胆固醇，同时用他汀药把内源性胆固醇给控制了，这样细胞再生的原料不足。由于您摄入的蛋白质、磷脂、胆固醇都不够，内皮细胞损伤更加严重，这样，病情急转直下，在您严格控制饮食半年的时间里血管堵塞更加严重了。"

我给老先生的建议是：

原来每天的早餐饮食要改一改，原来是杂粮粥＋面包＋凉拌蔬菜，要把粥和面包停掉，改成：老玉米一根＋油煎（椰子油）鸡蛋一个＋牛奶200毫升＋凉拌蔬菜100克。

午餐建议是包子饺子（半荤半素）＋蔬菜200克＋肝脏50克。

下午加餐：水果200克＋坚果25克。

晚餐是：土豆200克＋鱼100克＋蔬菜200克。

睡前再喝200毫升牛奶。

老先生拿着属于他个人的营养处方，非常高兴，严格执行，之后血糖血压都很平稳，降脂药变为原来剂量的一半。

到现在已经两年了，老先生的病情一直平稳，生活质量也提高了。最近听他闺女说，老先生开着车带着老伴去内蒙古旅游去了。

冠心病恢复期饮食要诀

冠心病恢复期的饮食原则是什么呢？结合我自己的经验，我来一项一项地说。

第一，热量。

以维持理想体重为宜，保持能量摄入与消耗的平衡。

第二，脂类。

这里包括三个概念——总量、脂肪酸比例和食物中的胆固醇。

脂肪总量：一般占总能量的 30%～40%。

脂肪酸比例：大家经常听到有个广告词，说脂肪酸 1∶1∶1，这指的是饱和脂肪酸、单不饱和脂肪酸、多不饱和脂肪酸的比例。冠心病患者需要摄入的多不饱和脂肪酸比例要高一些，可以占到总热量的 13%～15%，多吃一些深海鱼，增加 ω-3 的摄入量，还可以补充一些鱼油。饱和脂肪酸可以吃，没有必要躲避肥肉和内脏，只要不是一次吃很多就可以了。

胆固醇：近些年大量的临床研究发现，胆固醇的摄入量与冠心病没有明显相关性。所以，我在临床上给冠心病患者的建议是，他们胆固醇的摄入量可以与正常人一样。这部分可以参看前面高脂血症这一章的内容。

第三，蛋白质。

冠心病患者的蛋白质需要量与健康人相同，占总热量的 15%～20%。其中优质蛋白占一半左右。鼓励多吃鱼，每周可吃 2～3 次，每次 150 克左右。红肉也要吃，包括牛肉、羊肉、猪肉、鸡肉、鸭肉、驴肉，等等。牛奶每日 300 毫升，需要注意的是日常生活中，中国人平均来讲喝牛奶不多，一般来讲，大可不必专门跑去买脱脂奶。大豆蛋白虽然是优质蛋白，但是一定要注意不要一次性摄入太多，以免影响肾功能。

第四，碳水化合物。

碳水化合物摄入量应占总热量的 40% 左右，膳食中碳水化合物的种类和数量对血脂水平有较大的影响。

在饮食上，最好选用多糖类复合性碳水化合物，例如土豆、麦片、老玉米、藕、南瓜等粗粮和根茎类食物。由于这些食物从农田收回来后没有再加工，保留了食物中的膳食纤维、维生素、矿物质，因此是非常好的主食。要避免摄入大量双糖或单糖。现在很多饮料中都有高玉米糖浆，食用多了会使身体的糖代谢加强，脂肪合成增加。另外，经常吃精米精面也是增加血糖的重要因素，所以不赞成患者喝白米粥和小米粥，除非有某种特殊疾病情况。

第五，维生素。

维生素 A、维生素 C、维生素 E 具有明显的抗氧化功效，应该多摄入，而且尽量通过食物来补充。建议患者每周吃一些肝脏，每天吃 300 克左右的水果。种子里含有大量维生素 E，因此，每天最好吃 20~30 克坚果。此外，一些植物营养素也有很强大的抗氧化作用，比如白藜芦醇、番茄红素、虾青素、花青素等，都是不错的选择。

第六，矿物质。

要注意多吃含钾、镁、铬、锌、钙、硒元素的食品。此外，要注意控制钠元素的摄入量。氯化钠（食盐）与高血压病的发生有一定关系，而高血压是冠心病的致病因素，因此，冠心病患者适量控制食盐量，每日膳食中含盐量以 5 克为宜。

第七，膳食纤维。

冠心病患者要多吃些粗粮、蔬菜、水果等含膳食纤维高的食品，这些食品对防治高脂血症、糖尿病等均有益。膳食纤维每日摄入量以 25~35 克为宜。

另外，补充一点，很多患者在吃抗凝药时，往往被告知不要吃含维生素 K 的食物，例如绿叶菜。许多吃抗凝药的患者从此见着绿叶菜就躲，其实，这种说法是不对的。

维生素 K 又叫凝血维生素，能够促进血液凝固和参与骨骼代谢。维生素 K 包括 K_1 和 K_2，维生素 K_1 来源于绿色植物，维生素 K_2 来源于动物性食品和肠道细菌合成。

绿叶蔬菜中维生素 K_1 含量高，但是吸收率很低。维生素 K_2 既可以来自动物性食品，还可以由肠道细菌发酵产生。也就是说，你即便不吃绿叶蔬菜、不吃动物性食品，只要肠道有细菌，有膳食纤维从肠道通过，就会产生维生素 K_2。这叫自产自销，因此，一般人不会缺乏维生素 K。一个成年人一般一天只需要 60~80 微克的维生素 K 就够了，从蔬菜、肉类、肠道中获得，很容易满足这点需求。

一旦用了抗凝药，对某些含维生素 K_1 很高的绿叶菜就要小心一点，主要是三种含量很高的绿叶菜：羽衣甘蓝（太漂亮了，大家一般用来欣赏）、菠菜和香菜，其他蔬菜可以不太受限制。维生素 K_2 属于脂溶性维生素，主要存在于种子性食物和动物性食物中，其中，纳豆的维生素 K_2 含量为 1062 微克 /100 克，猪肉香肠为 383 微克 /100 克，而蛋黄只有 32 微克 /100 克，鸡肉为 60 微克 /100 克，所以，纳豆和香肠要少吃。

这些年关于维生素 K_2 的研究有很多，发现它有很多优点，一方面对骨质健康有促进作用；另一方面一些观察性研究表明，与维生素 K_1 相比，维生素 K_2 减少钙盐沉积，降低心脏疾病风险的效果更好。

专治心律不齐的营养"三剑客"

在人的生命过程中，心脏始终不停地跳动着，收缩和舒张交替进行，很有规律。一般成年人每分钟心跳 60~80 次，平均为 75 次。儿童的心率比较快，9 个月以内的婴儿每分钟心律可达 140 次左右。

通常情况下，成年人心率保持在 60~100 次 / 分的范围内看作正常。如果心率高于这个范围，就可以诊断为心律失常中的心动过速；低于这个范围可诊断为心律失常中的心动过缓。

如果一个人心跳 60~100 次 / 分，但是一会儿快，一会儿慢，或者突然出现停顿，这种情况属于心律失常中的心律不齐。

这种心律不齐的病根是生活方式

造成心律失常的原因有很多，例如冠心病、心肌炎、风湿性心脏病、心力衰竭、电解质或内分泌失调、药物因素等都会导致心律失常。如果一个人没有这些病，也出现了心律不齐，那是怎么回事呢？

有一天，一位朋友带着他的儿子来找我。小伙子 28 岁，最近经常心悸，在医院做了心电图检查，诊断为预激综合征。预激综合征是一种房室传导的异常现象，也就是冲动经过旁路下传，提早兴奋心室细胞，引起心室肌提前激动。类似于正领导还在工作，副领导却越俎代庖，抢先发出信号。

父子俩找我的目的是问问到底做不做射频消融手术，目的是把那个提前发出信号的"副领导"给灭了。

我对产生预激的原因很感兴趣，是什么因素造成正领导下面的副领导提前发出信号呢？如果这次把这个副领导灭掉，过几天又出现新的兴奋点怎么办？

仔细问了半天。原来，小伙子半年前开了家蛋糕房，生意不错。他每天早出晚归，经常很晚睡觉，而且还要自己做广告宣传，吃饭不规律，常吃的食物是自己员工做的面包、蛋糕，要不就是吃方便面。而且这个小伙子属于做事认真仔细的类型，平常承受的心理压力很大。

我和他父子俩谈："有很多因素造成心肌传导细胞异常兴奋，比如熬夜、心理压力增大，交感神经过度兴奋，以及摄入食物中缺少钾、钙、镁等营养素，或者吃了很多的甜食和刺激性的食物。建议回家后多吃蔬菜、牛奶、瘦肉、坚果，停止摄入甜食和太多的盐，停止饮用可乐、雪碧等甜饮料，停止饮用红牛、咖啡等抗疲劳的饮料。早睡觉，心理放松。如果不改变生活节奏和饮食习惯，不久还会出现新的兴奋点，你总不能出一个兴奋点做一次手术吧？"

他们俩都觉得去根更重要，拿着我开的饮食处方回家了。

这种搞不清楚由什么原因造成的心律失常情况，我们称为原发性心律不齐。出现这种现象后，要找找上游原因，不要轻易把手术列为首选。

遇到心律失常的时候，具体到饮食上要注意些什么呢？

首先，就像我和这父子俩聊的一样，要找到造成心脏兴奋的原因。建议从生活方式中仔细寻找，例如睡眠、心理方面。在饮食上也要去掉兴奋因素，比如不许喝各种有兴奋神经作用的饮料，不要吃甜食，不要喝绿茶和咖啡。其次，要把饮食中的一些稳定因素补充进去，怎么补充呢？

好药藏在食物里

第一，注意补钾。

心肌细胞内外适宜的钾浓度与心肌的自律性、传导性和兴奋性的维持密切相关。钾缺乏时，心肌兴奋性增高；钾过高时又会使心肌自律性、传导性和兴奋性受抑制，二者均可引起心律失常。

含钾的食物有很多，例如每 100 克食物中含钾量在 270~500 毫克的有玉米、韭菜、黄豆芽、莴苣、鲤鱼、鲢鱼、黄鳝、瘦猪肉、羊肉、牛肉、猪腰、红枣、香蕉等。

每 100 克食品中含钾量在 500 毫克以上的有山芋、马铃薯、笋、菠菜、黑枣、木耳、火腿、猪肉松、鳗鱼等。

每 100 克食物中含钾量在 1000 毫克以上的有各类豆类、莲子、花生米、蘑菇、紫菜、海带等。

第二，注意补钙。

钙有加强心肌收缩的作用，同时对心肌细胞上的钠内流具有抑制作用。高血钙会抑制钠流入细胞内，心肌细胞兴奋性和传导性降低；低血钙会导致细胞外钙浓度低，对钠内流的抑制性减弱，心肌兴奋性和传导性升高，所以稳定的钙浓度对于稳定心律非常重要。

富含钙的食物以牛奶最为方便高效，同时要注意补充维生素 D，大家要多晒晒太阳，经过紫外线照射，皮下脂肪中的胆固醇可以转化为维生素 D，这是不用花钱的营养补充剂。

第三，注意补镁。

造成人体缺镁的原因主要是摄入不足，例如饮用水中含镁量低，经常喝很浓的咖啡和茶，饮食中含盐量过高，食用过多的肉类、蛋和虾等富含磷的动物蛋白，吃饭偏食，严重腹泻，患有严重的甲状旁腺功能减退，慢性肾衰竭，营养不良等，都会引起缺镁。

富含镁的食物有：绿叶蔬菜，水果中的葡萄、香蕉、柠檬、橘子等，粮食中的糙米、红高粱、小米、新鲜玉米、小麦胚等，豆类中的黄豆、豌豆、蚕豆等，水产中的紫菜、海参、鲍鱼、墨鱼、鲑鱼、沙丁鱼、贝壳类等。

此外，零食中的各种坚果是非常好的高镁含量食品。

我有个老朋友，也是我的老患者，患有糖尿病、高血压和脑供血不足，一直在我这里看病取药，病情还算稳定。有一天，她突然给我打电话，说："夏医生，我现在在急诊室，你能来看我一下吗？我实在太难受了。"

我赶紧从门诊跑到急诊室。当时，心内科医生正在给她做检查和输液，我看了看心电图检查报告，原来她出现了房颤。

房颤又叫心房颤动，是由于心房电路传导时出现了多次折返而导致的心律失常。

心内科医生说，根据现有的检查结果，判断导致她病症的原因可能与她患有糖尿病有关，不像是出现了冠心病，目前主要是对症治疗。我松了口气，但是我很疑惑，她的病情一直很稳定，为什么最近突然出现问题了呢？

我仔细调查了一下她这段时间的用药情况，她肯定地回答："没有改变药物种类和药量。"

生活方式呢？她的心态一向很好，运动量很大，而且特别爱交朋友，每天和很多朋友外出运动。最近老公出国，她自己一个人生活。睡眠时间也没有问题——每天晚上 11 点以前肯定入睡，而且很快就能睡着。

一问饮食，问题出来了，她是个粮食控，每餐不吃米面就觉得没有吃饭。尽管我说过多次，她见到米面还是绝对不放过。她特别不爱吃粗粮，用她自己的话说是小时候吃伤了。此外，她还很喜欢吃甜食，经常用饼干、面包打发一顿饭。鸡蛋一天吃一个，瘦肉一天吃 60 克，蔬菜一天最多吃 250 克。几乎不吃水果，不吃坚果、内脏，也不喝牛奶。

我又问她："紫菜、海带怎么吃的？鱼类贝类等海产品怎样吃的？"

她很干脆地回答："麻烦，从来不吃。"

总结一下，她一天主要吃的食物是：大量的精致碳水化合物，中等量的蔬菜，少量的蛋白质。

营养诊断很明确了，碳水化合物摄入量过多，蛋白质、脂肪、膳食纤维、维生素、矿物质摄入量均不足。

如果想要有稳定的心律，就必须非常重视钾、钙、镁的摄入，而她的饮食中这些成分显然不足。

于是，我给她提出了建议："减少碳水化合物的摄入，不要吃细粮，改成吃粗粮。每天吃坚果 30 克、蔬菜 500 克。蔬菜要以绿叶菜为主，这样可以多补一些镁元素。多喝酸奶或者牛奶，可以增加钙的摄入。另外，可以多吃一些肉和内脏。每周吃三次紫菜，哪怕空口吃都行。"

以前我说这些话的时候，她基本上笑眯眯地否决了，这次可能是实在太难受了，她频频点头。

后来，她一直按照我说的去做。5 年过去了，她没有再出现房颤等心律不齐的问题。

扫描二维码
回复"夏萌"

了解更多
心脏病患者
饮食方案

如何正确认识心脏问题？

人类的心脏重量为 250～300 克，体积相当于一个拳头大小，结构表面上比较简单，两个房、两个室、四个瓣膜，还有一个冠状动脉。但是，它做的功非常复杂，受到神经系统，包括交感神经和副交感神经的影响。

心脏是肌肉、神经、上皮、结缔四种人体组织共同结合的产物。不同的组织有不同的功能，也对应不同的营养素，所以，在为有心脏疾病的人群进行营养诊疗时，先要弄清是心脏的什么部位出现了问题，对应什么组织，病因是什么，病情的急与缓，如此才能有针对性地开出营养处方。

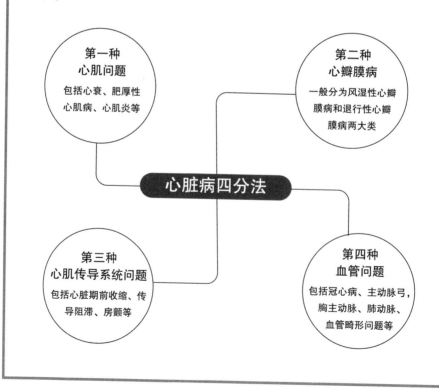

第一种
心肌问题
包括心衰、肥厚性
心肌病、心肌炎等

第二种
心瓣膜病
一般分为风湿性心瓣
膜病和退行性心瓣
膜病两大类

心脏病四分法

第三种
心肌传导系统问题
包括心脏期前收缩、传
导阻滞、房颤等

第四种
血管问题
包括冠心病、主动脉弓、
胸主动脉、肺动脉、
血管畸形问题等

心衰人群应该如何饮食？

　　心衰患者中大约有一半的人存在营养不良的问题。由于饮食原因，许多人患上心脏恶病质的营养不良综合征，表现为四肢骨骼肌细胞的消耗、疲劳和厌食。

　　心衰患者的营养问题包括三种：第一，胃肠道血流减少引起蠕动减慢和过早饱腹；第二，肠道血流减少引起营养吸收受损；第三，药物不良反应，如恶心、呕吐和厌食。

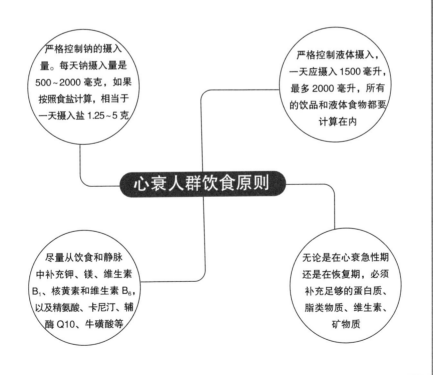

严格控制钠的摄入量。每天钠摄入量是500~2000毫克，如果按照食盐计算，相当于一天摄入盐1.25~5克

严格控制液体摄入，一天应摄入1500毫升，最多2000毫升，所有的饮品和液体食物都要计算在内

心衰人群饮食原则

尽量从饮食和静脉中补充钾、镁、维生素B_1、核黄素和维生素B_6，以及精氨酸、卡尼汀、辅酶Q10、牛磺酸等

无论是在心衰急性期还是在恢复期，必须补充足够的蛋白质、脂类物质、维生素、矿物质

动脉粥样硬化人群应该如何饮食?

针对动脉粥样硬化的营养治疗主要是通过干扰斑块形成/抑制炎症反应来实现抑制动脉粥样硬化的目的。除此之外,也应该对其他因素进行管理,包括戒烟,适量运动,减肥,控制高血压、高血糖等。

动脉粥样硬化患者的饮食要依据中游存在的危险因素、饮食调查结果、生活方式调查结果、动脉粥样硬化的斑块性质等项目综合确定。与此同时,要特别注意两点:抗氧化和增加修复斑块的结构营养素。

动脉粥样硬化人群 2 个饮食关键

着重增大抗氧化的力度

抗氧化可分为基础抗氧化(维生素A、维生素C、维生素E)和功能营养素(超氧化歧化酶、姜黄素、茶多酚、葡萄籽提取物、花青素、虾青素等)

增加修复斑块的结构营养素

摄入足够蛋白质和脂类营养素,在脂肪酸选择上适当增加含 ω–3 脂肪酸的比例。控制反式脂肪酸

冠心病患者应该如何饮食？

通过对生活方式的管理可以降低冠心病的发病率。冠心病患者除了适量运动、戒烟限酒、不要着急和激动外，还要注意饮食均衡和营养充足，否则会影响细胞结构的修复程度，可能导致身体出现四肢无力、抵抗力下降的症状。

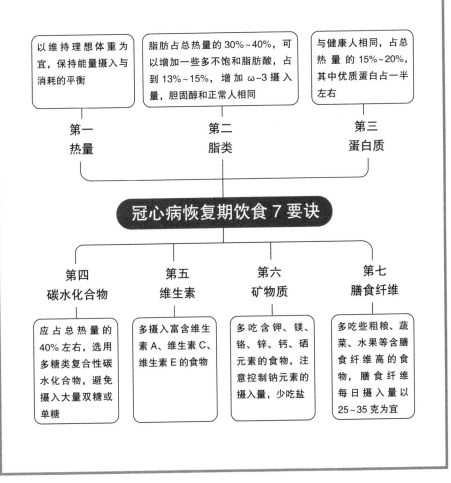

以维持理想体重为宜，保持能量摄入与消耗的平衡

脂肪占总热量的30%~40%，可以增加一些多不饱和脂肪酸，占到13%~15%，增加ω-3摄入量，胆固醇和正常人相同

与健康人相同，占总热量的15%~20%，其中优质蛋白占一半左右

第一
热量

第二
脂类

第三
蛋白质

冠心病恢复期饮食 7 要诀

第四
碳水化合物

第五
维生素

第六
矿物质

第七
膳食纤维

应占总热量的40%左右，选用多糖类复合性碳水化合物，避免摄入大量双糖或单糖

多摄入富含维生素A、维生素C、维生素E的食物

多吃含钾、镁、铬、锌、钙、硒元素的食物，注意控制钠元素的摄入量，少吃盐

多吃些粗粮、蔬菜、水果等含膳食纤维高的食物，膳食纤维每日摄入量以25~35克为宜

原发性心律不齐人群应该如何饮食？

造成心律失常的原因有很多，例如，冠心病、心肌炎、风湿性心脏病等都会导致心律失常。对于原发性心律不齐，建议多从生活方式上寻找原因，例如睡眠、心理和饮食等方面。在饮食上，特别要注意钾、钙、镁的摄入。

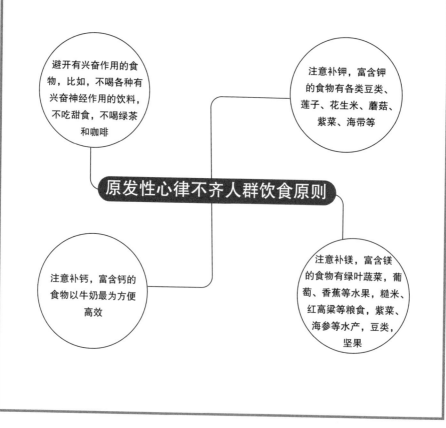

避开有兴奋作用的食物，比如，不喝各种有兴奋神经作用的饮料，不吃甜食，不喝绿茶和咖啡

注意补钾，富含钾的食物有各类豆类、莲子、花生米、蘑菇、紫菜、海带等

原发性心律不齐人群饮食原则

注意补钙，富含钙的食物以牛奶最为方便高效

注意补镁，富含镁的食物有绿叶蔬菜，葡萄、香蕉等水果，糙米、红高粱等粮食，紫菜、海参等水产，豆类，坚果